Gezondheidspsychologie voor de fysiotherapeut 2

Van visie naar interventie

Gezondheidspsychologie voor de fysiotherapeut 2

Van visie naar interventie

P. van Burken

Bohn Stafleu Van Loghum
Houten 2004

© 2003 Bohn Stafleu Van Loghum, Houten
Alle rechten voorbehouden. Niets uit deze uitgave mag worden verveelvoudigd, opgeslagen in een geautomatiseerd gegevensbestand, of openbaar gemaakt, in enige vorm of op enige wijze, hetzij elektronisch, mechanisch, door fotokopieën, opnamen, of enig andere manier, zonder voorafgaande schriftelijke toestemming van de uitgever.

Voorzover het maken van kopieën uit deze uitgave is toegestaan op grond van artikel 16b Auteurswet 1912 j° het Besluit van 20 juni 1974, Stb. 351, zoals gewijzigd bij Besluit van 23 augustus 1985, Stb. 471 en artikel 17 Auteurswet 1912, dient men de daarvoor wettelijk verschuldigde vergoedingen te voldoen aan de Stichting Reprorecht (Postbus 3060, 2130 KB Hoofddorp). Voor het overnemen van (een) gedeelte(n) uit deze uitgave in bloemlezingen, readers en andere compilatiewerken (artikel 16 Auteurswet 1912) dient men zich tot de uitgever te wenden.

Samensteller(s) en uitgever zijn zich volledig bewust van hun taak een zo betrouwbaar mogelijke uitgave te verzorgen. Niettemin kunnen zij geen aansprakelijkheid aanvaarden voor onjuistheden die eventueel in deze uitgave voorkomen.

ISBN 90 313 3966 0
NUR 894

Ontwerp omslag: Boekhorst Design, Culemborg

Bohn Stafleu Van Loghum
Het Spoor 2
3994 AK Houten
www.bsl.nl

Distributeur in België:
Standaard Uitgeverij
Belgiëlei 147a
2018 Antwerpen
www.standaatduitgeverij.be

De auteur

Drs. P. van Burken, fysiotherapeut/gezondheidszorgpsycholoog, werkzaam als fysiotherapeut in de eerste lijn. Docent psychologie Fontys Hogeschool Eindhoven, afdeling Fysiotherapie. Cursusleider/ontwikkelaar binnen het post-HBO traject.

Inhoudsopgave

Inhoudsopgave

De auteur   V

Ter introductie   XIII

1	**Persoonlijkheid: de ene patiënt/fysiotherapeut is de andere niet**	1
1-1	Inleiding	1
1-2	Wat is persoonlijkheid?	1
	1-2-1 Persoonlijkheidstrekken of persoonlijkheidsprocessen: een integratie	2
1-3	De basistendenties binnen de persoonlijkheid	3
	1-3-1 Hoe zien de basistendenties van de Big Five eruit?	4
	1-3-2 Big Five universeel en biologisch van aard	5
	1-3-3 De Big Five in relatie tot het fysiotherapeutische zorgproces	5
	1-3-4 Uitwerking van de vijf basistendenties	6
	1-3-5 Big Five en leerstijl	8
	1-3-6 Andere persoonlijkheidskenmerken met relevantie voor de fysiotherapie	8
1-4	Psychodynamische processen binnen de persoonlijkheid	10
	1-4-1 Afweermechanismen: onbewuste zelfbescherming	11
	1-4-2 Definitie en functie van afweermechanismen	11
	1-4-3 Wat is het belang van afweermechanismen in de fysiotherapie?	12
	1-4-4 Welke afweermechanismen zijn er?	12
	1-4-5 Overdracht	17
	1-4-6 Hechting	17
1-5	Bijdrage uit de humanistische visie	18
1-6	Persoonlijkheidsstoornissen	19
	1-6-1 Een indeling van persoonlijkheidsstoornissen	20
	1-6-2 Cluster A: vreemd gedrag en hechtingsproblematiek	20
	1-6-3 Cluster B: instabiliteit in emoties, impulsen, relaties en zelfbeeld	22
	1-6-4 Cluster C: angst, vermijding en controle	26
Literatuur		28

2	De communicatie tussen fysiotherapeut en patiënt vanuit systeem theoretisch perspectief	31
2-1	Inleiding	31
2-2	Het schenden van axioma's en stoornissen in communicatie	32
	2-2-1 Men kan niet niet-communiceren	33
	2-2-2 Communicatie heeft een inhouds- en een betrekkingsaspect	34
	2-2-3 De interpunctie van de communicatie bepaalt de betrekking	36
	2-2-4 Mensen communiceren zowel digitaal als analoog	38
	2-2-5 Communicatie is ofwel symmetrisch ofwel complementair	39
2-3	Het ontstaan en het oplossen van problemen	41
	2-3-1 Meer van hetzelfde	41
	2-3-2 Drie typen foute oplossingen	42
2-4	Inspiratie vanuit de directieve therapie	43
	2-4-1 Kenmerken van de directieve therapie	44
	2-4-2 Indeling in directieve interventievormen	45
	2-4-3 Directieve interventievormen die passen binnen de fysiotherapie	46
Literatuur		56

3	De patiënt positief psychologisch benaderd	61
3-1	Inleiding	61
3-2	Wijsheid	62
3-3	Gelukkig zijn	63
	3-3-1 Sterk bepalend voor gelukkig zijn	64
	3-3-2 Matig/licht bepalend voor gelukkig zijn	65
	3-3-3 Niet bepalend voor gelukkig zijn	66
3-4	Positieve emoties	66
	3-4-1 Het 'ongedaan maken' van negatieve emoties	67
	3-4-2 Positieve emoties verbreden en zijn opbouwend	67
	3-4-3 Enkele interventies die positieve emoties uitlokken	67
3-5	Verbondenheid	68
3-6	Zelfwaarde en zelfacceptatie	68
3-7	Op verhaal laten komen	70
	3-7-1 Effect op relaties	70
	3-7-2 Effect op gezondheid	70
	3-7-3 Het uiten van emoties kan gunstig zijn	70
	3-7-4 Het uiten is niet altijd gunstig	71
3-8	Flow	71
	3-8-1 Voorwaarden voor flow	72
	3-8-2 De rol van aandacht	72
	3-8-3 Flow bevordert stemming en groei	73
	3-8-4 Flow bevorderen	73
3-9	Optimisme	73

	3-9-1 Gevolgen van optimisme	73
	3-9-2 Optimisme beïnvloeden	74
3-10	Hoop	74
3-11	Persoonlijke effectiviteitsverwachting	75
	3-11-1 Bronnen van persoonlijke effectiviteitsverwachting	76
3-12	Humor	77
	3-12-1 Psychologisch gebruik van humor	77
3-13	Betekenis vinden in negatieve gebeurtenissen	78
3-14	Groeien door tegenslag	79
	3-14-1 Fysiek groeien	79
	3-14-2 Psychologisch groeien	79
	3-14-3 Groeibevorderende factoren	80
3-15	Rationeel denken	80
3-16	Probleemoplossingsvermogen	80
3-17	Dankbaarheid	81
3-18	Contemplatie	81
3-19	Andere positieve psychologische constructen	82
Literatuur		82

4 Motivationele processen 87

4-1	Inleiding	87
	4-1-1 Gezondheidsgedrag veranderen	87
4-2	Twee ordenende principes	90
	4-2-1 Onderscheid in de intentieformatiefase en de actiefase	90
	4-2-2 'Willen' opdelen: van externe naar interne motivatie	91
4-3	De plaats van het 'zelf' in gedragsverandering	93
	4-3-1 Het zelfbeeld bepaalt sterk de inhoud van het 'willen'	93
	4-3-2 De motivationele impact van zelfdiscrepanties	94
	4-3-3 Eigenwaarde is een belangrijke motivator	96
	4-3-4 'Identity negotiation'	96
4-4	Motivatie en doelen stellen	97
	4-4-1 Domeinen van doelen	98
	4-4-2 Vormaspecten van doelen	101
4-5	Zijn rationele keuzen mogelijk?	107
	4-5-1 Illusies ten aanzien van rationaliteit	107
	4-5-2 Automatisch en onbewust 'willen'	108
	4-5-3 'Willen en doen' uit gewoonte	109
4-6	Motivatie en persoonlijkheid	110
	4-6-1 Persoonlijkheidsstoornissen	110
4-7	Positieve psychologische factoren	111
4-8	Aandacht voor de 'weg terug'	111
	4-8-1 'Doen' beïnvloedt 'willen'	111
	4-8-2 Wat men denkt te doen beïnvloedt 'willen'	112
	4-8-3 'Willen' beïnvloedt 'openstaan' en 'begrijpen'	114

4-9	Gemotiveerde fysiotherapeuten zijn motiverend	115
	4-9-1 Attributietheorie uitbreiden naar motivatie van de fysiotherapeut	115
4-10	De directe ervaring als motivationele kracht	115
4-11	Wilskracht	117
Literatuur		117

Inleiding tot hoofdstuk 5 en 6   **123**

Emotie als signaal dat er een centraal belang in het geding is	123
Antecedentgerichte emotieregulatie	125
Responsgerichte emotieregulatie	125
Coping in relatie tot de aangeboden methoden	126
Literatuur	126

5	**Rational Emotive Behavioral Therapy (REBT): anders denken is anders voelen en doen**	**129**
5-1	Inleiding	129
5-2	Het ABC-model van de menselijke emotie	130
5-3	De stappen binnen REBT	131
	5-3-1 Een probleem constateren: emotionele of gedragsmatige herstelbelemmerende factoren	132
	5-3-2 Problematische emoties en gedrag nader verkennen. De [Ce] en de [Cg]	134
	5-3-3 Het verhelderen van de activerende gebeurtenis [A]	135
	5-3-4 Gepastheid en de gewenste emoties en gedragingen omschrijven [Ee] & [Eg]	140
	5-3-5 Educatie over het ABC-model van de emotie	142
	5-3-6 Irrationele beschouwingen achterhalen [iB]	143
	5-3-7 Controle of de gevonden irrationele beschouwing de disfunctionele emoties of gedragingen veroorzaakt [iB-C-connectie]	153
	5-3-8 Disputeren van de irrationele beschouwingen [D]	153
	5-3-9 Het formuleren van een alternatieve rationele beschouwing [rB]	161
	5-3-10 Controleer of rB daadwerkelijk tot de gewenste emoties of gedragingen leidt [rB-E-connectie]	161
	5-3-11 Een nieuwe denkgewoonte laten ontstaan	162
5-4	Besluit	163
Literatuur		165

6	**De zelfregulatie en het zelfmanagement van de patiënt bevorderen: probleemoplossingsvaardigheden**	**169**
6-1	Inleiding	169
6-2	Definitie, plaats en belang van zelfregulatie in de fysiotherapie	169

6-3	Een cybernetisch procesmodel van zelfregulatie	171
	6-3-1 Doelen stellen	171
	6-3-2 Waarnemen ('monitoring')	173
	6-3-3 Verwerken	174
	6-3-4 Beslissen	175
	6-3-5 Correctieve actie(s)	176
	6-3-6 Evaluatie	176
6-4	De persoonlijkheid van de patiënt en het vermogen tot zelfregulatie	176
6-5	Zelfregulatie aanleren	178
	6-5-1 Om welke inhoud gaat het?	178
	6-5-2 Hoe te coachen?	181
6-6	De impact van ziekteopvattingen bij zelfregulatie en zelfmanagement	183
6-7	Probleemoplossingsvaardigheden trainen	184
	6-7-1 Voordelen voor lichamelijk en psychisch welbevinden	186
	6-7-2 Overzicht van de vijf taken bij probleem-oplossen	187
6-8	Uitwerking van de probleemoplossingstaken	188
	6-8-1 Een positieve probleemoriëntatie	188
	6-8-2 Probleem verhelderen	190
	6-8-3 Alternatieve oplossingen bedenken	193
	6-8-4 Beslissing nemen	194
	6-8-5 Oplossing toepassen en beoordelen op effect	196
6-9	Rol van emoties bij zelfregulatie of problem solving	199
6-10	Falende zelfregulatie	199
6-11	Tot besluit	200
	6-11-1 Nadelen van toewijzen van controle aan de patiënt en mismatch	200
	6-11-2 Concrete invulling van zelfregulatieprogramma's in de fysiotherapie	201
Literatuur		202

Register   **207**

Ter introductie

In 2000 verscheen *Gezondheidspsychologie voor de fysiotherapeut deel 1*. Het boek voorzag in een leemte en werd in het werkveld en de opleidingen goed ontvangen. Ontwikkelingen rond het biopsychosociale model en de eerste stappen in de richting van het expliciteren van een psychologisch begrippenkader voor de fysiotherapie waren vlak daarvoor op gang gekomen. Deze ontwikkelingen zetten zich door. Veel fysiotherapeuten zijn ondertussen bekend geraakt met woorden als coping en pijngedrag, emoties van de patiënt, ziekteopvattingen, de operante benadering enzovoort.

Duidelijk werd ook dat het aangeboden kader verder verbreed moest worden en soms meer in detail uitgewerkt. Deze ontwikkelingen maken het nodig dit tweede deel te schrijven.

Het boek is opgebouwd uit zes hoofdstukken. Het eerste hoofdstuk handelt over *persoonlijkheid*. Persoonlijkheidsleer is een vakgebied waaraan in de fysiotherapie nog weinig aandacht geschonken wordt. Dat is jammer, omdat relatief stabiele persoonskenmerken van de patiënt, maar ook van de fysiotherapeut, de omgang met het gezondheidsprobleem en de communicatieve interacties in de fysiotherapeutische zorg kunnen beïnvloeden. Het hoofdstuk gaat enerzijds over gangbare persoonlijkheidstrekken zoals extraversie en nauwgezetheid, maar bespreekt ook persoonlijkheidsstoornissen. Patiënten (of artsen of fysiotherapeuten) met een persoonlijkheidsstoornis zijn vaak problematisch in de omgang. Inzicht daarin kan zorgen dat de fysiotherapeut zijn aanpak voegt naar de patiënt en zo de kans vergroot op medewerking van de patiënt en voorkomt dat de behandelrelatie vroegtijdig stukloopt.

Hoofdstuk 2 gaat over communicatie en interactie. Niet bezien vanuit een eenvoudig zender-ontvangermodel, maar vanuit een *systeemtheoretische benadering*. Deze benadering laat zien waarom problemen binnen de communicatie ontstaan, maar inspireert ook tot niet-alledaagse communicatieve oplossingen. De benadering die besproken wordt is directief en vormt een veradementde aanvulling op de beperkte opvatting dat de therapeut/begeleider de patiënt niet mag beïnvloeden, niets mag opleggen, niets mag suggereren. De discussie over welk gedrag van de fysiotherapeut beter is qua benadering van de patiënt, 'directief' of 'non-directief', wordt overstegen als men de patiënt centraal stelt: soms 'vraagt' deze om een directieve benadering, soms niet.

In hoofdstuk 3 wordt de *positieve psychologie* een plaats gegeven in het fysiotherapeutische zorgproces. Fysiotherapeuten en andere zorgverleners zijn geneigd te denken in termen van herstelbelemmerende factoren zoals inadequaat ziekte-inzicht, stress, passieve coping, enzovoort. De recente ontwikkelingen in de positieve psychologie maken duidelijk dat algemene herstelbevorderende factoren een aparte dimensie vormen en daarom deel uit moeten maken van de analyse van, en interventies in het gezondheidsprobleem van de patiënt. Men kan daarbij denken aan het bevorderen van het probleemoplossingsvermogen, optimisme aanmoedigen, hoop geven, humor verweven in de behandeling, aansporen 'flow' te verhogen, al luisterend de patiënt zingeving laten ervaren enzovoort.

De *motivatie* van de patiënt is feitelijk een cruciaal element voor succesvolle behandeling; deze wordt in hoofdstuk 4 besproken. 'Motivational science' is het vakgebied dat zich hiermee bezighoudt. Ook dit vakgebied is volop in ontwikkeling. In dit hoofdstuk wordt de fysiotherapeut, aan de hand van het stappenplan van voorlichting en gedragsverandering dat het KNGF hanteert, ingewijd in een groot aantal functionele details rond het concept 'motivatie van de patiënt'. Stuk voor stuk hebben de besproken items relevantie voor het zorgproces met de patiënt.

Na een korte inleiding op de laatste twee hoofdstukken wordt in hoofdstuk 5 een cognitief-gedragsmatige benadering uitgewerkt. Het gaat om de Rational Emotive Behavioral Therapy (REBT) van Albert Ellis. Aan de hand van dit hoofdstuk kan de fysiotherapeut leren de irrationele (herstelbelemmerende) gedachten van de patiënt te herkennen en te beïnvloeden. Het laatste hoofdstuk behandelt het bevorderen van de zelfregulatie en het probleemoplossingsvermogen van de patiënt. Zelfmanagement rond chronische ziekte staat hier centraal.

De onderwerpen en de diepte waarin deze psychologische onderwerpen uitgewerkt worden zullen van een aantal fysiotherapeuten inspanning vragen om de stof te verwerken. Bewust is gekozen voor een relatief 'hoog' niveau omdat ik meen dat de fysiotherapeut en de fysiotherapie als beroepsgroep daar uiteindelijk bij gebaat zijn. Van de fysiotherapeut wordt verwacht dat hij de complexe materie van anatomie, fysiologie, neurologie beheerst. Dit hoge niveau in de 'bio'-poot van het biopsychosociale fysiotherapeutisch handelen schijnt voor veel fysiotherapeuten niet vanzelfsprekend te zijn voor de 'psycho'-poot van hun handelen. Dat is jammer, omdat deze lacune in kennis en vaardigheden het vak onvolwassen houdt. Als de fysiotherapeut als een volwaardig speler in het veld met patiënten, artsen, specialisten en zorgverzekeringen wil meedoen, moet hij over voldoende professionaliteit beschikken om een coherent en breed geïnformeerd gezondheidsprofiel van de patiënt te kunnen maken. Dat veronderstelt gedegen vakspecifieke kennis ten aanzien van het bewegend functioneren, maar ook gedegen vakoverstijgende kennis ten aanzien van het algemeen menselijk functioneren van de patiënt.

Het boek is geschikt voor fysiotherapeuten die in de praktijk werken. Wanneer de lezer zelfkritisch met de stof omgaat kan hij vanuit dit boek leerdoelen formuleren voor verdere studie. Het boek kan ook gebruikt worden in opleidingen, al zal het gebruik in de beginfase een steviger begeleiding van de docent vragen. Het boek is doorvlochten met kleine en korte voorbeelden, maar het is niet mogelijk de modellen en ideeën die hier liggen in concrete protocollen of richtlijnen om te vormen. Dat is de uitdaging die er voor zowel de individuele fysiotherapeut als het beroepsveld ligt. Vooral het laatste hoofdstuk biedt een goede ingang om de kennis uit de voorgaande hoofdstukken te integreren en te vertalen naar een praktisch behandelplan bij een concreet gezondheidsprobleem.

De lezer zal merken dat er talloze begrippen en modellen zijn die de invloed laten zien van psychologische processen op de gezondheid van de patiënt. Als hij meent dat hij al deze kennis op methodische en op volledig expliciete wijze moet toepassen in zijn fysiotherapeutische handelen, creëert hij grote problemen voor zichzelf en de patiënt.

Slechts een klein deel van de kennis is te operationaliseren, bijvoorbeeld via vragenlijsten. Gezien de grote hoeveelheid kennis op het gebied van de psychologie die beschikbaar is en relevantie heeft voor de fysiotherapie, is het onmogelijk deze kennis volledig bewust en serieel te implementeren. Hoewel ik het systematisch werken en expliciteren van het handelen als belangrijk onderschrijf, ook voor de psychosociale poot van het fysiotherapeutische handelen, meen ik toch dat meer ruimte gecreëerd moet worden voor werken vanuit de persoon van de fysiotherapeut zelf. De fysiotherapeut bevindt zich in een uitstekende positie om zich levenswijsheid te verwerven; in hoofdstuk 3 wordt dit verder uitgewerkt. Deze levenswijsheid die via allerlei ervaringen (lezen, studie, contacten, enzovoort) groeit, kan ervoor zorgen dat de fysiotherapeut als mens wijzer wordt: een wijs mens wordt. En een wijs mens is een weldaad voor zijn omgeving. Een wijs mens weet soms met één opmerking een veranderingsproces in gang te zetten waar diezelfde opmerking uit de mond van anderen slechts een leeg cliché blijft. Een wijs mens is niet alleen betekenisvol door inhoud, maar juist ook door timing en vorm.

Ik hoop dat dit boek, evenals deel één van 'Gezondheidspsychologie voor de fysiotherapeut' mag bijdragen tot het ontwikkelen van die wijsheid.

Op deze plaats wil ik de fysiotherapeuten Jan-Nanning de Kroon en Herman Nederlof bedanken voor hun toegewijde en kritische maar altijd opbouwende opmerkingen bij eerdere versies van dit manuscript.

Voor ondersteuning bij de verwerking van de hoofdstukken in dit boek kan de lezer terecht bij www.gezondheidspsychologie.nl.

Peter van Burken

Persoonlijkheid: de ene patiënt/fysiotherapeut is de andere niet

1-1 Inleiding

Peter Verschaar heeft acuut ontstane pijn in de schouder. Hij stapt de wachtkamer binnen van een praktijk voor fysiotherapie in Helmond. Het is voor hem de eerste keer dat hij bij deze fysiotherapeut komt. Fysiotherapeut Eric Marens heeft zijn pauze er bijna op zitten en maakt zich klaar voor zijn volgende patiënt. Deze patiënt is nieuwe voor hem ...

Twee mensen op een aardbol met ieder zijn 'eigenaardigheden'. Eigen aardigheden en onaardigheden die voor een deel aangeboren zijn maar ook verworven zijn tijdens het unieke levenspad dat uitgespannen is tussen 'toen, nu en straks'. Deze twee mensen staan op het punt elkaar te ontmoeten om vervolgens relatief intensief met elkaar samen te werken. Voor deze samenwerking is communicatie en interactie een voorwaarde, daar zal het volgende hoofdstuk over gaan. In dit hoofdstuk kijken we wat eenieder als persoonlijkheid meebrengt, de ontmoeting in.

Eerst wordt toegelicht wat persoonlijkheid is. Daarna zullen de vijf basistendenties van persoonlijkheid, de Big Five, beschreven worden en hun potentiële impact op het fysiotherapeutische zorgproces. Omdat de Big Five niet alle persoonlijkheidsaspecten vangt die van belang zijn rondom gezondheid en ziekte, worden de Big Five daarna aangevuld met andere relevante persoonlijkheids- of gedragstrekken. Na deze statische benadering van de patiënt gaan we kijken welke psychodynamische eigenaardigheden er zijn. Het belang van onbewuste processen en afweermechanismen ter verdediging van het 'zelf' wordt dan toegelicht. Het voorgaande ging nog over normale (gemiddelde) patiënten. Sommige patiënten hebben echter bepaalde extreme persoonlijkheidstrekken. Ze wijken opvallend af van de norm en zijn daarmee storend voor zichzelf en de omgeving; ook binnen de fysiotherapie. We spreken dan van persoonlijkheidsstoornissen. Ze worden aan het eind van dit hoofdstuk besproken.

1-2 Wat is persoonlijkheid?

Persoonlijkheid verwijst naar kenmerkende en stabiele eigenschappen van een persoon in denken, voelen en/of doen. Onder 'persoon' moet men in de fysiotherapeutische situatie niet alleen de patiënt verstaan, maar ook de fysiotherapeut zelf, zijn collega's, verwijzend huisartsen en specialisten, stagiaires, en diverse bestuurders. De diversiteit in omgang en reactie met de verschillende patiënten of bijvoorbeeld collega's, is enorm. Kijken we echter naar één persoon dan is er juist een relatieve stabiliteit: we kunnen daarom een patiënt typeren als, bezorgd, extravert, vriendelijk, tegendraads, openstaand voor ervaringen, betrouwbaar, precies, enzovoort. Deze kenmerkende typeringen in het denken, voelen en doen van de patiënt zijn feitelijk beschrijvingen van zijn persoonlijkheid.

We spreken pas over persoonlijkheidstrekken als deze kenmerken zich duurzaam in de tijd voordoen en in verschillende situaties. Twee voorbeelden: een collega van je is doorgaans goed gehumeurd, niet alleen in de omgang met patiënten, maar ook in de pauze en bijvoorbeeld thuis. Een patiënt is als onzorgvuldig te kenmerken als dit uit diverse situaties blijkt: hij komt vaak te laat, voert zijn oefeningen niet of verkeerd uit, vergat de verwijzing, houdt de aandacht niet goed bij de les, kleedt zich slordig, enzovoort.

1-2-1 Persoonlijkheidstrekken of persoonlijkheidsprocessen: een integratie

Persoonlijkheid van de patiënt kan men benaderen vanuit het beschrijven van statische persoonlijkheidstrekken of dynamische persoonlijkheidsprocessen[1]. De eerste benadering probeert de verschillende persoonlijkheidstrekken van de patiënt in kaart te brengen. Men neemt daarbij aan dat de invloed van een persoonlijkheidstrek dan in het gedrag in de tijd en over verschillende situaties tot uitdrukking komt. Tegenwoordig zijn de meeste onderzoekers het er over eens dat de vele honderden persoonlijkheidstrekken te clusteren zijn binnen vijf *basistendenties*[2]. Men noemt dit het vijf factorenmodel van persoonlijkheid of populair gesteld de 'Big Five'. De vijf basistendenties zijn: extraversie, aangenaamheid, consciëntieusheid, emotionele stabiliteit, openheid voor ervaringen. Het probleem bij deze benadering is dat een gemeten persoonlijkheidstrek vaak maar maximaal 16% van de variatie in het gedrag in verschillende situaties kan verklaren[3]. Dus als iemand zichzelf in een vragenlijst als vrolijk typeert is de kans slechts licht verhoogd dat men hem daadwerkelijk in een *willekeurige* situatie als vrolijk zal meemaken. Dat is vreemd omdat we persoonlijkheid toch als een voorspellende en stabiele factor ervaren.

De dynamische procesbenadering van persoonlijkheid kan dit oplossen. Daarbij kijken we niet naar stabiele maar naar dynamische patronen binnen de persoon in relatie tot de situatie. Allerlei interne cognitieve en affectieve processen krijgen daarin een plaats, zoals subjectieve waarneming van de patiënt van zichzelf, de ander en de wereld, de verwachtingen en opvattingen die hij heeft, zijn emoties, de doelen en waarden die hij er op na houdt en meer gedragsmatige aspecten zoals competenties en zelfregulatie. Men noemt dit het *cognitief-affectief* persoonlijkheidssysteem (CAPS) (figuur 1-1).

De specifieke inhoud en samenhang van deze elementen zorgt dat in een specifieke situatie de patiënt geneigd is zich op een specifieke manier te gedragen: het zorgt voor een 'als ... dan ...'-beschrijving van persoonlijkheid. *Als* deze patiënt zich persoonlijk bedreigd voelt *dan* reageert hij doorgaans met terugtrekken. Het terugtrekken hoeft daarmee niet in elke situatie te verschijnen. *Als* deze collega kritiek ontvangt *dan* wordt hij meestal boos. Ook nu kan het best een zachtaardige collega zijn die echter op één thema gemakkelijk prikkelbaar is. Zo kan een patiënt die qua basistendentie extravert is zich toch relatief geremd gedragen in situaties die gekenmerkt worden door afhankelijkheid, bijvoorbeeld ten opzichte van hulpverleners. Ook kan het zijn dat een patiënt doorgaans vrij nuchter en emotioneel stabiel is behalve als hij ziek wordt.

De integratie tussen de statische benadering in basistendenties en de procesbenadering van het CAPS is als volgt. De aangeboren vijf basistendenties zorgen voor een bepaalde algemene geaardheid. Deze algemene geaardheid interacteert tijdens de ontwikkeling met *externe invloeden* zoals opvoeding en ervaringen met leeftijdsgenoten. Deze persoonlijke leergeschiedenis zorgt voor *karakteristieke aanpassingen* binnen het CAPS. Deze karakteristieke aanpassingen verschijnen in het *objectieve gedrag* als relatief stabiele 'als ...., dan ...'-patronen.

Figuur 1-1. Persoonlijkheidsmodel afgeleid van McCrae (1999), Mischel (1995) en Goldberg, (1992)[4; 1; 5].

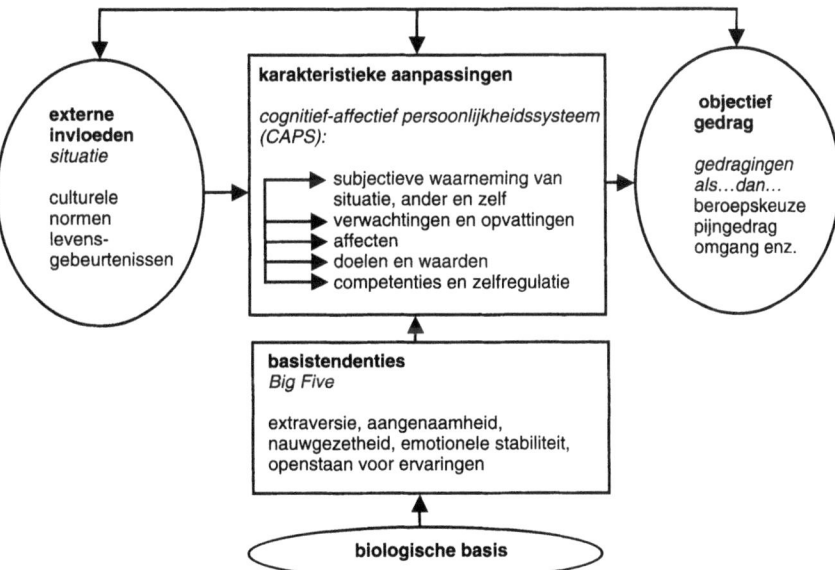

1-3 De basistendenties binnen de persoonlijkheid

Er zijn vele duizenden woorden om een persoon te typeren. Deze hoeveelheid is te reduceren doordat er vele synoniemen tussen zitten. Bovendien blijken vele woorden naar eenzelfde persoonlijkheidstrek te verwijzen. Bijvoorbeeld tolerant, onkritisch en weinig eisend.

Onderzoek door Goldberg laat zien dat er uiteindelijk 100 clusters overblijven. Via geavanceerde statistische methoden heeft men ontdekt dat deze weer onder te brengen zijn in vijf grote basistendenties: de Big Five[6].

1-3-1 Hoe zien de basistendenties van de Big Five eruit?

Om een impressie te krijgen van de vijf basistendenties binnen de persoonlijkheid staat in tabel 1-1 een aantal voorbeelden van trekken genoemd[5]. Men kan de tabel bestuderen om zich een referentiekader voor de Big Five te vormen. Na de uitleg van de basistendenties zal het belang ervan in de fysiotherapie worden toegelicht. De plusjes en minnetjes in de tabel geven de polen aan van de basistendentie, bijvoorbeeld extravert (+) versus introvert (–). Met plus of min wordt niet bedoeld goede of slechte persoonlijkheidstrekken, al zal dat soms wel zo lijken. Later zullen we zien dat hoe extremer men op een basistendentie scoort des te meer deze tendentie ook voor problemen kan zorgen. De persoonlijkheidsstoornissen zijn hier een voorbeeld van. Je zou de basistendenties kunnen zien als kernkwaliteiten die, als ze doorslaan in welke richting dan ook, een valkuil gaan vormen[7]: een extravert persoon kan pret-

	+ + +/– – –
	+ – –
extraversie	extravert, praat veel, assertief, verbaal, energiek	introvert, verlegen, rustig, gereserveerd, stil
aangenaamheid	vriendelijk, meewerkend, sympathiek, warm, eerlijk	koud, onvriendelijk, onsympathiek, oneerlijk, hard
consciëntieusheid	georganiseerd, systematisch, grondig, praktisch, netjes	ongeorganiseerd, onoplettend, onsystematisch, inefficiënt, niet van op aan kunnen
emotionele stabiliteit	niet afgunstig/ jaloers, weinig emotioneel, ontspannen, evenwichtig, weinig opwindbaar	angstig, stemmig, temperamentvol (grillig), afgunstig/jaloers, emotioneel
openstaan voor ervaringen	intellectueel, creatief, complex, fantasierijk, pienter	niet intelligent, fantasieloos, oncreatief, eenvoudig

Tabel 1-1 Beschrijving van de polen van de vijf basistendenties binnen de persoonlijkheid[5].

tig zijn, maar kan als hij doorslaat ook vermoeiend zijn voor zijn omgeving. Een nauwgezet persoon kan, als deze trek doorslaat, dwangmatig precies worden.

De lezer kan in tabel 1-1 proberen zichzelf, een collega of een patiënt te beschrijven. Inzicht in eigen basistendenties en in die van de ander kan verhelderen waarom we soms wel goed met de één overweg kunnen maar niet met de ander.

1-3-2 Big Five universeel en biologisch van aard

Uit onderzoek komt naar voren dat de vijf basistendenties voor 50-80% erfelijk bepaald zijn. Ze zijn op te vatten als temperamenten die sterk biologisch bepaald zijn. Opvoeding en cultuur hebben daar geen noemenswaardige invloed op. Ze zijn in de tijd gezien uiterst stabiel: een patiënt die op 40-jarige leeftijd door ieder als zeer aangenaam ervaren wordt zal dat zeer waarschijnlijk op 70-jarige leeftijd nog zijn. Dit, ongeacht de vele ervaringen die hij heeft meegemaakt (uitzonderingen daargelaten). Hoe men met deze gegevenheden omgaat en op welke wijze deze basistendenties tot uitdrukking komen in het gedrag in bepaalde specifieke situaties wordt wel beïnvloed door de persoonlijke leergeschiedenis. Men noemt dit de karakteristieke aanpassingen die de patiënte maakt. Iemand die als basistendentie emotioneel weinig stabiel is en daardoor gemakkelijk negatieve emoties en lichamelijke klachten ervaart kan weliswaar leren dit in toom te houden, maar bovenal moet hij proberen met deze gegevenheid te leven. Een sterk introverte patiënt/collega zal nooit opvallend extravert worden. Er zit slechts een klein beetje rek in.

Ondanks het feit dat de basistendenties erg stabiel zijn is er wel een lichte ontwikkelingstrend te zien. Jongeren zijn over het geheel genomen wat meer 'extravert' en staan meer 'open voor ervaringen' dan ouderen. Terwijl met het toenemen van de leeftijd 'emotionele stabiliteit', 'consciëntieusheid' en 'aangenaamheid' juist meer toenemen. Evolutionair gezien is dit begrijpelijk: jongeren zoeken een partner, ouderen moeten een gezin onderhouden[2].

1-3-3 De Big Five in relatie tot het fysiotherapeutische zorgproces

Harkness beschrijft vier categorieën van argumenten om rekening te houden met persoonlijkheid in het behandelproces[8].
- Weten waar verandering mogelijk is binnen het gezondheidsprofiel.
  Als de patiënt complexe negatieve verwikkelingen meldt rondom zijn gezondheidsproblematiek en tegelijkertijd ook in andere velden van zijn leven, dan is de kans groter dat hierin problematische persoonlijkheidsaspecten meespelen. Met andere woorden: de patiënt veroorzaakt ze door zijn geaardheid mogelijk zelf. Hoe meer dit het geval is des te meer valt het buiten het beïnvloedingsveld van de fysiotherapeut. Wel zal de fysiotherapeut er rekening mee moeten houden omdat deze problematische geaardheid ook het fysiotherapeutische zorgproces kan verstoren.
- De basistendenties zijn zoals gezegd niet te veranderen, de karakteristieke aanpassingen in denken, voelen en doen wel. Dat betekent dat de fysiotherapeut in het kader van gezondheidbevordering niet moet proberen de geaardheid van

de persoon te veranderen, maar het denken of het gedrag. Het nieuw te verwerven (gezondheids)gedrag moet dan wel in zijn basistendenties passen. Zo is bijvoorbeeld teamsport meer passend voor de extraverte dan voor de introverte patiënt. Mogelijk is een ontspanningsmethode die gebruik maakt van suggestie en verbeelding meer geschikt voor een patiënt die hoog scoort op 'openstaan voor ervaring' dan voor een meer conventioneel geaarde patiënt.
Gedetailleerde gezondheidsinformatie over oorzaken, gevolgen en risico's valt waarschijnlijk slechter bij een patiënt die gekenmerkt wordt door emotionele instabiliteit.

- Creëren van realistische verwachtingen/prognose.
Als de basistendentie een algemeen herstelbelemmerende factor vormt dan verslechtert dit de prognose. Van een patiënt die bijvoorbeeld zeer laag scoort op 'consciëntieusheid' hoeft de fysiotherapeut tijdens de therapie niet al te veel doorzettingsvermogen te verwachten. Hem deze aangeboren basistendentie kwalijk nemen is onzinnig.
- Behandeling op de persoonlijkheid afstemmen.
Omdat fysiotherapeutische interventies en de wijzen waarop ze worden aangeboden enorm verschillen in de mate van structuur, directheid, introspectieve benodigdheden en in de mate van interpersoonlijke interactie, zijn er voldoende mogelijkheden deze aan te passen aan de persoonlijkheid.
- Zelfkennis van de patiënt bevorderen.
Kennis van persoonlijkheid en daarover gepaste informatie aan de patiënt geven kan het zelfbeeld nuanceren. Een meer reëel zelfbeeld kan het functioneren bevorderen. De patiënt meent bijvoorbeeld dat hij bovengemiddeld tegen pijn kan terwijl het voor de fysiotherapeut evident is dat dit niet zo is en dit zelfbeeld juist de voortgang van de therapie belemmert. Het gedoseerd en functioneel spiegelen van je bevindingen in een niet vijandig en open gesprek kan dan een correctieve ervaring voor de patiënt opleveren. Waarna hij mogelijk zijn pijngedrag in gunstige richting opschort.

1-3-4 Uitwerking van de vijf basistendenties

In het nu volgende worden de vijf basistendenties verder uitgewerkt georiënteerd op het fysiotherapeutische zorgproces.

Extraversie
Extraversie is de basistendentie die het meest opvalt. Een patiënt die extravert is praat graag waardoor de fysiotherapeut gemakkelijker medische of psychosociale informatie zal vernemen dan bij een introverte patiënt. De extraverte patiënt waardeert een warme persoonlijke benadering mogelijk meer dan een introverte. De introverte houdt graag enige interpersoonlijke afstand en concentreert zich liever op het medische probleem[9].

Aangenaamheid
Mensen die hoog scoren op deze basistendentie zijn vriendelijk en gemakkelijk in de omgang. Deze prettige patiënten worden daardoor meer gewaardeerd in de

fysiotherapeutische zorg. Door hun weinig kritische aard laten ze echter soms dingen met zich gebeuren, ook in het zorgproces. Patiënten die meer tegendraads en vijandig van aard zijn hebben een verhoogd risico op hartproblematiek[10]. Ze zijn minder geliefd en klagen meer over de behandeling[9]. Als de fysiotherapeut beseft dat dit een aangeboren basistendentie is kan hij mogelijk meer compassie opbrengen voor deze wat norse patiënt die laag scoort op aangenaamheid.

Consciëntieusheid
Patiënten die hier hoog scoren doen het doorgaans beter in de therapie: het voorspelt positief gezondheidsgedrag (zoals oefenen), zij volgen adviezen beter op en zijn volhardend en therapietrouw[11; 12]. Gezonde kinderen die hoog scoren op 'consciëntieusheid' leven langer[13]. Chronische nierpatiënten die laag scoren op consciëntieusheid hebben 36,4% meer kans te overlijden binnen 46 maanden[14]. Laagscorers leveren vooral een probleem op bij relatief 'saaie' (fysio)therapeutische regimes of regimes die veel organisatie of doorzettingsvermogen vragen. De fysiotherapeut moet dan extra aandacht besteden aan het motiveren van deze patiënt of de therapie aanpassen.

Emotionele stabiliteit
Laagscorers hebben meer somatische klachten omdat ze sensitiever zijn voor somatisch ongemak, sneller normale fysiologische sensaties interpreteren als ziekte en zich gemakkelijker symptomen herinneren en/of deze rapporteren. In extreme vorm is dit herkenbaar als hypochondrie.

De laagscorer zal daarom mogelijk de symptoomrapportage aan de gezondheidswerker overdrijven, de hoogscorer deze misschien juist ten onrechte minimaliseren. In die zin bemoeilijken beide extremen in deze basistendentie het diagnostische proces[9]. Ondanks het feit dat laagscorers meer subjectieve klachten ervaren en rapporteren is objectieve morbiditeit en mortaliteit doorgaans niet verhoogd[15]. Uitzondering is een onderzoek bij patiënten met chronisch nierlijden: degenen die laag scoren op emotionele stabiliteit hebben 37,5% meer kans te overlijden binnen 46 maanden[14]. De auteurs stellen dat de mate van emotionele stabiliteit mogelijk minder impact heeft op de gezondheid bij gezonden dan bij ernstig zieken.

Openstaan voor ervaringen
Miller (1991) stelt dat gesloten patiënten de voorkeur hebben voor conventionele medische behandeling, de arts als autoriteit zien en geloven wat hij zegt. De patiënt die 'openstaat voor ervaringen' toont minder therapietrouw, heeft meer behoefte aan informatie, zoekt dit mogelijk zelf op en vraagt sneller een second opinion aan. Ze zijn eerder bereid innovatieve en niet traditionele therapieën te proberen (waaronder alternatieve geneeswijzen)[16].

Uit het voorgaande blijkt dat de Big Five relevant is voor het gezondheidsgedrag. Ze kunnen dit rechtstreeks hebben, maar ook indirect via bijvoorbeeld een effect op ziekteopvattingen: patiënten die laag scoren op emotionele stabiliteit neigen ertoe meer zorgelijke opvattingen te hebben over de gevolgen van de ziekten, terwijl patiënten die hoog scoren op 'consciëntieusheid' juist positieve ziekteopvattingen hebben over het behandeleffect[17].

1-3-5 Big Five en leerstijl

De impact van de Big Five op gezondheid en therapietrouw verloopt mogelijk ook via de leerstijl. Vermunt maakt een onderscheid in vier leerstijlen[18]. Uit onderzoek blijkt dat deze leerstijlen vooral gerelateerd zijn aan de basistendentie 'consciëntieusheid' en 'openstaan voor ervaringen'[19].

- De *betekenisgerichte leerstijl* kenmerkt zich door diepe verwerking van de informatie. De patiënt probeert de informatie grondig te verwerken door relaties te leggen tussen de verschillende informatiestromen en probeert dat een plaats te geven in wat hij tot dan toe dacht, ervoer of deed. Men ziet deze leerstijl meer bij patiënten die hoog scoren op 'consciëntieusheid' en 'openstaan voor ervaringen'. Deze patiënt is een goede 'leerling' als het gaat om het deelgenoot maken van een brede biopsychosociale kijk op zijn probleem en hij kan daaruit gemakkelijk zelf de implicaties bedenken voor zijn gezondheidsgedrag.
- De *reproductiegerichte leerstijl* ziet men meer bij een patiënt die hoog scoort op 'consciëntieusheid' maar juist lager op openheid voor ervaringen. Deze patiënt onthoudt als het ware het rijtje dat de fysiotherapeut opgeeft. Maar dat wil niet zeggen dat hij vanuit die kennis dan zelf de implicaties voor bijvoorbeeld het eigen handelen kan formuleren.
- De *toepassingsgerichte leerstijl* ziet men meer bij patiënten die hoog scoren op 'aangenaamheid'. Deze patiënten vinden het vooral belangrijk antwoord te krijgen op de vraag 'Wat kan ik wanneer doen en hoe?' Instructies bijvoorbeeld over hoe en wanneer ijspakkingen toe te passen. Negatief gesteld zou je kunnen zeggen dat de patiënt leert trucjes toe te passen. Lastig is bij deze patiënt dat niet altijd exact de situatie te omschrijven is waarin hij 'blind' kan starten of juist niet moet starten met bepaald gedrag. Daar is weer vanuit een brede kijk redeneren over het gezondheidsprobleem voor nodig.
- De *ongerichte leerstijl* ziet men meer bij patiënten die zowel laag op 'consciëntieusheid' als op 'openstaan voor ervaringen' scoren. Dit is de meest ongunstige leerstijl. Deze patiënten nemen eigenlijk niets systematisch op. Daardoor onthouden ze slecht, kunnen ze niet zelf de implicaties van de kennis bedenken en daarnaar handelen en kunnen ze ook zaken vertekenen omdat ze ongericht opslaan en het grote verband niet opbouwen of zien. Het mag duidelijk zijn dat de fysiotherapeut hier als 'docent' het meeste werk heeft: rustig en selectief informeren, relaties leggen in het verhaal en naar de persoon, hardop denkend implicaties laten zien, veel herhalen en ook controleren of het juist is overgekomen, langzaam toewerken naar een eenvoudig model van het gezondheidsprobleem en de patiënt uiteindelijk met behulp van vragen zelf aan het denken zetten.

1-3-6 Andere persoonlijkheidskenmerken met relevantie voor de fysiotherapie

Met de basistendenties van de Big Five kan men de patiënt beschrijven op een hoog of globaal niveau. Deze algemene beschrijving mist echter meer specifieke kenmerken van een patiënt die van invloed zijn op het fysiotherapeutische zorgproces. Het CAPS-model biedt, zoals we later zullen zien, een goed uitgangspunt om deze detaillering aan te brengen[20]. Zoals beschreven bestaat het CAPS-model uit een aantal units en mensen verschillen wat betreft inkleuring van deze units. Enkele voorbeelden treft men in tabel 1-2 aan.

CAPS-unit	voorbeeld van persoonlijkheidskenmerk
subjectieve waarneming van situatie, ander en zelf	Patiënten verschillen in de mate waarin ze geneigd zijn aandacht te schenken aan (gezondheid)bedreigende stimuli.
verwachtingen en opvattingen	Patiënten verschillen in de mate waarin ze doorgaans optimistisch zijn, ook wat betreft therapie en eigen herstel.
affecten	Patiënten verschillen in de mate waarin ze doorgaans positief gestemd zijn of juist niet. Patiënten met veel negatief affect rapporteren meer gezondheidsklachten.
doelen en waarden	Patiënten verschillen in de doelen die ze belangrijk vinden. Sommige richten zich exclusief op vermijden van ongemak, waaronder pijn, andere streven optimaal functioneren na ongeacht beperkingen (Hoofdstuk 4).
competenties en zelfregulatie	Patiënten verschillen in sociale en praktische intelligentie. Twee competenties die men nodig heeft om sociale steun te mobiliseren en problemen rond gezondheid op te lossen (Hoofdstuk 6).

Tabel 1-2. Voorbeelden van persoonlijkheidskenmerken met relevantie voor het fysiotherapeutische zorgproces en gerelateerd aan het CAPS-model[20].

In hoofdstuk 6 komen we op deze en andere persoonlijkheidskenmerken terug als we de impact van persoonlijkheid op zelfregulatie bespreken. De lezer heeft dan ondertussen de nodige bagage opgedaan waardoor bespreking ervan eenvoudiger wordt.

In de nu volgende paragrafen wordt de psychodynamische benadering van de persoonlijkheid besproken. Deze benadering vindt haar wortels bij Freud. Inzicht in deze benadering maakt duidelijk hoe onbewuste processen en afweermechanismen het gedrag van de patiënt gestalte geven. De relatie tussen de psychodynamische benadering, de Big Five en het CAPS-model is als volgt te typeren. De Big Five is een statische omschrijving van de persoon. Het dynamische procesmodel van het

CAPS geeft aan welke elementen deel uitmaken van het persoonlijkheidssysteem zoals waarneming, doelen en competenties en plaatst die in relatie tot de situatie. De psychodynamische benadering laat in detail zien hoe een gedeelte van de inhoud van het CAPS-model (te weten de karakteristieke aanpassingen) in de ontwikkelingsgang van de persoon vorm krijgt. Het accent ligt daarbij op het op onbewust niveau hanteerbaar houden van spanningsvolle intrapersoonlijke conflicten.

1-4 Psychodynamische processen binnen de persoonlijkheid

Er is jaren lang forse kritiek geweest op de leerstellingen van Freud. De laatste tien jaar is er echter meer wetenschappelijk materiaal voorhanden dat aantoont dat een aantal centrale aannames van de psychodynamische benadering van Freud correct is[21]:

- *Het bestaan van onbewuste processen.* Veel van ons mentale leven, inclusief gedachten, gevoelens en motieven, verloopt onbewust. Dit is de meest centrale stelling van de psychodynamische benadering. Dat betekent dat patiënten gedrag en symptomen kunnen ontwikkelen die voor hen onbegrijpelijk zijn.
- *Het belang van intrapsychische conflicten.* Mentale processen, inclusief affectieve en motivationele processen, opereren parallel. Daardoor kan men verschillende conflicterende wensen, gevoelens en motivaties ontwikkelen ten opzichte van één object of persoon. In de persoon zelf ontstaat dan een spanningsvol conflict. De patiënt hoeft zich dit conflict niet bewust te zijn. In die zin kunnen binnen een patiënt met chronische pijn onbewuste conflicten aanwezig zijn die de pijnervaring en het pijngedrag in stand houden[22]. Een voorbeeld: op onbewust niveau hunkert de patiënt vanuit een vroegkinderlijk gemis naar aandacht, maar tegelijkertijd mag hij vanuit zijn te zwaar beladen geweten geen aandacht voor zichzelf vragen. Allerlei onbewust verlopende afweermechanismen kunnen ingezet worden om dergelijke spanningsvolle intrapersoonlijke conflicten te verzachten of buiten het bewustzijn te houden (zie paragraaf 1-4-1, afweermechanismen).
- *Vroegkinderlijke ontwikkeling.* Vroegkinderlijke ervaringen spelen een belangrijke rol in de persoonlijkheidsontwikkeling, vooral in de manier waarop mensen later sociale relaties vormen. Deze vroegkinderlijke leergeschiedenis wordt opgeslagen in mentale representaties, bijvoorbeeld in de vorm van beelden met daarin verweven allerlei opvattingen en gevoelens (zie volgend punt).
- *Mentale representaties* van het 'zelf', de ander, en van relaties bepalen de interacties van de patiënt die hij met anderen heeft en beïnvloeden de manier waarop hij psychologische klachten of symptomen ontwikkelt[23].
- *Persoonlijke ontwikkeling* behelst niet alleen het leren reguleren van seksuele en agressieve gevoelens maar ook het groeien van een kinderlijke sociaal afhankelijke toestand naar een volwassen sociaal onafhankelijke toestand (autonomie). Dit streven en groeien naar autonomie zal in verschillende hoofdstukken terugkomen.

De fysiotherapeut moet er rekening mee houden dat een deel van zijn eigen reacties en die van de patiënt uit een onbewust intrapsychisch conflict kunnen ontstaan. Een onbewust conflict dat zijn wortels in de vroegkinderlijke ontwikkeling kan hebben en die de kijk en de reactie op zichzelf, de ander en de wereld relatief duurzaam beïnvloedt (zie paragraaf 1-4-5 'overdracht' en 1-4-6 'hechting').

In de volgende paragraaf wordt toegelicht hoe intrapersoonlijke conflicten hanteerbaar en onbewust gehouden worden door een uitgebreid scala van afweermechanismen. De fysiotherapeut is ondertussen bekend met de term copingstijlen om adaptatie vorm te geven, maar na deze paragraaf zal duidelijk zijn dat afweermechanismen ook een plaats verdienen in het streven naar begrijpen en beschrijven van het gezondheidsprobleem van de patiënt.

1-4-1 Afweermechanismen: onbewuste zelfbescherming

Als men de herstelbelemmerende en herstelbevorderende factoren wil beschrijven moet men zowel naar de coping van de patiënt als naar zijn afweermechanismen kijken. Een belangrijk verschil tussen copingmechanisme en afweermechanisme is dat coping relatief bewust en intentioneel plaatsvindt, terwijl afweermechanismen onbewust en niet intentioneel werkzaam zijn[24].

1-4-2 Definitie en functie van afweermechanismen

Afweermechanismen verwijzen naar aangeboren onwillekeurige regulerende processen, die de patiënt in staat stellen intrapsychische spanningen binnen het denken te reduceren. Ook plotselinge spanningsvolle veranderingen in de interne of externe omgeving kunnen worden geminimaliseerd door de waarneming van deze gebeurtenissen te beïnvloeden. Afweermechanismen kunnen de waarneming van het 'zelf' en de ander alsook het denken en gevoelens veranderen. Ze dempen of verzachten zo conflicten. De vier gebieden waarop psychologische conflicten zich doorgaans afspelen en waar afweermechanismen veelvuldig ingezet worden zijn: gevoelens, realiteit, relaties en geweten/cultuur[25; 26]:
- *gevoelsconflict*: afweermechanismen kunnen plotselinge veranderingen in biologische driften ombuigen of ontkennen. Bewustzijn van instinctieve wensen worden meestal verminderd, alternatieve, antithetische wensen worden passievol aangehangen;
- *realiteitsconflict*: afweermechanismen geven iemand de tijd om veranderingen in het zelfbeeld te verwerken die niet direct geïntegreerd kunnen worden, bijvoorbeeld als gevolg van puberteit, amputatie of bijvoorbeeld werkverlies die de identiteit bedreigen;
- *relatieconflict*: afweermechanismen kunnen onopgeloste conflicten met belangrijke personen (levend of gestorven) verzachten;
- *gewetens- of cultuurconflict*: bij conflicten met geweten of cultuur houden afweermechanismen gevoelens van angst, schaamte en schuld binnen dragelijke grenzen.

1-4-3 Wat is het belang van afweermechanismen in de fysiotherapie?

De kans is erg groot dat een fysiotherapeut of een patiënt bij een intrapsychisch conflict van onbewuste afweermechanismen gebruik zal maken. Er is een aantal redenen waarom het voor een fysiotherapeut belangrijk is kennis te hebben van afweermechanismen[25].

- Het gebruik van afweermechanismen kan de patiënt of de omgeving/fysiotherapeut last bezorgen. Kennis van afweermechanismen maakt gedrag of klachten beter begrijpbaar en ook accepteerbaar.
- De onbewuste afweermechanismen hebben een zelfbeschermingsfunctie. Als de fysiotherapeut ze door een onhandige confrontatie blootlegt kan dat angst of zelfs depressie uitlokken en zal de behandelrelatie verstoord worden.
- Een grote groep patiënten in de fysiotherapie heeft last van functionele klachten. Klachten zonder duidelijk pathofysiologisch substraat. In bepaalde gevallen maken deze klachten eenvoudig onderdeel uit van de distressreactie. In andere gevallen speelt een gecompliceerder proces: sommige patiënten met psychologische symptomen of levensproblematiek zetten deze problemen via onbewuste afweermechanismen om in lichamelijk ervaren klachten.
- Het inzetten van storende, zogenaamd 'onrijpe' afweermechanismen door patiënten met bijvoorbeeld persoonlijkheidsstoornissen wordt verminderd door sterke en oprechte sociale steun. Iedereen vertoont minder onrijpe afweermechanismen als men zich begrepen voelt. Deze empathische sociale steun kan de fysiotherapeut bij deze 'moeilijke' patiënten pas geven of opbrengen als hij de psychodynamiek van hun afweermechanisme begrijpt of vermoedt.
- Onbewuste afweermechanismen zorgen ervoor dat de patiënt sommige psychologische conflicten niet waarneemt. Onopzettelijk vertekent hij daardoor de rapportage over zijn levensloop en huidig functioneren: 'Niets aan de hand ... alles oké.' De fysiotherapeut moet leren dit soort uitingen over het functioneren van de patiënt niet al te letterlijk te nemen anders overschat hij het en mist hij algemene herstelbelemmerende factoren[24]. Aan non-verbaal gedrag, inconsistenties in het verhaal van de patiënt, of het volledige weglaten of vertekenen van bepaalde onderwerpen, kan de fysiotherapeut een vermoeden formuleren dat er meer aan de hand is dan de patiënt beseft.

1-4-4 Welke afweermechanismen zijn er?

Vaillant verdeelt de afweermechanismen in vier groepen: rijp, neurotisch (intermediate), onrijp, en psychotisch[25]. Dit hoofdstuk (en tabel 1-3) beperkt zich tot de eerste drie vormen. Uit empirisch onderzoek is gebleken dat gebruik van rijpe afweermechanismen de adaptatie kan bevorderen, de neurotische kunnen zowel gunstig als ongunstig zijn, de onrijpe en de psychotische afweermechanismen zijn altijd ongunstig.

rijpe afweer	neurotische afweer	onrijpe afweer
– altruïsme	– verschuiving	– afwijzen
– sublimatie	– intellectualiseren	– idealiseren
– onderdrukken/beheersen	– isoleren van affect	– loochening/ontkenning
– anticipatie	– verdringing	– projectie
– humor	– ongedaan maken	– autistische fantasieën
	– rationaliseren	– dissociatie
	– somatisatie	– splitting
	– overdekking door het tegendeel	– acting-out
		– passieve agressie

Tabel 1-3 Afweermechanismen.

A. Rijpe afweermechanismen

Deze adaptieve afweermechanismen komen veel voor onder mentaal gezonden. Ze nemen toe naarmate de persoon zich ontwikkelt van adolescentie naar middelbare leeftijd. Rijpe afweermechanismen voorspellen adaptief functioneren: hoe meer men van deze afweermechanismen gebruik maakt des te meer men twintig jaar later tevreden en aangepast is. Ze zijn in die zin op te vatten als algemene herstel- of gezondheid*bevorderende* factoren. Er is daarom zelden een therapeutische reden om ze te beïnvloeden. Hoewel ze dichter bij het bewustzijn liggen dan de onrijpe afweermechanismen, worden ze toch niet geheel bewust ingezet. We volgen hier verder Vaillant met voorbeelden van rijpe afweermechanismen[26].

Altruïsme
Altruïsme kan relatief onbewust ingezet worden om een pijnlijk conflict om te zetten in een dragelijker toestand. Het komt er op neer dat men bij deze afweer de ander geeft wat men feitelijk zelf wenst te hebben of te ontvangen. Een patiënt met MS zet zich met overgave in voor de patiëntenvereniging en organiseert lotgenotencontacten met als doel voor anderen de steun te organiseren die hij voor zichzelf niet kan vragen.

Sublimatie
Bij sublimatie geeft men de spanningsvolle drift of wens op een indirecte wijze vorm zonder nadelige consequenties of merkbaar verlies van plezier. Het voordeel van sublimatie is dat de passie dan toch indirect doorklinkt in de activiteit. Daardoor kan een docent charismatisch lesgeven en een fysiotherapeut bevlogen zijn patiënten helpen.

Onderdrukken (beheersen)
Men beslist semi-bewust ergens niet aan te denken of niet op een bepaalde manier te handelen. Men besluit bijvoorbeeld niet boos te worden. Het is meer een vorm van volwassen zelfbeheersing dan een vorm van neurotische ontkenning. Opgemerkt moet worden dat dit mechanisme *bewust* inzetten het paradoxale effect kan hebben dat men dan juist meer gaat denken aan hetgeen men wil vermijden[27].

Anticipatie
Ook anticipatie is deels een bewust proces, deels een onbewust afweermechanisme. Men bereidt zich dan voor op mogelijk 'gevaar'. Men zou kunnen zeggen dat het een gezonde of functionele bezorgdheid is.

Humor
Humor staat toe emoties uit te drukken zonder individueel ongemak en zonder onplezierige effecten voor anderen. Ook dit is vaak een semi-bewust afweermechanisme om spanningen hanteerbaar te houden. Rijpe humor staat mensen toe direct te kijken naar wat pijnlijk is. Krenkende humor is een disfunctioneel afweermechanisme.

B. Neurotische afweermechanismen

Stelregel voor de fysiotherapeut: doorbreek deze afweermechanismen niet omdat ze een zelfbeschermingsfunctie hebben voor de patiënt. Wel kan de fysiotherapeut ruimte scheppen of veiligheid bieden waardoor de patiënt mogelijk zelf de afweer vermindert. Hier volgt een aantal voorbeelden van neurotische afweermechanismen.

Verschuiving
Het gevoel of de reactie die men heeft onbewust richten op een ander, minder bedreigend persoon: 'onbewust op een ander afreageren'. De fysiotherapeut moppert bijvoorbeeld tegen een patiënt die zijn oefeningen niet gedaan heeft nadat hij een krenkende opmerking van zijn collega kreeg. Of een patiënt toont zijn teleurstelling in de therapie nadat het op het werk tegenzat.

Ook kan de fysiotherapeut uit het gedrag van de patiënt in vergelijking tot voorgaande behandelingen het vermoeden formuleren dat de patiënt feitelijk een slecht humeur heeft. Soms kan een argeloos gestelde vraag als 'Hoe was het vandaag op het werk?' de patiënt openen. Op deze wijze wordt de negatieve stemming weer bij de aanleiding geplaatst en kan de evaluatie van de therapie onbeladen blijven.

Intellectualiseren
Overmatig abstract denken ter vermijding van het beleven van verontrustende gevoelens: een overspannen patiënt met nekpijn beschrijft na ontspanningsoefeningen zijn ervaringen zeer analytisch, omdat het voelen (en bespreken) van de lichamelijke onrust te bedreigend voor hem is. Oplossing: spoor rustig en geduldig aan op concrete gevoelsbeschrijvingen, maar sta intellectualiseren ook toe. Daarmee blijft de controle bij de patiënt: hij kan dan zelf bepalen of hij uit zijn schulp probeert te komen of niet.

Een terminale patiënt houdt een theoretische verhandeling over sterven om de angst die hij heeft niet toe te laten. Oplossing: empathisch en warm aanwezig blijven en meedenken met de 'theorie' geeft veiligheid, waardoor de patiënt mogelijk wat meer bij zijn gevoel durft te komen.

Isoleren (van affect)
De patiënt weet wel wat hij zou moeten voelen, maar voelt het niet: 'Ik kan er niet bijkomen, ik voel er niets bij'. Een patiënte van 38 jaar met indicatie whiplash had in twee jaar zeven sterfgevallen meegemaakt. Één daarvan was het overlijden van haar moeder van wie ze veel hield. Vanaf het overlijden tot het moment van fysiotherapie had ze nooit verdriet gevoeld of gehuild. Gezien de persisterende pijn, toenemend disfunctioneren op haar werk en toename van diverse stressgerelateerde klachten, werd in overleg met haar en haar huisarts besloten naast fysiotherapie psychotherapie op te starten.

Aandachtspunt: het kan voorkomen dat door het richten van de aandacht op het lichaam afgeweerde affectieve processen plotseling doorbreken naar het bewustzijn. Vandaar dat patiënten soms onverwacht emotioneel kunnen reageren als ze ontspanningsoefeningen doen.

Verdringing
Men is niet meer in staat zich verontrustende wensen, gevoelens, gedachten of belevingen te herinneren of bewust te zijn. Een drukke huismoeder neemt geen tijd meer voor zichzelf, alle behoefte aan persoonlijke aandacht lijkt te zijn verdrongen: 'ze rent zichzelf voorbij', ze 'is zichzelf kwijtgeraakt'. Het idee tijd voor zichzelf te nemen beangstigt haar: 'Dan deug je niet en word je in de steek gelaten.'

Ongedaan maken
Eerdere ongewenste gedachten, gevoelens of handelingen goedmaken op symbolische wijze. Een patiënte neemt een aardigheidje voor je mee, zomaar zegt ze, terwijl ze onbewust de spanning probeert te reduceren die ze de vorige behandeling door haar bejegening van de fysiotherapeut gecreëerd had. Dit kan natuurlijk ook bewust plaatsvinden, maar als onderdeel van een afweermechanisme verloopt dit proces onbewust.

Rationaliseren
Iets van jezelf of een ander met een onjuiste verklaring goedpraten. Bijvoorbeeld tegen een terminale patiënt: 'Jullie gaan met elkaar een mooie waardevolle tijd tegemoet'. Een fysiotherapeut die 'handtastelijk' is: 'Vrouwen durven het niet toe te geven, maar het is wat ze feitelijk willen'. Of bij ontslag vanuit persoonlijke wrok: 'Iemand moest het doen', 'Het is beter voor de zaak' of 'Het was voor zijn eigen bestwil'.

Somatisatie
Men ervaart de fysieke symptomen van een conflict wel, maar het conflict zelf niet. De vierdimensionale klachtenlijst van Terluin scoort op distress, angst, depressie en somatisatie[28]. De lijst is ontwikkeld voor toepassing in de eerste lijn en vormt een waardevol instrument voor de fysiotherapeut.

Overdekking door het tegendeel
Men gaat in verweer tegen wat men onbewust denkt, voelt of wenst te doen, maar wat onacceptabel is. Men doet dit door precies het tegenovergestelde te denken of

te doen. Zo kan iemand zich als zedenprediker presenteren om eigen wellustige wensen te maskeren.

C. Onrijpe afweermechanismen

Afwijzing
Overdreven negatieve kwalificaties aan zichzelf of anderen toekennen. Een patiënt klaagt en roddelt constant over alles en iedereen in een krampachtige poging haar eigenwaarde te repareren.

Idealiseren
Overdreven positieve kwalificatie toekennen aan zichzelf of anderen. Een collega idealiseert een andere collega en houdt zo een meningsverschil onder tafel (onbewust).

Loochening (ontkenning)
Men ziet een deel van de werkelijkheid niet. Het dringt niet tot de patiënt door dat hij nooit meer goed zal kunnen lopen. De hartpatiënt zegt dat er niets aan de hand was. Een collega ziet niet dat hij niet geliefd is bij zijn collega's of dat hij 'gebruikt wordt' door andere collega's.
Een fysiotherapeut wil niet inzien dat hij hopeloos achterloopt in kennis.

Projectie
Niet geaccepteerde gevoelens, impulsen of gedachten die men zelf heeft aan een ander toeschrijven: 'Zoals de waard is vertrouwt hij zijn gasten.' Een uitgebluste fysiotherapeut vindt zijn patiënten ongemotiveerd.

Autistische fantasieën
In dagdromen datgene nastreven wat men feitelijk zou willen of moeten doen. Een patiënt 'droomt' ervan weer een 'gelukkig leven te leiden', een andere baan te nemen, maar onderneemt niets.

Dissociatie
Een tijdelijke verandering in integratie van bewustzijn of identiteit.

Splitting
Men kan de negatieve en de positieve aspecten van een persoon niet met elkaar integreren. Dan weer ziet de patiënt de ander als helemaal goed, dan weer als helemaal slecht.

Acting out
Handelen zonder zich rekenschap te geven van de gevolgen. Men komt tegemoet aan een conflictueuze wens of de impuls, maar ervaart de schuld/schaamte niet. Zo kan de fysiotherapeut af en toe van patiënten vernemen op welke wijze ze in

hun agressieve buien een spoor van vernieling achterlaten bij hun slachtoffers, slachtoffers die het er naar de mening van de patiënt zelf naar gemaakt hebben.

Passieve agressie
Men werkt de ander tegen, saboteert de zaak. Onbewust is dit ook de bedoeling. Een patiënt zegt dat de therapie niet helpt na een conflictueuze confrontatie tijdens de vorige behandeling. Een andere patiënt 'vergeet' onbewust de huiswerkoefeningen of komt telkens te laat en zegt zelfs dat het haar spijt.

1-4-5 Overdracht

Een belangrijk concept dat ook afkomstig is uit de psychoanalyse is 'overdracht'. Bij overdracht reageert de patiënt op de fysiotherapeut alsof deze een belangrijke figuur uit zijn leven was. Zo kan de fysiotherapeut bijvoorbeeld in bepaalde opzichten lijken op een krenkende ouder van de patiënt. De patiënt reageert daardoor onbewust zeer gesloten of vijandig op de welgemeende adviezen van de fysiotherapeut. Ook de fysiotherapeut kan overdracht vertonen naar de patiënt. Men noemt dit dan tegenoverdracht. Overdracht is feitelijk een normaal alledaags verschijnsel, dat soms echter disfunctionele vormen kan aannemen[29]. Men ziet immers de persoon zelf niet meer staan maar reageert feitelijk op naar boven gehaalde pijnlijke gevoelens. Overdracht kan in de behandelrelatie tot conflicten leiden omdat de fysiotherapeut het gedrag van de patiënt niet begrijpt, dit onredelijk vindt en zich oneigenlijk bejegend voelt. Mocht deze situatie ook onbewuste pijnlijke herinneringen bij de fysiotherapeut oproepen (tegenoverdracht) dan is de impasse compleet.

Het voorgaande handelde over negatieve overdracht. Er bestaat ook positieve overdracht. Bijvoorbeeld: de oude patiënt doet de fysiotherapeut onbewust terugdenken aan zijn overleden vader met wie hij een goede band had. Positieve overdracht kan de relatie bevorderen, maar kan ook nadelen hebben. Onbewust gaat men misschien langer met de behandeling door dan feitelijk gerechtvaardigd is. Zeker als de patiënt of de fysiotherapeut vanuit een gemis een hunkering heeft naar ouderlijke goedkeuring of warmte.

1-4-6 Hechting

De psychodynamische theorie benadrukt ook het belang van vroegkinderlijke ervaringen en de impact op hoe men later met relaties omgaat. Het gaat hier om de ervaring van veilige hechting. Zich aan iemand hechten is een biologische drang die evolutionair gezien voordelen heeft[30]. Als het kind een veilig en betrouwbaar oudercontact heeft, ontwikkelt zich een veilige hechting. Het kind is zeker van zichzelf en zeker van de ander. Een kind met een kille, grillige en afwezige ouder kan geen veilige hechting opbouwen. Het contact wordt dan gekenmerkt door onbetrouwbaarheid en dreiging. Dergelijke vroegkinderlijke ervaringen kunnen doorwerken in de wijze waarop men als volwassene zichzelf en relaties beziet. Ook de behandelrelatie met een fysiotherapeut kan hierdoor worden gekleurd.

In tabel 1-4 staat één vorm van veilige hechting beschreven en drie vormen van onveilige hechting. Aan de linkerkant het zelfbeeld dat de patiënt heeft en in de horizontale balk het beeld dat de patiënt van 'anderen' heeft[23].

Onveilige hechting is geen zeldzaamheid. Onveilige hechting van het type angstig of afwijzend komt in alle leeftijdscategorieën in ongeveer 20-25% voor. De onveilige hechting van het type 'gepreoccupeerd' treft men bij 20% van de middelbare schoolleeftijd aan en bij 5-8% van de volwassenen. Onveilige hechting heeft zoals men in tabel 1-4 kan zien implicaties voor ziektegedrag en de kwaliteit van de fysiotherapeutische behandelrelatie. Bovendien blijkt onveilige hechting een negatieve impact op gezondheidsmaten te hebben. Deze relatie verloopt onder andere via het onvermogen in het verkrijgen van adequate sociale steun, ongunstig ziektegedrag en door een toename in ervaren stress[23].

		verwachtingen over de ander	
		+	−
verwachtingen over zichzelf	+	*veilige hechting* De patiënt vindt zichzelf waardevol, heeft hoge eigen effectiviteitsverwachtingen ten aanzien van het verwerven van steun/zorg en/of het omgaan met stressoren. De patiënt is adaptief, capabel, betrouwbaar en begrijpend.	*onveilige hechting (afwijzend)* De patiënt verwacht géén adequate steun van anderen, maar heeft wel vertrouwen in zichzelf. Deze zelfstandigheid lijkt op zich lovenswaardig, maar het wantrouwen tegenover anderen in combinatie met het niet-aangaan van intieme relaties 'verraadt' de onveilige hechting. Een crisis kan ontstaan als deze patiënt afhankelijk wordt van anderen (ziekte). De patiënt is relatief koud en competitiegericht.
	−	*onveilige hechting (gepreoccupeerd)* De patiënt heeft een lage eigen effectiviteitsverwachting ten aanzien van het omgaan met stressoren. Hij verwacht wel dat anderen daar beter in zijn. Zoekt veel zorg, protesteert bij 'scheiding', en heeft verlatingsangst. De geruststelling/troost lukt maar gedeeltelijk en tijdelijk. De patiënt is angstig, afhankelijk, emotioneel, impulsief en zoekt goedkeuring.	*onveilige hechting (angstig)* De patiënt twijfelt, is voorzichtig, overmatig zelfbewust, verlegen en wantrouwend.

Tabel 1-4 Vormen van veilige en onveilige hechting.

1-5 Bijdrage uit de humanistische visie

De humanistische psychologie, waarvan Maslow en Rogers twee belangrijke vertegenwoordigers zijn, hanteert in vergelijking met Freud een meer positieve definitie van de persoon. Zij stelt het 'zelf' centraal en veronderstelt een algemene geneigdheid tot groei en zelfontwikkeling; men noemt dit zelfactualisatie. Ook autonomie is hier een belangrijk construct. Deze positieve benadering van de persoon heeft de fysiotherapeut en daarmee de patiënt veel te bieden. In hoofdstuk 3 wordt onder de noemer 'positieve psychologie' aandacht aan deze benadering geschonken.

1-6 Persoonlijkheidsstoornissen

Een niet onaanzienlijk deel van de patiënten die de fysiotherapeut ziet heeft in meer of mindere mate een persoonlijkheidsstoornis. Dat wil zeggen dat de patiënt innerlijke ervaringen heeft of uiterlijk gedrag vertoont dat sterk afwijkt van de norm binnen zijn cultuur. Men vindt deze afwijkingen op allerlei gebied terug en ze blijken inflexibel. Het afwijkende gedrag is duurzaam in de tijd. Het leidt tot distress en sociale en functionele beperkingen. Het ontstaat in de adolescentie of vroege volwassenheid[31]. Het is niet zozeer dat dergelijk gedrag niet bij normale personen voorkomt (angst, boosheid, achterdocht enzovoort), maar het is de extreme mate en het weinig flexibele ervan dat het tot persoonlijkheidsstoornis maakt[32]. Persoonlijkheidsstoornissen zijn dus gradueel: de mildere vormen komen vaker voor.

Meestal denkt men pas aan de diagnose persoonlijkheidsstoornis als het in de behandeling met de patiënt tegenzit: de patiënt wil niet behandeld worden, men wordt het niet eens, de patiënt is ontevreden/boos over de geboden hulp, komt zijn afspraken niet na, de therapie helpt niet, de klachten blijven recidiveren. Op zichzelf kan dat een signaal zijn, maar het bergt ook het gevaar in zich dat men ten onrechte de patiënt verantwoordelijk stelt voor het moeizame verloop. Dit gevaar wordt mede gevoed door het 'actor-observer-effect': degene die handelt (patiënt) is geneigd zijn gedrag te verklaren als gevolg van omstandigheden, de observator (fysiotherapeut) is geneigd het gedrag te verklaren door persoonlijke eigenschappen van de actor[33]. De kans dat de fysiotherapeut therapeutisch falen ten onrechte aan de persoonlijkheid van de patiënt toeschrijft is reëel aanwezig.

Recent is er in de geestelijke gezondheidszorg meer aandacht voor persoonlijkheidsstoornissen en verandert de attitude daar tegenover. Van moeilijke mensen die vermeden moeten worden, worden ze in toenemende mate gezien als interessante of uitdagende casus[34]. Een positieve verandering in professionele attitude ten opzichte van deze, in de omgang toch moeilijke patiëntengroep, die ook in de fysiotherapie welkom zou zijn.

Mensen met een persoonlijkheidsstoornis voelen zich volledig normaal (egosyntoon beleven). Dat maakt het aangaan van een corrigerend gesprek een hachelijke zaak. Dit in tegenstelling tot bijvoorbeeld iemand met een depressie[32]. Het percentage persoonlijkheidsstoornissen in de algemene bevolking is vermoedelijk 10-15%. Binnen de psychiatrische setting neemt dit toe tot 60%[34]. Van de chronische-pijnpatiënten blijkt 40-60% een persoonlijkheidsstoornis te hebben[35]. Deze getallen maken het waarschijnlijk dat van de patiënten die de fysiotherapeut ziet ten minste 15% een persoonlijkheidstoornis heeft. Voor de fysiotherapeut zijn deze stoornissen klinisch relevant omdat ze een ongunstige prognostische variabele vormen: ze maken de overgang van acute naar chronische rugklachten bijvoorbeeld meer waarschijnlijk. Welke persoonlijkheidsstoornis de patiënt heeft maakt daarbij niet uit. Het maakt herstel niet onmogelijk, maar wel veel moeilijker. Men hoeft overigens bij chronische pijn niet de persoonlijkheidsstoornis te behandelen om toch effectief te zijn, maar moet in de benadering hiermee wel terdege rekening houden[35]. Hierna worden persoonlijkheidsstoornissen getypeerd en omgangsadviezen voor de fysiotherapeut geformuleerd.

1-6-1 Een indeling van persoonlijkheidsstoornissen

In een belangrijk classificatiesysteem in de psychiatrie, de DSM-IV, onderscheidt men tien persoonlijkheidsstoornissen ondergebracht in drie clusters[31]. Zie tabel 1-5 voor een overzicht.

cluster	persoonlijkheidsstoornissen
cluster A: centrale kenmerken zijn het vervormen van de waarneming en het hebben van defecten op het gebied van vertrouwen en hechtingsrelaties. Men toont excentriek of vreemd gedrag.	1 paranoïde persoonlijkheid 2 schizoïde persoonlijkheid 3 schizotypische persoonlijkheid
cluster B: centraal staan instabiliteit in emoties, impulsen, relaties en zelfbeeld. Het gedrag is dramatisch, emotioneel, grillig, onevenwichtig en onvoorspelbaar.	4 antisociale persoonlijkheid 5 borderline persoonlijkheid 6 theatrale persoonlijkheid 7 narcistische persoonlijkheid
cluster C: wordt gedomineerd door angst. Men gedraagt zich overmatig vermijdend, klampt zich vast, heeft controledrang en is perfectionistisch.	8 ontwijkende persoonlijkheid 9 afhankelijke persoonlijkheid 10 obsesssieve-compulsieve persoonlijkheid

Tabel 1-5 Overzicht van de persoonlijkheidsstoornissen[34].

1-6-2 Cluster A: vreemd gedrag en hechtingsproblematiek

Centrale kenmerken zijn het vervormen van de waarneming en het hebben van defecten op het gebied van vertrouwen en hechtingsrelaties. Men toont excentriek of vreemd gedrag.

Paranoïde persoonlijkheid

Deze patiënt wordt gekenmerkt door een extreme mate van wantrouwen en achterdocht. Hij meent dat anderen hem constant bedriegen of anderszins kwaadwillend zijn. Hij twijfelt sterk aan de betrouwbaarheid van anderen en durft daardoor niemand in vertrouwen te nemen. Bovendien interpreteert hij een opmerking gemakkelijk als een (verhulde) vernedering of een bedreiging en reageert daarop dan fel. Deze patiënt vergeeft niet snel en zal 'het' de ander betaald willen zetten[36].

Oppervlakkig gezien ziet deze patiënt zichzelf als sterk, maar diep van binnen als minderwaardig. Anderen zijn in zijn ogen gebruikers, vijanden, vernederaars.

De centrale gedachtegang bij deze patiënt is: 'Als ik een ander iets toevertrouw maakt die daar misbruik van of vernedert me'. Daardoor is boosheid de dominante emotie bij deze patiënt. De patiënt beschermt zichzelf door achterdocht, door zich sociaal te isoleren en door de tegenaanval. Etiologisch is het waarschijnlijk dat zijn ouders zelf wantrouwend waren en hij als kind vernederd werd door opvoeders en/of leeftijdgenoten[37].

Omgangsadvies
De theatrale persoon verdoezelt feiten, de obsessieve persoonlijkheid schrijft ze op, de paranoïde persoonlijkheid vergroot de betekenis van onbeduidende voorvallen en haalt alleen die feiten naar voren die zijn argwaan bevestigen[38]. Bij de obsessieve patiënt moet de fysiotherapeut proberen voorbij de onbeduidende details te komen, bij de paranoïde patiënt moet hij waken voor aanvaringen in het gebied van autonomie en zelfcontrole. Uit angst en argwaan wil de paranoïde patiënt wel eens informatie achterhouden over bijvoorbeeld zijn ziekte of overmatig kritisch staan ten opzichte van de vaardigheden van de therapeut[38]. Dit uiten van wantrouwen en angst kan het beste worden toegestaan. De fysiotherapeut moet er juist voor waken niet in de val van de tegenaanval te stappen. Hij dient terughoudend te zijn in het uiten van kritiek op deze wantrouwende patiënten en zijn kritiek beperken tot concreet gedrag. Men moet de woorden zorgvuldig kiezen en de patiënt alleen proberen te overtuigen met feitelijkheden. Blijf daarbij niet te lang zelf aan het woord[39]. Bij kritiek kan de fysiotherapeut beter de eigenwaarde van de patiënt proberen te versterken dan het wantrouwen en de achterdocht uit te dagen[37]. Hij kan de patiënt bijvoorbeeld complimenten geven omdat hij zo goed bij de feiten blijft en veel aan deze patiënt zelf overlaten door opmerkingen als: 'Wat vindt u er zelf van?', 'Maakt u een lijstje voor mij?' en: 'Vraag gerust een second opinion'[38]. Kortom het problematische gedrag ten goede aanwenden voor het fysiotherapeutische zorgproces.

Schizoïde persoonlijkheid
Deze patiënt wordt gekenmerkt door een extreme mate van afstandelijkheid. Bovendien heeft hij grote beperkingen in het uiten van emoties in interpersoonlijke situaties. Behoefte aan hechte relaties of seks met een ander heeft hij niet. Deze patiënt is een extreme 'Einzelgänger': hij doet het liefst alles alleen. Buiten het gezin heeft hij geen intieme vrienden of vertrouwelingen. Hij beleeft ook weinig genoegen aan activiteiten. Hij lijkt onverschillig voor lof of kritiek. Emotioneel is hij kil, afstandelijk of vlak[36].

De patiënt ziet zichzelf als eenling en onafhankelijk, de ander beleeft hij als opdringerig en lastig. Zijn centrale gedachtegang is: 'Als ik mij met anderen inlaat, wordt het een rotzooi'. Hij probeert zichzelf te beschermen door zich emotioneel te isoleren. Waarschijnlijk had hij zelf ouders die emotioneel geen contact met hem legden. Mogelijk is hij ook geïsoleerd opgegroeid, bijvoorbeeld op een boerderij zonder broertjes of zusjes[37].

Omgangsadvies
Een vriendelijke en begripvolle benadering door de fysiotherapeut is nu extra belangrijk. De fysiotherapeut doet er geen goed aan de patiënt te confronteren met zijn beperkte sociale vaardigheden. Ook dient hij niet opdringerig te zijn in het aansporen van uitbreiding van het sociale steunnetwerk van de patiënt. Wees niet verbaasd dat ondanks optimale bejegening vanuit de fysiotherapeut het contact niet groeit en de patiënt het contact weer snel verbreekt. De fysiotherapeut dient ervoor te waken niet te weinig zorg aan deze weinig communicatieve patiënt te bieden[39].

Schizotypische persoonlijkheid
Deze patiënt heeft sterke sociale en intermenselijke beperkingen door het ervaren van ongemak bij en een onvermogen in het aangaan van een intieme relatie. Bovendien zijn er denk- en waarnemingsvervormingen en eigenaardigheden in het gedrag. De patiënt vertoont betrekkingsideeën, dat wil zeggen dat hij gebeurtenissen ten onrechte op zichzelf betrekt. Hij heeft eigenaardige overtuigingen of maakt gebruik van magisch denken. Het kan zijn dat hij ongewone waarnemingen meldt. Andere kenmerken zijn: merkwaardige gedachten of spraak, achterdocht, zonderling of excentriek gedrag of uiterlijk, gebrek aan intieme vrienden en een extreme sociale angst[36].

De patiënt ziet zichzelf als zonderling (anders dan anderen). Hij ervaart zichzelf als defect en geïsoleerd. De ander beschouwt hij als onbetrouwbaar en bedreigend. Zijn centrale gedachtegang is: 'Als ik iets naars denk of voel, dreigt er gevaar'. De patiënt heeft veel gevoelens van angst en somberheid. Angst probeert hij met magisch denken en controleren te beheersen, zijn belangrijkste strategie. Waarschijnlijk hebben kille ouders hem als kind afgewezen en waren er voortdurend onuitgesproken spanningen voelbaar in het gezin[37].

Omgangsadvies
Een vriendelijke benadering door de fysiotherapeut met begrip voor de behoefte aan veilig en gedoseerd contact is hier extra van belang, vooral in stressvolle levenssituaties of bij isolement. De magische gedachtegang en sociale angst kunnen de therapeutische relatie ondermijnen. Daarom is het goed denkbeelden van de patiënt rustig met hem te toetsen aan de realiteit. Het is verstandig de patiënt te adviseren buiten het alternatieve circuit te blijven, veel van dergelijke stromingen neigen juist ertoe het magisch denken te versterken. Het verbeteren van sociale vaardigheden kan het sociale isolement verminderen. Ook bij deze patiënt dreigt de valkuil dat de fysiotherapeut te weinig zorg biedt[39]. In het begin is het zeer moeilijk een gezonde therapeutisch relatie te krijgen[37].

1-6-3 Cluster B: instabiliteit in emoties, impulsen, relaties en zelfbeeld

Centraal staat instabiliteit, in emoties, impulsen, relaties, en zelfbeeld. Het gedrag is dramatisch, emotioneel, grillig, onevenwichtig en onvoorspelbaar.

Antisociale persoonlijkheid
Deze patiënt heeft in extreme mate gebrek aan achting voor de rechten van anderen. Hij schendt ze met regelmaat. Zich conformeren aan de wet of maatschappelij-

ke normen lukt niet. Hij liegt en bedriegt veel, handelt impulsief en is prikkelbaar en agressief. De eigen veiligheid of die van anderen laten hem onverschillig. Hij heeft moeite met het behouden van werk en toont geen berouw[36].

De patiënt beschouwt zichzelf als een sterke eenling. De ander ziet hij als kwetsbaar en als mogelijkheid voor misbruik. De centrale gedachtegang van deze patiënt luidt: 'Als je de ander niet pakt, word je zelf gepakt'. Woede is de belangrijkste emotie die ze ervaren. De belangrijkste overlevingsstrategie is 'aanvallen en manipuleren'. Het is waarschijnlijk dat deze patiënten als kind getraumatiseerd zijn. De opvoeding was chaotisch en ongedisciplineerd, de opvoeders waren egoïstisch[37].

Omgangsadvies
De fysiotherapeut kan deze patiënten het beste ontspannen, niet defensief maar zelfverzekerd benaderen, met gevoel voor humor. Een machtsstrijd moet voorkomen worden door geen kritische autoriteitsrol (scheidsrechter of rechter) aan te nemen. De patiënt roept gemakkelijk gevoelens van achterdocht, woede, en hopeloosheid op. De fysiotherapeut moet zich daardoor niet mee laten slepen[39].

Het impulsieve karakter zorgt nogal eens voor het abrupt afbreken van de behandelrelatie. Probeer het antisociale gedrag niet persoonlijk op te vatten want de boosheid die daarbij kan ontstaan kan gemakkelijk escaleren. Soms helpt het om de impulsiviteit met de patiënt te bespreken en hem te leren keuzen te maken. Het is ook belangrijk niet te hoge eisen te stellen of verwachtingen te hebben omdat deze patiënt daar niet aan kan voldoen[38].

Borderline persoonlijkheid
Deze patiënt toont een zeer sterke mate van instabiliteit in relaties, zelfbeeld en gevoelens. Bovendien is hij schadelijk impulsief (seks, geld, hardrijden). Hij probeert krampachtig te voorkomen dat hij in de steek gelaten wordt. De instabiele relaties worden gekenmerkt door het afwisselend idealiseren en kleineren van de partner. Er is geen stabiel identiteitsgevoel. De patiënt toont suïcidaal gedrag en automutilatie. De labiele emoties duren enkele uren. Er wordt een chronisch gevoel van leegte ervaren en de patiënt toont driftbuien. Door stress kunnen voorbijgaande paranoïde ideeën of dissociatieverschijnselen ontstaan, zoals het gevoel niet in het lichaam te zijn[36].

De patiënt ziet zich zelf als slecht en hulpeloos. De ander beschouwt hij als onbetrouwbaar, afwijzend, misbruikmakend, en kwaadwillend. De centrale gedachtegang van de patiënt is: 'Als ik mijn gevoel laat zien, word ik afgewezen, verlaten of misbruikt'. Wanhoop, jaloezie en woede zijn de belangrijkste gevoelens die deze patiënt ervaart. Hij probeert zich staande te houden door controle en het afwisselend hechten aan iemand en vervolgens weer terugtrekken als die te dichtbij komt.

Waarschijnlijk speelt in het verleden seksueel, emotioneel en/of fysieke traumatisering door gezinsleden een rol. Emotionele uitingen werden waarschijnlijk gestraft of gevolgd door afwijzing en verlating[37].

Omgangsadvies
Hier lijkt sprake te zijn van een combinatie van een afhankelijke persoonlijkheidsstoornis en een paranoïde persoonlijkheidsstoornis: vastklampen en tegelijkertijd afweer. Als de patiënt het contact met de fysiotherapeut afweert moet de fysiotherapeut onredelijke boosheid kunnen tolereren, maar wel de grenzen blijven bewaken. Uitval is een veel voorkomend probleem, actief contact opnemen door fysiotherapeut kan dan nodig zijn[37].

De patiënt kan erg veeleisend zijn, daarom moet de fysiotherapeut zich zo ondersteunend en flexibel mogelijk opstellen. Omdat deze patiënten vaak hypochondrisch zijn en soms andere ziektebeelden nabootsen, is zorgvuldige verslaglegging noodzakelijk. Tijdens het gesprek kan onverwachts een vloedgolf van emoties of conflicten loskomen. Stel daarom open vragen, suggereer niets en houd de eigen emoties in bedwang[38].

Theatrale persoonlijkheid
Deze patiënt vraagt in extreme mate emotionele aandacht. Als de patiënt niet het middelpunt van de aandacht is begint hij zich ongemakkelijk te voelen. Het uiterlijk wordt ingezet om de aandacht te trekken. Soms leidt dat tot ongepast seksueel verleidelijk of uitdagend gedrag. De emotionele uitingen lijken dramatisch maar zijn feitelijk snel wisselend en oppervlakkig. Ze zijn zelfdramatisch, overdreven en theatraal. De relaties zijn minder intiem dan de patiënt denkt. Omdat de patiënt zo sterk gefocust is op emoties bevatten de gesprekken over gebeurtenissen vaak weinig details. Hij is zeer gemakkelijk beïnvloedbaar door anderen[36].

De patiënt ervaart zichzelf als incompetent en minderwaardig. Anderen beschouwt hij als bewonderaars en potentieel verleidbaar. De centrale gedachtegang is: 'Ik moet indruk maken, om geaccepteerd te worden'. De patiënt ervaart vaak gevoelens van trots en jaloezie. De belangrijkste 'overlevingsstrategie' is 'overdrijven' en 'charmeren'. Waarschijnlijk stelden de opvoeders inadequate grenzen en werd theatraal gedrag beloond[37].

Omgangsadvies
Probeer je als fysiotherapeut in de verwarrende dramatiek te richten op één probleem. Pas op voor het oppakken van de 'redders-rol', maar probeer daarentegen de patiënt aan te zetten tot actief en competent gedrag[39]. Een ander punt is dat deze patiënten moeten leren frustraties te tolereren. Ze moeten leren de fysiotherapeut niet als verlengstuk van hun schema te gebruiken. Spoor de patiënt aan langer bij gevoelens en gedachten stil te staan: realistische detaillering aan te brengen. Verminder de noodzaak van de slachtoffer- of martelaarsrol door meer eigenwaarde bij hem op te bouwen[37].

De patiënt wil goedkeuring hebben en zal daarom de fysiotherapeut naar de mond praten. Stel daarom open vragen die niet suggestief zijn. Deze patiënten neigen sterk te overdrijven: 'Dit is de ergste pijn die ik ooit gehad heb', 'U bent de beste fysiotherapeut ....' Neem dit niet te letterlijk. Soms vertellen ze met een glimlach hoe ellendig ze het hebben. Door de sterke focus op intermenselijke relaties en emoties weten ze feiten (ook rond gezondheidsgedrag) vaak niet goed weer te geven. Spoor ze daarom aan detaillering aan te brengen. De patiënt heeft de neiging snel een schijnbaar innig contact te leggen, maar kan dit vrij plotseling ook weer verbreken. In die zin kunnen ze gevoelens van teleurstelling, afwijzing en boosheid bij de fysiotherapeut oproepen. Gevaar is dat deze dramatiserende patiënt aan de ene kant te veel onderzoek en zorg krijgt, maar aan de andere kant op den duur niet meer serieus genomen wordt[38].

Narcistische persoonlijkheid
Deze patiënt wordt gekenmerkt door sterke grootheidsgevoelens, een overmatige behoefte aan bewondering en gebrek aan empathie. De patiënt vindt zichzelf (zijn prestaties bijvoorbeeld) erg belangrijk en voornaam. Hij fantaseert vaak over ongekend succes, macht, genialiteit, schoonheid of ideale liefde. Men vindt zichzelf heel speciaal en meent alleen door speciale anderen (hoge status) begrepen of behandeld te kunnen worden. Deze patiënt heeft het gevoel speciale rechten te hebben en neigt deze te claimen. Hij gebruikt anderen voor egocentrische doeleinden. Vaak is hij afgunstig of meent dat anderen afgunstig op hem zijn. Zijn gedrag is vaak arrogant[36].

Deze patiënt ziet zichzelf dus als bijzonder en uniek, terwijl hij anderen ziet als minderwaardig en als bewonderaars. Zijn centrale gedachtegang is: 'Omdat ik zo speciaal ben, verdien ik een speciale behandeling', en 'Om niet inferieur te zijn moet ik superieur zijn.' Deze patiënten beleven vaak gevoelens van overmatige trots en woede. Ze gaan daarom gemakkelijk de competitie aan en gebruiken anderen voor eigen doeleinden. Waarschijnlijk zijn ze tijdens een overmatig permissieve opvoeding niet alleen onrealistisch opgehemeld en verwend, maar tegelijkertijd ook vernederd. De ouders oordeelden vaak alleen in termen van 'meer of minder dan anderen zijn'[37].

Omgangsadvies
Een hoffelijke en respectvolle benadering is nu extra belangrijk. De fysiotherapeut kan zich het beste bescheiden opstellen en niet te veel sturen of erg directieve adviezen geven. Voorkom machtsstrijd verhuld in een eindeloze discussie[39]. Wees terughoudend om de 'grandeur' (grootheidsgevoelens) aan te vallen. Deze gevoelens zijn namelijk een poging om de innerlijke leegte toe te dekken. Als men door deze afweer heen breekt kan de patiënt pijnlijk geconfronteerd worden met deze leegte, om vervolgens woedend op de therapeut te worden en weg te zakken in een depressie. Ego-sparend werken heeft hier dus de voorkeur[37].

Deze patiënten zijn veeleisend en vragen de beste zorg of fysiotherapeut. Ze reageren meestal goed op erkenning van hun belangrijkheid en de verzekering dat hen de beste zorg wordt verleend. Ook uitleg over de manier waarop ze door eigen toedoen nog belangrijker kunnen worden wordt graag geaccepteerd. Pas op ze niet te veel in de rede te vallen, want dat ervaren zij als krenkend met wederom boosheid als gevolg[38].

1-6-4 Cluster C: angst, vermijding en controle

Deze stoornissen worden gekenmerkt door angst. Men gedraagt zich overmatig vermijdend, klampt zich vast, heeft controledrang en is perfectionistisch.

Ontwijkende persoonlijkheid

Deze patiënt is extreem geremd in gezelschap, heeft constant het gevoel tekort te schieten en is overgevoelig voor kritiek. Hij vermijdt daardoor beroepsmatige activiteiten die veel contacten met zich meebrengen want hij is dermate gevoelig voor afwijzing dat hij het risico niet neemt contacten te leggen. Deze patiënt houdt zich in gezelschap het liefst op de achtergrond en is daarbij constant op zijn hoede voor kritiek en afwijzing. Door het gevoel tekort te schieten is hij sterk geremd. Persoonlijke risico's durft hij niet aan te gaan uit angst in verlegenheid gebracht te worden[36].

De patiënt ziet zichzelf als uiterst kwetsbaar, incompetent en minderwaardig. Anderen ervaart hij als kritisch, vernederend en afwijzend. Zijn centrale gedachtegang is: 'Als de mensen me echt leren kennen, zullen ze me afwijzen', en: 'Als ik emoties toelaat verlies ik mijn controle en maak ik me belachelijk'. Deze patiënt wordt gedomineerd door angst, zijn belangrijkste beschermingsstrategie is vermijdingsgedrag. Waarschijnlijk waren de ouders van deze patiënt ook vermijdend en overbezorgd. De patiënt werd als kind overmatig beschermd, overal voor gewaarschuwd en zijn autonomie sterk ingeperkt. Bovendien is hij emotioneel tekort gedaan en heeft hij pijnlijke afwijzing ervaren van ouders en/of leeftijdgenootjes[37].

Omgangsadvies

Gezien de overgevoeligheid voor afwijzing dient de fysiotherapeut zich uitermate vriendelijk en tolerant op te stellen. Deze positieve bejegening van de patiënt moet consistent en betrouwbaar zijn zodat de patiënt hierop kan gaan vertrouwen. Probeer de patiënt uit te nodigen zijn kritische mening te zeggen en laat hem daarbij merken dat je hem daardoor niet afkeurt[39]. Deze patiënten appelleren in de therapie aan ontzien worden. Als de therapeut hier echter te veel in meegaat ontstaat een eindeloze therapie. In die zin is het verstandig binnen grenzen van vriendelijke bejegening de patiënt toch relatief snel te confronteren en eigen keuzen te laten maken[37].

Afhankelijke persoonlijkheid

Deze patiënt wordt gekenmerkt door een extreme behoefte verzorgd te worden. De patiënt toont zich onderdanig en klampt zich vast uit angst 'verlaten' te worden. Het zijn patiënten die geen alledaagse beslissingen kunnen nemen zonder eerst de goedkeuring van een ander (fysiotherapeut) te krijgen. Ze dragen de verantwoording voor levensbeslissingen graag over aan een ander. Deze patiënt uit niet snel kritiek uit angst voor afkeuring. Door het gebrek aan zelfvertrouwen zal hij niet snel zelf dingen ondernemen. Hij gaat ver in het zoeken naar steun en zorg. Omdat deze patiënt overmatig bang is 'aan zijn lot overgelaten te worden' kan hij niet alleen leven en zoekt hij bij het verbreken van een relatie snel een nieuwe[36].

De patiënt ziet zichzelf als hulpeloos en incompetent. De ander beschouwt hij als steunend en competent. De centrale gedachtegang is: 'Ik heb anderen nodig om te overleven'. De patiënt ervaart veel angst en somberheid. Hij probeert zich staande te houden door zich te hechten en steun te zoeken. Waarschijnlijk was er een onveilige hechting met de ouders. Mogelijk waren de ouders zelf overmatig beschermend en claimend in de relatie en ook bang om alleen gelaten te worden. De patiënt werd klein gehouden, niet gestimuleerd competentiegevoelens te ontwikkelen[37].

Omgangsadvies
Ook nu is een ontspannen, informele en veilige sfeer van extra belang. Nodig de patiënt uit mee te denken en prijs hem voor stapjes naar meer zelfstandigheid. Voorkom faalervaringen in de opdrachten. Zorg ervoor dat je de behandeling niet stopt bij een eerste blijk van competentie omdat men dan de pogingen tot zelfstandigheid in de ogen van de patiënt afstraft[39].

De fysiotherapeut wordt gemakkelijk tot steunpilaar gemaakt. Hulp en geruststelling worden afgedwongen. De patiënt doet weinig in de therapie en verzet zich heftig tegen beëindiging. Hij zoekt snel een andere hulpverlener. Vaak houdt hij er meerdere hulpverleners op na[37]. Geef als de patiënt de grenzen in de zorgbehoefte niet weet te bewaken, vriendelijk maar beslist aan wat je wel en niet zal bieden. Pas op dat je onbewust niet de afhankelijkheid van de patiënt aan het belonen bent, bijvoorbeeld omdat de ouderrol die de patiënt je toebedeelt je eigenwaarde streelt[38].

Obsessieve-compulsieve persoonlijkheid
Deze patiënt is extreem ordelijk en perfectionistisch. Hij probeert alles onder controle te houden. Dit gaat echter ten koste van soepel, open en efficiënt functioneren. De patiënt is dermate gepreoccupeerd met details, regels en ordening dat inefficiëntie, perfectionisme en overtrokken eisen het afmaken van een taak bemoeilijken. Het overmatig toegewijd zijn aan het werk gaat ten koste van ontspanning en vrienden. De patiënt is overdreven gewetensvol in moraal en normen: een zedenprediker. Vaak kunnen ze niets weggooien en verzamelen ze van alles. Ze zijn vaak gierig en oppotterig. Ook met samenwerking hebben ze moeite. Ze delegeren niet en zijn halsstarrig en koppig[36].

De patiënt ziet zichzelf als verantwoordelijk en competent. De ander ziet hij als onverantwoordelijk, incompetent, en afwijzend. De centrale gedachtegang is: 'Als er iets fout gaat, is dat mijn schuld', en: 'Als ik emoties toelaat, verlies ik de controle.' De patiënt ervaart vaak angst en irritaties. Met zijn perfectionisme en ordeningsdrang probeert hij dit onder controle te houden. De ouders waren waarschijnlijk kil en veeleisend. Mogelijk moest het kind ook te vroeg verantwoordelijkheid dragen in zorg om ouders of andere kinderen[37].

Omgangsadvies
Een hoffelijke en respectvolle omgang is ook nu extra belangrijk, gezien de gevoeligheid voor normen en moraal. Een bescheiden, niet sturende opstelling en een zakelijke en probleemgerichte aanpak, zorgen ervoor dat de patiënt zelf controle kan houden. Verwacht niet snel een emotionele band in de bejegening. Pas op voor

machtsstrijd in de vorm van oeverloze discussies[39]. De fysiotherapie wordt bemoeilijkt omdat deze patiënt zich enerzijds verliest in details en anderzijds zijn gevoelens niet kan verwoorden. Hij maakt vaak rationaliserende uitwijdingen zonder contact te hebben met zijn emoties[37]. Dat maakt bijvoorbeeld het duiden van een stress-component in de klacht extra moeilijk.

De fysiotherapeut kan de patiënt helpen zijn gevoel voor controle te verstevigen door zich te richten op wat de patiënt wel kan. De fysiotherapeut dient duidelijke uitspraken te doen en heldere adviezen te geven omdat deze patiënt niet tegen onzekerheid kan. Houd door het stellen van gesloten vragen de structuur in het gesprek omdat de patiënt neigt zich te verliezen in details[38].

Literatuur

(1) Mischel W, Shoda Y. A cognitive-affective system theory of personality: reconceptualizing situations, dispositions, dynamics, and invariance in personality structure. Psychological Review 1995; 102:246-268.

(2) McCrae RR, Costa P, Ostendorf F, Angleitner A, Hrebícková M, Avia MD et al. Nature over nurture: temperament, personality, and life span development. Journal of Personality and Social Psychology 2000; 78:173-186.

(3) Funder DC. Personality. Annual Review of psychology 2001; 52:197-221.

(4) McCrae RR, Costa PT. A five-factor theory of personality. In: Pervin L, John OP, editors. Handbook of personality. New York: Guilford Press, 1999:142.

(5) Goldberg LR. The development of markers for the Big Five factor structure. Psychological Assesment 1992; 4:26-42.

(6) Goldberg LR. An alternative 'description of personality': the Big Five factor structure. Journal of Personality and Social Psychology 1990; 59:1216-1229.

(7) Ofman DD. Bezieling en kwaliteit in organisaties. Utrecht: Servire, 1996.

(8) Harkness AR, Lilienfeld SQ. Indiviual differences sciens for treatment planning: personality traits. Psychological Assesment 1997; 9:349-360.

(9) McCrae R, Stone SV. Personality. In: Baum A, Newman S, Weinman J, West R, McManus C, editors. Cambridge handbook of psychology, health and medicine. Cambridge: Cambridge University Press, 1997: 29-34.

(10) Booth-Kewley S, Friedman HS. Psychological predictors of heart disease: a quantitative review. Psychological Bulletin 1987; 101:343-362.

(11) Booth-Kewley S, Vickers RR. Associations between major domains of personality and health behavior. Journal of Personality 1994; 63(3):281-298.

(12) Christensen AJ, Smith TW. Personality and patient adherence: Correlates of the five-factor model in renal analysis. Journal of Behavioral Medicine 1995; 18(3):305-313.

(13) Friedman HS, Tucker JS, Schwartz JE, Martin LR, Tomlinson C, Wingard DL et al. Childhood conscientiousness and longevity: health behaviors and cause of death. Journal of Personality and Social Psychology 1995; 68:696-703.

(14) Christensen AJ, Ehlers SL, Wiebe JS, Moran PJ, Raichle K, Ferneyhough K et al. Patient personality and mortality: A 4-year prospective examination of chronic renal insufficiency. Health Psychology 2002; 21:315-320.

(15) Watson D, Pennebaker JW. Health complaints, stress, and distress: exploring the central role of negative affectivity. Psychol Rev 1989; 96(2):234-254.
(16) Miller TR. The psychotherapeutic utility of the five-factor model of personality: A clinician's experience. Journal of Personality Assesment 1991; 57:415-433.
(17) Skinner TC, Hampson SE, Fife-Schaw C. Personality, personal model beliefs, and self-care in adolescents and young adults with type 1 Diabetes. Health Psychology 2002; 21:61-70.
(18) Vermunt J, Lowyck J. Leeractiviteiten en procesgericht onderwijs. In: ten Dam G, van Hout H, Terlouw C, Willems J, red. Onderwijskunde hoger onderwijs: handboek voor docenten. Assen: Van Gorcum, 2000: 30-55.
(19) Schoenrock-Adema J. De ontwikkeling en evaluatie van een zelfinstructieprogramma voor een training in basisgespreksvaardigheden. University Library Groningen: Groningen, 2002.
(20) Contrada RJ, Elliot JC. Personality and self-regulation in health and disease: toward an integrative perspective. In: Cameron LD, Leventhal H, editors. The self-regulation of health and illness behavior. London: Routledge, 2003: 66-94.
(21) Westen D. The scientific legacy of Sigmund Freud: toward a psychodynamically informed psychological science. Psychological Bulletin 1998; 124:333-371.
(22) Grzesiak RC, Ury GM, Dworkin RH. Psychodynamic psychotherapy with chronic pain patients. In: Gatchel RJ, Turk DC, editors. Psychological approaches to pain management: a practitioner's handbook. London: Guilford Press, 1996: 148-178.
(23) Maunder RG, Hunter JJ. Attachment and Psychosomatic Medicine: Developmental Contributions to Stress and Disease. Psychosomatic Medicine 2001; 63:556-567.
(24) Cramer P. Defense Mechanisms in psychology today: further processes for adaptation. American Psychologist 2000; 55:637-646.
(25) Vaillant GE. Ego mechanisms of defense and personality psychopathology. Journal of Abnormal Psychology 1994; 103:44-50.
(26) Vaillant GE. Adaptive mental mechanisms. Their role in a positive psychology. American Psychologist 2000; 55:89-98.
(27) Wenzlaff RM, Wegner DM. Thought suppression. Annual Review of psychology 2001; 51:59-91.
(28) Terluin B, Duijsers IJ. Handleiding van de Vierdimensionele klachtenlijst. 2002. Leiderdorp, Datec.
(29) Andersen SM, Berk MS. Transference in everyday experience: implications of experimental research for relevant clinical phenomena. Review of General Psychology 1998; 2:81-120.
(30) Baumeister RF, Leary MR. The need to belong: Desire for interpersonal attachments as a fundamental human motivation. Psychological Bulletin 1995; 117:497-529.
(31) Frances A. Diagnostic and statistical manual of mental disorders: DSM-IV. Washington, DC: American Psychiatric Association, 1994.
(32) O'Connor BP, Dyce JA. Rigid and Extreme: a geometric representation of personality disorders in five-factor model space. Journal of Personality and Social Psychology 2001; 81:1119-1130.
(33) Nisbett RE, Caputo C, Legant P, Maracek J. Behavior as seen by the actor and as seen by the observer. Journal of Personality and Social Psychology 1973; 27:154-164.

(34) Verheul R, van den Brink W, Velden K van der. Persoonlijkheidsstoornissen. In: Vandereyken W, Hoogduin CAL, Emmelkamp PMG, red. Handboek psychopathologie deel 1: basisbegrippen. Houten/Diegem: Bohn Stafleu Van Loghum, 2000: 407-449.

(35) Gatchel JR. Psychological disorders and Chronic pain. In: Gatchel RJ, Turk DC, editors. Psychological approaches to pain management: a practitioner's handbook. London: Guilford Press, 1996: 33-52.

(36) Koster van Groos GAS. Beknopte handleiding bij de diagnostische criteria van de DSM-IV-TR. Amsterdam/Lisse: Swets & Zeitlinger, 2001.

(37) Arntz A, Bögels S. Schemagerichte cognitieve therapie voor persoonlijkheidsstoornissen. Houten/Diegem: Bohn Stafleu Van Loghum, 2000.

(38) Lipkin M, Vries MW de. De aanpassing van het interview aan de persoonlijkheid van de patiënt. In: Ree JW van, Vries MW de, red. Psychiatrie. Houten: Bohn Stafleu Van Loghum, 1997: 27-38.

(39) De Bie AJHT, Milius HC. Persoonlijkheidsstoornissen. In: Ree JW van, Vries MW de, red. Psychiatrie. Houten: Bohn Stafleu Van Loghum, 1997: 152-174.

De communicatie tussen fysiotherapeut en patiënt vanuit systeem theoretisch perspectief

2-1 Inleiding

In het voorgaande hoofdstuk werd de patiënt als relatief geïsoleerd persoon met bepaalde kenmerkende eigenschappen besproken. Sommige van deze eigenschappen bleken gunstig voor het interactie- en het zorgproces, andere ongunstig. In dit hoofdstuk staat een systeem-theoretische benadering van de patiënt en zijn omgeving centraal. Dat betekent dat gunstig of ongunstig gedrag niet (alleen) beschouwd wordt vanuit de kenmerkende eigenschappen van personen, maar gezien wordt als product van de wisselwerking tussen twee of meer personen. Een voorbeeld.

> Het overleg tussen huisarts en fysiotherapeuten loopt stroef. Ze praten vaak langs elkaar heen en lijken elkaar niet te (willen) begrijpen. De sfeer onderling is relatief afstandelijk. De fysiotherapeuten schrijven dit toe aan persoonlijkheidskenmerken van de huisarts: zijn gedrag bewijst duidelijk dat hij autoritair, dominant en weinig flexibel is, zo menen ze.

Men kan zich afvragen of het hier inderdaad gaat om een persoonlijkheidstrek van de huisarts of dat zijn gedrag feitelijk 'opgeroepen' wordt door de fysiotherapeuten. Een fysiotherapeut met enige geldingsdrang rond zijn eigen expertise ten aanzien van het bewegend functioneren die een 'ondergeschikte' positie in dat opzicht niet accepteert, zal relatief vaak de leiding willen nemen. De kans is groot dat hij de huisarts regelmatig onderbreekt om hem duidelijk te maken hoe het volgens hem in elkaar zit. Op zichzelf is het niet vreemd dat de huisarts dan met enige kracht zijn positie probeert te handhaven. Ligt het dan aan de persoonlijkheidskenmerken van de fysiotherapeut of moet ook zijn gedrag gezien worden als reactie op het gedrag van de huisarts? Als dat zo is, wie veroorzaakt dan wat? De persoonlijkheidsleer stelt: het ligt aan beide persoonlijkheden. De systeemtheorie daarentegen stelt dat persoonlijkheid weliswaar een start voor dit proces is, maar dat het patroon van communiceren zelf ertoe bijdraagt dat het disfunctionele systeem tot in het oneindige in stand gehouden wordt. In voorgaand voorbeeld blijven beide partijen vanuit hun eigen perspectief symmetrisch op elkaar reageren: ze willen beide de leiding hebben en proberen met meer van hetzelfde hun positie te handhaven of te hernemen. Dit communicatieprobleem moet men echter van een hoger niveau dan 'ik' of 'jij' bezien en oplossen, het moet op het niveau van 'wij' gebracht worden.

Op soortgelijke wijze kunnen ook disfunctionele interactiepatronen ontstaan tussen bijvoorbeeld de patiënt en zijn omgeving. De patiënt klaagt, de omgeving trekt zich terug, de patiënt gaat harder klagen, de omgeving trekt zich nog verder terug, enzovoort. Deze patronen zijn stabiel, relatief moeilijk te veranderen en vergelijkbaar met een homeostatisch proces[1]. Elke poging te veranderen wordt tegengewerkt. Klachten of 'lastig gedrag' zijn dan te beschouwen als een onderdeel van het interactiepatroon dat beide partijen met elkaar hebben. Dit gedrag (klacht) geeft een soort evenwicht in het interactiesysteem dat zich niet gemakkelijk laat corrigeren met zogenaamde 'gezond-verstandoplossingen', want dat is immers wat beide partijen al menen te doen. Er is vaak geen conflict op het niveau van de boodschap maar op het niveau van de relatie. Onder interactiesystemen tussen de patiënt en zijn omgeving vallen niet alleen zijn directe werk of privé-relaties, maar bijvoorbeeld ook de interactie met de fysiotherapeut of andere gezondheidswerkers.

In dit hoofdstuk wordt niet het gangbare communicatiemodel besproken dat bestaat uit zender-boodschap-ontvanger en ruis. Dat is voldoende bekend vanuit de initiële opleiding en de verplichte nascholing 'communicatie' van het KNGF. De aandacht zal uitgaan naar ongewone benaderingen binnen de communicatie. Benaderingen die soms paradoxaal aandoen. De fysiotherapeut kan zich daardoor laten inspireren zijn communicatie minder alledaags te maken en minder al te vaak betrede paden te volgen die toch alleen maar naar hetzelfde leiden. Immers, buitengewone klachten, patiënten of problemen vragen vaak om een buitengewone aanpak.

2-2 Het schenden van axioma's en stoornissen in communicatie

Watzlawick en zijn collega's gaan uit van de algemene systeemtheorie en passen deze toe op communicatie[2]. Daaruit formuleren ze vijf axioma's of basale wetten die in *iedere* communicatie aanwezig zijn. We zullen zien dat het schenden van deze wetten door de fysiotherapeut, patiënt, of bijvoorbeeld werkgever in een communicatiesysteem voor zeer typerende problemen zorgt. Ook bestaande communicatiestoornissen worden vanuit de axioma's meer inzichtelijk en bieden uitzicht op mogelijke (niet altijd alledaagse) oplossingen[3]. We zullen de vijf axioma's stuk voor stuk omschrijven. Op het eerste oog lijken ze weinig informatief: open deuren eigenlijk. Voor ongestoorde communicatie die vloeiend en moeiteloos verloopt klopt dat feitelijk ook. De axioma's laten hun geldigheid vooral zien wanneer ze overtreden worden. We zullen de communicatiestoornissen die daarbij ontstaan daarom ook toelichten. Later in dit hoofdstuk wordt een aantal interventies uit deze benadering toegelicht die de fysiotherapeut kunnen inspireren een meer creatieve communicator te worden. De voorbeelden zullen zo veel mogelijk verwijzen naar interactieve moeilijkheden met patiënten met gezondheidsproblematiek in de fysiotherapie, zoals (chronische) pijn, vermoeidheid, algemene gespannenheid, weerbarstige patiënten, enzovoort.

Verkort omschreven luiden de axioma's als volgt[2]:

- Men kan niet niet-communiceren.
- Communicatie heeft een inhouds- en een betrekkingsaspect.
- De aard van de betrekking is afhankelijk van de interpunctie van de communicatie.
- Mensen communiceren zowel digitaal als analoog.
- Communicatie is ofwel symmetrisch ofwel complementair.

2-2-1 Men kan niet niet-communiceren

Mensen die met elkaar omgaan communiceren altijd. Een patiënt kan zijn mond ergens over houden en dingen verzwijgen, maar niet communiceren lukt nooit. Zelfs al zegt hij niets en negeert hij de ander is dat toch op te vatten als boodschap: 'Ik probeer niet met jou te communiceren'. Hoe probeert de patiënt de communicatie af te houden[2]?

- *Verwerping van de communicatie.* De patiënt geeft openlijk aan niet te willen praten. Dat vraagt moed en laat vaak een gespannen onderlinge relatie ontstaan (non-verbale communicatie). Deze spanning wordt gereduceerd of voorkomen als de fysiotherapeut de verwerping van de communicatie niet opvat als persoonlijke verwerping. Hij kan vriendelijk en welgemeend aangeven dat dit de patiënt zijn goed recht is en dat hij het waardeert dat hij dit zo duidelijk aangeeft.
- *Beperkte aanvaarding van de communicatie.* De patiënt probeert zich daarbij zo goed mogelijk te beperken. Dat is erg moeilijk want tegen positieve aandacht, sociale druk (beleefdheid en wederkerigheid) en goede vragen is het moeilijk weerstand bieden. Bij doorvragen moet de fysiotherapeut daarom nauwgezet op de non-verbale signalen van de patiënt letten zodat hij de grenzen van de patiënt niet overschrijdt die de patiënt zelf op dat moment niet goed weet te bewaken.
- *Diskwalificeren van de communicatie.* De patiënt communiceert nu wel maar ontkracht op velerlei wijze de betekenis ervan. Het gaat hier om de kunst van het spreken zonder iets te zeggen, bijvoorbeeld door zichzelf tegen te spreken, bewust absurde dingen te zeggen waardoor men niet serieus genomen wordt, veranderen van thema, zinloze of mistige uitweidingen, dingen te letterlijk of juist te figuurlijk oppakken, enzovoort. Zo ontstaat er een opzettelijke miscommunicatie die feitelijk gevoed wordt uit de onmogelijke wens niet te willen communiceren. De fysiotherapeut kan zich afvragen als hij de patiënt niet kan volgen of het wel de bedoeling is dat hij hem volgt. 'Concretiseren' als basale communicatieve vaardigheid om zaken te verhelderen kan op zo'n moment ongepast zijn. Anderzijds kan soms deze omslachtige poging om niet te communiceren doorbroken worden door aan te geven dat 'zeggen dat hij er niet over wil praten' de communicatie meer direct en minder ingewikkeld maakt.
- *Symptomen aanwenden voor afwenden van communicatie.* De patiënt kan allerlei tekortkomingen en stoornissen voorwenden (pijn, vermoeidheid, zenuwen) als

excuus om niet te hoeven communiceren. Hij zegt op verdekte wijze iets als: 'Ik zou best willen praten maar ik kan het niet door iets waar ik geen invloed op heb'. Als de patiënt dat vervolgens zelf ook nog gaat geloven is de symptoomvorming compleet. Feitelijk spelen hier de principes van operante conditionering[4]. De fysiotherapeut moet zich afvragen of de klacht die verwoord wordt als een 'ik kan niet' op participatieniveau, feitelijk een 'ik wil niet' inhoudt. Als dit laatste het geval is valt het in het verhaal van de patiënt op dat hij vaak opvallend weinig ondernomen heeft om het 'ik kan niet' te overwinnen: waar geen wil is is geen weg.

We zien in deze voorbeelden moeizame communicatie ontstaan uit de heilloze poging niet te communiceren.

2-2-2 Communicatie heeft een inhouds- en een betrekkingsaspect

Het inhoudsniveau in communicatie betreft de feitelijke mededeling die gedaan wordt. Bijvoorbeeld een oefenadvies. Het betrekkingsniveau geeft aan hoe de mededeling opgevat moet worden en geeft aan hoe men de relatie tussen de communicerende partijen ziet. Het geeft bijvoorbeeld aan of de fysiotherapeut zich ondergeschikt, gelijk of bovengeschikt ziet ten aanzien van de patiënt. Of hij vóór de patiënt is of zich tegen hem keert. Deze twee dimensies van boven/onder en voor/tegen om het betrekkingsniveau in een relatie te typeren ziet men in veel modellen van communicatie terug (figuur 2-1). De bekende roos van Leary is daar slechts één van.

Figuur 2-1 Een basaal circumplex model om de interactie te typeren.

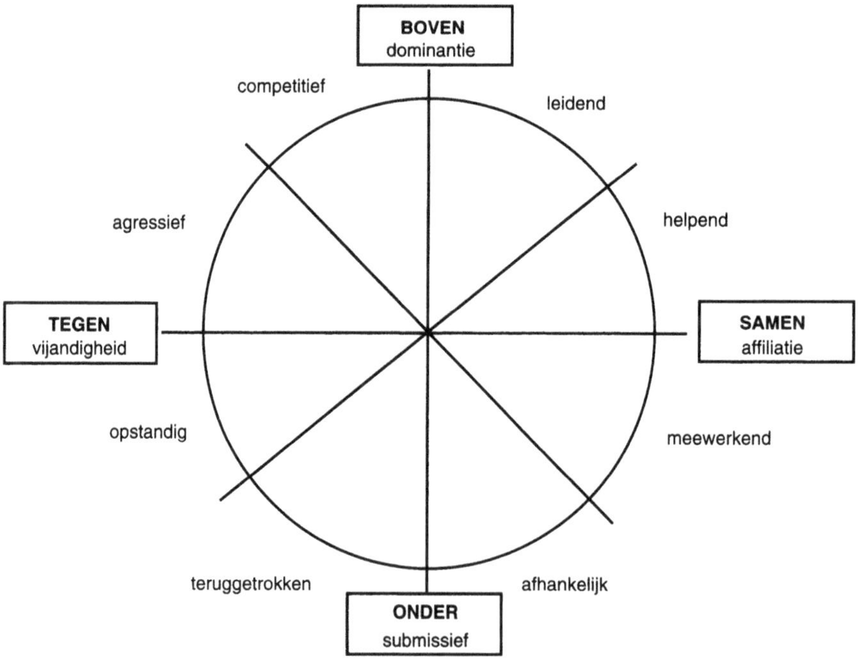

Op inhoudsniveau kan een in woorden zelfde begroeting van een patiënt een wezenlijk verschillende betrekking weergeven. Gezonde communicatie beperkt zich voornamelijk tot inhoudsniveau terwijl problematische communicatiepatronen gekenmerkt worden door een voortdurende strijd om de aard van de betrekking, terwijl de inhoud daarbij ondergeschikt wordt[2].

Vaak zijn fysiotherapeut en patiënt, of bijvoorbeeld twee fysiotherapeuten het onderling feitelijk wel eens over de inhoud die gecommuniceerd wordt: beide menen bijvoorbeeld dat aandacht voor psychosociale factoren in het gezondheidsprobleem van de patiënt gewenst is. Maar op betrekkingsniveau kunnen ze het niet eens worden over hoe ze zich tot elkaar verhouden. Gelijk krijgen op inhoudsniveau impliceert namelijk op dat moment een 'onder'- en een 'boven'-positie. Als men absoluut niet voor de ander onder wil doen gaat men feitelijk een discussie op inhoudsniveau aan terwijl er feitelijk een gevecht speelt op betrekkingsniveau over 'wie er de baas is, wie het voor het zeggen heeft'.

Een ander voorbeeld treft men aan in reacties die geschreven worden op tijdschriftartikelen, ook in de fysiotherapie. De auteur krijgt inhoudelijke kritiek, maar soms is het daarbij duidelijk dat hem eigenlijk te verstaan wordt gegeven zich uit het kennisimperium van de criticus te verwijderen. Bij veel inhoudelijke haarkloverijen speelt een onderliggend betrekkingsconflict. In het Engels spreekt men hier van 'motivated reasoning'. Iemand redeneert in een bepaalde richting die hemzelf goed uitkomt[5]. Ook tussen fysiotherapeut en patiënt kan dit spelen: de patiënt heeft moeite tijdelijk de 'onder'-positie in te nemen en vecht daarom op inhoudelijk niveau het nut van de behandelingen aan of de patiënt geeft aan dat de behandeling niet helpt of de patiënt stelt een schijnbaar inhoudelijke vraag naar scholing of leeftijd van de fysiotherapeut. Maar ook de fysiotherapeut kan moeite hebben met de 'onder'-positie. Patiëntgericht werken wordt daardoor bemoeilijkt. Daardoor heeft hij moeite met het erkennen van de ervaringsdeskundigheid van de patiënt en zal ook moeite hebben de patiënt onafhankelijk te maken. Immers de patiënt wordt daardoor meer gelijk, een definitie van de relatie die niet elke fysiotherapeut of hulpverlener aanspreekt.

In feite geeft men dus in elke communicatie altijd een zelfomschrijving mee die aangeeft hoe men zichzelf ziet en dat altijd mede in relatie tot die ander. De patiënt kan zichzelf bijvoorbeeld zien als autonoom inzake beslissingen rond gezondheid en andere levensgebieden. Maar ook het tegengestelde kan gecommuniceerd worden, de patiënt plaatst zichzelf in een overmatig afhankelijke positie. Daarmee is de positie van zowel patiënt als fysiotherapeut bestempeld, want de ene positie veronderstelt de ander.

Mensen kunnen op drie manieren reageren op beschrijvingen op betrekkingsniveau[2]:
- *Bevestiging*. Bevestiging van het zelfbeeld is essentieel voor het ontwikkelen van geestelijke groei en stabiliteit. In zekere zin besta je pas als anderen je bestaan bevestigen of erkennen. Aandacht vragen berust hier in essentie op. Wie gezien wordt bestaat. Vertaald naar de fysiotherapie betekent bevestiging dat men de

zelfbeschrijving van de patiënt accepteert en daarmee dus tegelijkertijd de eigen positie ten opzichte van deze patiënt. De fysiotherapeut bevestigt bijvoorbeeld de autonomie of juist de afhankelijkheid van de patiënt.

- *Verwerping*. Men verwerpt de zelfdefinitie van de patiënt. Daarmee is een conflict geboren, een conflict dat kan uitgroeien naar een meer of juist minder adaptieve zelfbeschrijving van de patiënt. Het concept 'identity negotiation' verwijst hiernaar. De fysiotherapeut kan het bijvoorbeeld niet eens zijn met de beschrijving die de patiënt over zichzelf neerlegt als zijnde afhankelijk waarmee hij bovendien de fysiotherapeut tot leider of expert bestempelt. Ook al is de fysiotherapeut het hier niet mee eens, hij ziet de ander in ieder geval en dit maakt een vruchtbaar conflict mogelijk[6].
- *Negeren*. Dit is de meest pathologische positie. Hier is geen sprake meer van de ander zien of horen. Bij negeren lijkt het niet meer uit te maken wat de patiënt doet, zegt of ervaart, welke inspanningen hij levert en de bedoelingen die hij heeft. Het is alsof de patiënt er niet toe doet. En daarmee is een basis gelegd voor vervreemding van de patiënt ten opzichte van die ander maar ook ten opzichte van zichzelf[7]. We zien dit gedrag soms terug bij gezondheidswerkers die met ouderen communiceren. Het taalgebruik wordt simplistisch en in 20% van de gevallen zelfs babyachtig. Men paternaliseert de relatie en besteedt geen aandacht meer aan de volwassen initiatieven van de oudere patiënt in de communicatie. Onderzoek onder fysiotherapeuten laat zien dat afstandelijk gedrag (veel wegkijken en weinig glimlachen) ten opzichte van ouderen verband houdt met slechtere behandeluitkomsten ten aanzien van het fysiek en psychologisch functioneren tijdens ontslag en drie maanden daarna. Ouderen beleven dit gedrag als negatief en trekken zich daardoor mogelijk uit het contact terug, wat de kans op goed behandelresultaat doet afnemen[8].

Wie gezien wordt bestaat: negatieve aandacht is in dit opzicht vaak te prefereren boven totaal geen aandacht krijgen. De fysiotherapeut moet er dus voor waken non-verbale boodschappen (niet) te veel te negeren. Je zegt dan eigenlijk: 'Het maakt me niet uit wat je zegt of voelt'. Het cliché 'een nummer zijn' dringt zich hier op. Laat merken dat de mening van de patiënt er toe doet, ook al ben je het mogelijk niet eens met hem.

De auteurs introduceren binnen het kader van dit axioma het begrip *betrekkingsblindheid*. Sommige mensen nemen niet (goed) waar wat zich op betrekkingsniveau afspeelt. Ze zien niet in dat een opmerking die ze plaatsten inhoudelijk wel klopt, maar ook tamelijk lomp was. Ze creëren daardoor ongewild problemen bij en met anderen en daarmee voor zichzelf. Mogelijk is men ook ongevoelig voor een discrepantie tussen de eigen zelfbeschrijving en hoe de ander hen ziet. Men snapt daarom niet waarom anderen zo vreemd op hen reageren.

2-2-3 De interpunctie van de communicatie bepaalt de betrekking

Communicatie is geen lineair proces met duidelijke oorzaken en gevolgen. Een relatie die al enige tijd gaande is, is op te vatten als een doorlopende communicatiereeks. Bij een dergelijke reeks is niet meer uit te maken wie nou op wie reageert.

Beide partijen hebben het idee dat ze reageren op de ander[2]. Een voorbeeld: de fysiotherapeut bemoedert de patiënt, maar vindt dat deze passieve patiënt dat zelf uitlokt. De patiënt houdt zich passief omdat hij vindt dat hij bij deze fysiotherapeut geen enkele ruimte krijgt voor persoonlijke inbreng. Een ander voorbeeld is de al beschreven machtsstrijd tussen de fysiotherapeut en de huisarts aan het begin van dit hoofdstuk. Beide proberen elkaar van de plaats te verdringen omdat ze menen dat juist die ander zich zo opdringt. Een spel zonder einde kan zo ontstaan. Merk op in figuur 2-2 dat één en dezelfde gedragsuiting door de een gezien wordt als oorzaak, maar tegelijkertijd door de ander als gevolg. Wie gelijk heeft is niet meer uit te maken! Het is erg belangrijk zich dit te realiseren omdat oplossingen vaak wel op dat niveau gezocht worden.

Figuur 2-2 Een verschil in interpretatie van de situatie kan tot een oneindige reeks leiden.

	start niet meer relevant	gedrag huisarts	gedrag fysiotherapeut	gedrag huisarts	gedrag fysiotherapeut	enz.
perspectief fysiotherapeut	....	oorzaak	gevolg	oorzaak	gevolg	....
perspectief huisarts	....	gevolg	oorzaak	gevolg	oorzaak	....

Kortom, een reeks gedragingen wordt door ieder op zijn eigen manier in stukjes interactie geknipt en daarmee creëert men een eigen, in dit geval willekeurige, kijk op de lopende relatie. Het zal daarom ook niet verbazen dat men bij conflicten al snel meent dat de ander niet goed bij zijn hoofd is.

Self-fulfilling prophecy
Als men meent dat men slechts op een ander reageert kan gemakkelijk een *self-fulfilling prophecy* ontstaan. Eerst een positief voorbeeld: men meent dat er een vriendelijk patiënt komt en benadert hem, daarop anticiperend, op open wijze. De patiënt neemt dit waar en zal als reactie vriendelijk openen. De fysiotherapeut merkt dat de patiënt inderdaad vriendelijk is, en glimlacht tevreden. De patiënt ziet dit en reageert ... enzovoort. Het idee dat de fysiotherapeut had over de interactie wordt gaandeweg bewaarheid[9].

Een negatief voorbeeld: van een collega heeft de fysiotherapeut vernomen dat de patiënte, die vandaag voor het eerst onder behandeling komt, enorm klaagt. De fysiotherapeut is 'gewaarschuwd' en neemt zich voor het klagen niet te honoreren. De nietsvermoedende patiënte krijgt (terecht) tijdens de anamnese het gevoel dat de fysiotherapeut niet goed naar haar klachten luistert en begint met telkens meer kracht haar klachten neer te leggen. De fysiotherapeut denkt na enige tijd bij zich zelf 'ze klaagt inderdaad enorm, het is goed dat mijn collega me daarop voorbereidde ...'.

Een fysiotherapeut moet, als hij bepaald disfunctioneel gedrag tijdens de behandeling opmerkt, zich afvragen of hij deze misschien door eigen vooringenomenheid oproept. Dat betekent dat de fysiotherapeut inzicht moet hebben in de eigen opvattingen en gevoelens ten opzichte van bepaalde (groepen) patiënten, zoals ouderen of juist kinderen, patiënten uit een laag of juist hoog sociaal-maatschappelijk milieu, patiënten met een verstandelijke handicap, chronische patiënten, patiënten met stressklachten, enzovoort.

2-2-4 Mensen communiceren zowel digitaal als analoog

Met digitale communicatie wordt gesproken of geschreven taaluiting bedoeld. Dat wil zeggen woorden (codes) die verwijzen naar een object of zaak maar die daar zelf niets gemeen mee hebben. Er is niets 'pijnachtigs' aan het woord 'pijn'. Bij analoge communicatie is er wel een directe verwijzing naar de zaak waar het om gaat. Analoge communicatie is bijna alle niet-verbale communicatie inclusief de context waarin de communicatie plaatsvindt. Pijngedrag heeft wel iets 'pijnachtigs'. Met digitale communicatie kan men heel precies kennis over objecten weergeven. Men kan er logische principes mee hanteren, zoals 'als ... dan ...'. Men kan er goed mee theoretiseren. In die zin leent ze zich ook bij uitstek voor het inhoudsniveau van communicatie.

Analoge communicatie is meer beeldend en expressief. Complexe verhandelingen kan men er niet in geven want 'beelden' zijn vaak dubbelzinnig. Wat betekent het bijvoorbeeld als je ziet dat de patiënt zijn pijn probeert te verstoppen? Houdt hij zich groot, wil hij (nu) niet klagen, is hij bang voor afkeuring van de fysiotherapeut, of wil hij eigenlijk juist laten zien hoeveel hij lijdt en hoe erg hij zijn best doet zijn (verschrikkelijke) lijden als een martelaar te dragen. Wat bedoelt de patiënt met het geven van een geschenk: is hij dankbaar, heeft hij het gevoel iets terug te moeten doen, is het genegenheid tonen, of een poging tot omkoperij? Bovendien kan men in analoge communicatie geen logische operatoren toepassen. In die zin blijft analoge taal weinig complex, maar mist men daardoor ook de mogelijkheid het (logische) begrip 'niet' uit te drukken. Met analoge communicatie kun je bijvoorbeeld niet uitdrukken dat je niet boos bent, wel dat je blij of tevreden bent. Analoge taal is bij uitstek geschikt voor betrekkingsniveau. De patiënt laten voelen dat je het goed met hem voor hebt is overtuigender dan dit alleen in woorden uitdrukken.

Digitale communicatie mist op zijn beurt de vocabulaire om goed op betrekkingsniveau uit de voeten te kunnen. Dat maakt praten over een relatie of bejegening zo moeilijk, zeker als men daar zelf bij betrokken is. Ook in de fysiotherapeutische setting blijft dit een lastige opgave.

Mensen moeten constant tussen de analoge en digitale communicatie vertalen:
– *Van analoog naar digitaal*. De fysiotherapeut ervaart een moeizame behandelrelatie met de patiënt. Hij heeft moeite met de bejegening door de patiënt. Dit met de patiënt bespreken vraagt om een vertaling van de analoog gecommuniceerde onderlinge betrekking naar een digitale communicatie (woorden). Een ander voorbeeld: soms heeft een patiënt pijnlijke analoge ervaringen (psychotrauma's) gehad die hij nog niet heeft kunnen verbaliseren (digitaliseren). Op dat moment kan een symptoom zich ontwikkelen als analoge lichamelijke uitingsvorm van deze pijnlijke ervaring. Pijn in het lichaam is dan een analogie voor pijn in het leven[10]. De fysiotherapeut moet hier alert op blijven, maar moet

er ook voor waken dat hij zelf niet doorschiet in het vertalen (digitaliseren) van de analoog geuite klachten van de patiënt.
- *Van digitaal naar analoog.* Soms gaan symptomen die eerst alleen verbaal geuit werden een eigen leven leiden. Een patiënt die pijn vaak als excuus gebruikt, gaat vervolgens daadwerkelijk meer pijn ervaren.

Voor de fysiotherapeut betekent dit onderscheid in digitale en analoge communicatie dat hij moet zorgen dat zijn verbale uitingen zo veel mogelijk congruent zijn aan zijn niet verbale uitingen. Dat schept helderheid en vertouwen. Congruentie bijvoorbeeld tussen zeggen en doen. Als je de patiënt aangeeft dat je zeer zorgvuldig omgaat met persoonlijke informatie, zorg dan dat je de deur sluit en bijvoorbeeld niet over andere patiënten praat of zijn dossier open laat liggen als hij wegloopt. Besef dat iets veinzen in analoge vorm erg moeilijk is, wees (onder andere) daarom zo veel mogelijk 'echt'. Voorbeeld is een onderzoek naar de omgang met gehandicapten. De proefpersonen gaven in woorden aan deze mensen welgezind te zijn, maar non-verbaal gaven ze tegelijkertijd allerlei spanningssignalen af. *Welgezind* gezien de omstandigheden enzovoort, maar *gespannen* door de afwijking van waar men normaal mee geconfronteerd wordt[11].

2-2-5 Communicatie is ofwel symmetrisch ofwel complementair

Een betrekking (relatie) tussen twee mensen kan gebaseerd zijn op gelijkheid. Beiden willen dan leiden of beiden willen volgen. De reacties zijn dan qua richting in essentie hetzelfde. We spreken dan van symmetrische interactiepatronen. Het gaat bij symmetrische interacties om een boven-boven- of onder-onderpositie. We zien dit bij een strijd om leiding of macht, maar ook als er bijvoorbeeld een vrijwilliger wordt gezocht voor het uitvoeren van een taak. In sommige situaties probeert de een zich dan nog meer te drukken dan de ander. Als twee partners in een relatie ziek zijn kan de vraag ontstaan wie er slechter aan toe is en dus meer recht heeft op hulp en compassie.

Bij complementaire interacties is de reactie gebaseerd op verschil. De een neemt de boven-, de ander de onderpositie. Leiden en volgen. Dit is zonder waardeoordeel bedoeld. We zien dit interactiepatroon veel terug in moeder-kindrelaties, tussen leerling en docent en ook in fysiotherapeut-patiëntrelaties. Verwarring en paradoxale situaties ontstaan als men bijvoorbeeld in digitale communicatie aangeeft gelijk te willen zijn, maar analoog laat merken dat men complementair is. De fysiotherapeut geeft de patiënt te verstaan dat hij verwacht dat de patiënt hem als gelijke ziet (op zichzelf al een dubbele mededeling: gelijkheid eisen!). Hij wil dat de patiënt meedenkt, aangeeft wat hij belangrijk vindt en meebeslist. Een bepaalde mate van gelijkwaardigheid is voor een dergelijk participatiemodel inderdaad noodzakelijk. Echter, het non-verbale gedrag van de fysiotherapeut, de inrichting van de behandelkamer, de stoelpositie, de witte jas, de patiënt die 'naakt' bekeken wordt, de fysiotherapeut die de patiënt mag aanraken maar niet andersom, kunnen deze gelijkheid tegenspreken en communiceren een complementaire relatie, namelijk: 'Ik ben de expert of baas, jij de patiënt'. Ook nu nog geldt dat complementaire verhoudingen niet per se verkeerd zijn. In bepaalde opzichten is er nu eenmaal een verschil en is dit ook functioneel.

Zowel symmetrische als complementaire interactiepatronen kennen problemen als ze te nadrukkelijk of te eenzijdig aanwezig zijn. Gezonde interacties worden gekenmerkt door een afwisseling van symmetrisch reageren en dan weer eens complementair reageren. De ene keer biedt men bijvoorbeeld tegen elkaar op, in een later stadium neemt de een de boven- en de ander de onderpositie. In een later stadium kunnen deze posities weer omgedraaid zijn. Een levendige diversiteit in interacties houdt een systeem adaptief.

Symmetrische escalatie
Bij gezonde symmetrische interactiepatronen vertrouwt en respecteert men elkaar, men accepteert elkaars zelfomschrijving. Men vindt zichzelf relatief leidend, maar de ander ook en accepteert dat. Pathologische symmetrische patronen worden echter gekenmerkt door een min of meer openlijke strijd en de verwerping van elkaars zelfbeschrijving. We spreken dan van een symmetrische escalatie.

Starre complementariteit
Ook nu kan het best zijn dat men elkaars zelfbeschrijving accepteert. De patiënt wil graag de leiding houden en de fysiotherapeut accepteert dat en past zich flexibel aan, zonder de essentie van zijn eigen (professionele) zelfbeschrijving met voeten te treden. Kortom, hij volgt daar waar mogelijk en in zover dat mogelijk is. Fout gaat het als de een de zelfomschrijving van de ander negeert. De patiënt wil autonoom zijn, maar de fysiotherapeut negeert dit en benadert de patiënt als een 'kind'. Het gaat ook fout als door groei relaties veranderen. Aanvankelijk was er een relatieve complementariteit waarbij de fysiotherapeut de bovenpositie innam en de patiënt met zijn hulpvraag de onderpositie. De fysiotherapeut ging 'zorg' verlenen, nam het even over. In die zin bevestigt de fysiotherapeut de zelfbeschrijving van de patiënt. Maar gaandeweg groeit de patiënt en weet hij zijn autonomie te hervatten. De fysiotherapeut moet dan in staat zijn deze veranderde zelfbeschrijving te accepteren (te bevestigen) en daarmee zijn veranderde positie als fysiotherapeut in deze relatie. Daarmee voorkomt hij dat hij de patiënt afhankelijk houdt.

Een gevoelige waarnemer kan merken dat afronden van de therapie (afscheid) feitelijk al in de lucht hangt als men voelt dat de betrekking veranderd is. De patiënt is in een relatieve bovenpositie gekomen (staat weer achter het roer) ten aanzien van zijn leven en zijn herstel[12].

Bij starre complementaire relaties maakt het niet meer uit wat de partner vindt of doet, men negeert de zelfbeschrijving en 'dwingt' hem in een bepaalde positie. Zo kan men soms van de patiënt vernemen dat hij disfunctioneert ten aanzien van bijvoorbeeld een werkgever, terwijl dat ten aanzien van andere personen niet het geval is. Mogelijk wordt de relatie dan gekenmerkt door een relatief starre complementariteit die geen verandering meer toestaat. De patiënt kan zich genegeerd voelen als persoon en daardoor spanningsklachten ontwikkelen. Men moet daarbij niet alleen denken aan lichamelijk ongemak, maar ook aan verminderde denkfuncties. Daardoor is de patiënt nog slechter in staat zijn zelfbeschrijving te poneren ten aanzien van de werkgever en ontstaat er feitelijk een self-fulfilling prophecy. Als het niet meer uit lijkt te maken wat men ook probeert, is verandering van werkkring (uit het pathologische spel stappen) een reële optie die, vreemd genoeg, net als uit een slecht huwelijk stappen, vaak erg laat genomen wordt.

Ook in de bejegening van ouderen komt men deze starre complementariteit tegen. Het vraagt bijzondere tact van de oudere, zoals humor, om een meer gelijkwaardige relatie te verkrijgen zonder de relatie te verstoren[13].

Overigens ziet men problematische symmetrische of complementaire patronen doorgaans alleen op betrekkingsniveau ontstaan, de inhoud doet er feitelijk nauwelijks toe. Dat betekent niet dat een enigszins kibbelende of kritische relatie per definitie een ongezonde is, als de patronen maar flexibel afgewisseld worden.

2-3 Het ontstaan en het oplossen van problemen

2-3-1 Meer van hetzelfde

De meest voorkomende manier om een probleem op te lossen is door het tegendeel te doen. Als men het koud heeft maakt men het warm. Als er pijn is dempt men die. Het tegendeel is dan feitelijk een handeling van hetzelfde type binnen de verzameling (eerste orde oplossing). Vaak werken deze gezond-verstandoplossingen. Soms echter niet. Een bekend voorbeeld is de Amerikaanse drooglegging begin vorige eeuw. Alcoholmisbruik werd als een probleem gezien. Alcohol verbieden leek de oplossing (oplossing door het tegendeel) maar bleek juist meer illegale stokerijen, alcoholisme en criminaliteit tot gevolg te hebben[3]. Een voor de hand liggende oplossing had dus een averechts effect. In de gezondheidszorg kan hier de geruststelling van de bezorgde patiënt genoemd worden. Het lijkt niet meer dan logisch dat als een patiënt ongerust is dat je hem met de beste middelen die je hebt probeert te overtuigen dat er niets aan de hand is. De optimale *geruststelling* zou dan, na grondig onderzoek, van een negatieve testuitslag van de specialist komen. Dit blijkt niet altijd waar te zijn. Een voorbeeld van een studie: van de 38 patiënten die voor nader onderzoek (ter geruststelling) door de huisarts of bedrijfsarts naar de cardioloog werden gestuurd bleek direct na doorverwijzing bij 30 de bezorgdheid juist toe te nemen, 21 daarvan behielden na de normale testuitslag nog steeds hun ongerustheid, zelfs na één jaar nog[14]. In een onderzoek naar darmklachten bleek dat een negatieve endoscopische testuitslag bij hoogbezorgde mensen slechts 24 uur vermindering van de bezorgdheid gaf! Daarna was de ongerustheid weer op het oude niveau. De kans echter dat de roep om specialistenbezoek daardoor alleen maar toeneemt via operante conditionering is zeer reëel[15]. Immers, de angst werd tijdelijk gereduceerd wat een stimulans kan zijn voor de patiënt om bij bezorgdheid frequenter aan te dringen op doorverwijzing naar een specialist.

Een ander voorbeeld van oplossingen die averechts werken is goed bedoelde waarschuwingen. Artsen en fysiotherapeuten hebben zelf bijgedragen aan het versterken van bezorgdheid om relatief onschuldige klachten. Fysiotherapeuten bijvoorbeeld met uitspraken als: 'Uw rug is beschadigd, dus doe het rustig aan, zoek ander werk' ... enzovoort[16]. Veel goedbedoelde waarschuwingen om de patiënt aan te sporen tot gezondheidbevorderend gedrag blijken echter weinig te motiveren en soms zelfs een averechts effect te hebben. Als de fysiotherapeut de patiënt te 'bang' maakt, zal deze met emotiegerichte coping de angst reduceren. De patiënt zal de ernst van de bedreigende boodschap ontkennen, wil er niet meer aan denken of ondermijnt voor zichzelf de betrouwbaarheid van de bron: 'De fysiotherapeut zegt dat alleen maar om me bang te maken'. De fysiotherapeut kan de patiënt wel wijzen op de negatieve consequenties van bepaald gedrag, maar moet vooral ook de oplossingen benadrukken[17].

2-3-2 Drie typen foute oplossingen

Uit deze voorbeelden mag blijken dat een probleem oplossen door het invoeren van het tegendeel niet altijd werkt en soms zelfs het probleem versterkt. Er zijn drie fundamenteel verkeerde benaderingen van moeilijkheden waardoor een probleem juist zal ontstaan: de verschrikkelijke vereenvoudiging, het utopiesyndroom en het creëren van paradoxen[3].

- *De verschrikkelijke vereenvoudiging.* Men negeert een bestaande moeilijkheid die daardoor uitgroeit tot een heus probleem. Men doet net of het probleem niet bestaat. Doorgaans neemt men het dan degene kwalijk die wel de aandacht op het bestaan van het probleem legt. Collega's of patiënten die overmatig uitstelgedrag vertonen hanteren deze disfunctionele oogkleppenstrategie ook. Men stopt letterlijk dingen in een la, 'vergeet dingen', neemt geen contact op met de arts, enzovoort. Overmatig uitstelgedrag ('procrastination') zorgt dat een kleine moeilijkheid niet opgelost wordt en uit kan groeien tot een onoverkomelijk probleem. Redenen zijn er genoeg om problemen niet aan te pakken: twijfel aan zichzelf of men het wel kan oplossen, angst om te falen, een lage frustratietolerantie ten aanzien van ongemak, schuldgevoel door uitstellen dat paradoxaal genoeg tot nog langer uitstellen leidt, en gewoontevorming[18]. Ook een te simpele kijk op een gecompliceerde zaak kan een moeilijkheid tot een probleem maken. Een uitspraak als: 'De fysiotherapeut moet niet op de stoel van de psycholoog gaan zitten' reduceert het communiceren over de inhoud en de grenzen van het vak tot een eendimensionaal probleem dat heel eenvoudig op te lossen lijkt: 'Gewoon niet doen!' Dat de grenzen binnen het psychosociale domein door vele factoren worden bepaald en daardoor een eenvoudig antwoord niet mogelijk is, verliest men echter uit het oog. Vooruitgang in het vakgebied krijgt daardoor geen enkele ruimte.
- *Het utopiesyndroom*: men ziet voor een onoplosbaar probleem een onmogelijke oplossing. Door optimaal welbevinden als een normale toestand te definiëren creëert men intolerantie voor ongemak. Als men meent dat *volledig* vrij zijn van ongemak de toestand is die men bij zichzelf, patiënten of algemeen maatschappelijk moet nastreven, schept dit vanzelf onvrede (een probleem) met de huidige toestand. Wat men over het hoofd ziet is dat men naar een onmogelijk doel streeft. Zo ziet men maatschappelijk dat het streven naar *maximale* sociale zorg feitelijk in bepaalde opzichten juist het welzijn van de bevolking ondermijnt. Een voorbeeld is dat de groep functiebeperkten op basis van rugklachten toe-

neemt naarmate het sociale systeem 'humaner' lijkt[19]. Op soortgelijke wijze kan het streven naar 100% herstel, problemen creëren. Misschien is 80% een meer reële en daardoor functionelere norm. Een ander voorbeeld: als een fysiotherapeut een conflictvrije interactie met collega's, artsen en patiënten als norm gaat hanteren kan het niet anders zijn dan dat onvrede over en op den duur in nagenoeg elke relatie ontstaat. Misschien poogt hij dit dan op te lossen door er over te praten, of er juist tegenin te gaan. Deze fysiotherapeut legt dan te veel nadruk op betrekkingsniveau en komt niet meer toe aan de inhoud. Dit kan anderen storen, wat feitelijk weer een nieuw conflict inluidt. Crux van het probleem ligt feitelijk in de discrepantie tussen de onontkoombare, huidige onvolmaakte werkelijkheid en het utopische 'hoe het zou moeten zijn'[20].

- *Paradoxen creëren*: door de oplossing op het verkeerde niveau van abstractie toe te passen. De patiënt probeert bijvoorbeeld in slaap te komen terwijl deze oplossing juist het probleem creëert. Op dezelfde wijze werkt het zich inspannen te ontspannen averechts. Ook ergens niet aan willen denken, aan pijn bijvoorbeeld, kan als paradoxaal effect hebben dat men er juist wel aan gaat denken[21]. Op interactiegebied: een stagebegeleider zegt tegen de student, die hij uiteindelijk moet beoordelen, dat hij er op vertrouwt dat deze open en eerlijk tegen hem is. Of, de fysiotherapeut die van de patiënt meer eigen initiatief eist maar toevoegt dat de patiënt dit wel zelf moet willen. Al deze uitspraken of benaderingen creëren een soort paradoxale situatie.

Een voor de fysiotherapie bijzonder relevante situatie ontstaat als de patiënt om een of andere reden niet 'wil' genezen of de fysiotherapeut altijd een slag voor wil (moet) zijn. Hij zegt dan feitelijk: 'Help me van mijn pijn af, maar genees me niet'. Het mag duidelijk zijn dat hier een zeer frustrerende behandelrelatie en behandelverloop uit voort zal komen. Toch ziet men deze situatie vaak ontstaan op het moment dat er secundaire ziektewinst in de vorm van bijvoorbeeld geld, rust, en aandacht in het geding is. Hoe harder de fysiotherapeut met gezondverstandoplossingen aan deze patiënt trekt des te slechter gaat het met de patiënt. Wat hier nodig is, is een paradoxale oplossing: niet meer aan de patiënt trekken, bijvoorbeeld door aan te geven dat je machteloos staat tegenover zijn klachten[22]. Onder het kopje paradoxale interventies uit de directieve therapie zal deze belangrijke benadering nader uitgewerkt worden.

2-4 Inspiratie vanuit de directieve therapie

De directieve benadering is ontsproten uit de bovenbeschreven communicatietheorie die afkomstig is uit de Palo Alto-groep waar Watzlawick de leider van was. Andere belangrijke bijdragen aan de directieve benadering komen van Erickson en Haley[23]. Men spreekt in Nederland van directieve *therapie*. Ook hiervoor geldt, evenals voor de in hoofdstuk 5 te bespreken cognitief-gedragsmatige interventies, dat ze niet alleen inzetbaar is in psycho*therapie*, maar ook *coaching-* of *begeleidings*interventies kan bieden in lichtere communicatieproblemen die een belemmering vormen voor herstel van het gezondheidsprobleem van de patiënt.

In de komende paragrafen worden eerst de kenmerken van de directieve benadering besproken, vervolgens wordt een indeling voor de interventievormen gegeven, waarna een aantal communicatieve interventies besproken wordt die ook toepasbaar zijn in de fysiotherapie.

2-4-1 Kenmerken van de directieve therapie

Directieve therapie kent een aantal kenmerken[23; 24]. In de directieve therapie geeft men de patiënt veel *aanwijzingen* (directieven). In die zin vormt ze een prettige aanvulling op een non-directieve benadering. Deze aanwijzingen zijn doorgaans niet alledaags want die zou de patiënt en zijn omgeving al zelf uitgeprobeerd hebben.

Het *aantal zittingen* is beperkt en wordt bij aanvang afgesproken. Dit blijkt effectiever. Bijvoorbeeld zes weken om de fysieke conditie duidelijk merkbaar te laten verbeteren. Men voorkomt zo tijdverspilling, overmatig lange aandacht voor het probleem en afhankelijkheid van de patiënt.

Men werkt aan *welomschreven doelen*: concreet, haalbaar en positief geformuleerd. 'Laten we eerst een adequaat adempatroon aanleren en ernaar toe werken dat je deze rustige buikademhaling tien minuten kan volhouden. Later kijken we wel wat het effect is op je hyperventilatieklachten'.

Het probleem, symptoom of gedrag wordt zo *positief mogelijk benaderd*. Men gaat uit van de goede intentie die feitelijk altijd in problematisch gedrag te vinden is. Optimistische en positieve therapeuten bereiken meer met hun patiënten: 'Het is heel begrijpelijk dat je aanvankelijk dacht dat je je rug maar beter niet meer kon bewegen. Je wilde hem beschermen ... en helaas blijkt een in aanvang goede reactie nu tegen je te werken.'

De therapeuten werken uiterst *pragmatisch*. Men vraagt zich af: 'Wat werkt bij deze patiënt' en hangt niet blind één theorie of school aan. In die zin zijn ze eclectisch. Sommige therapeuten in de directieve therapie hebben een uitgesproken directieve en dirigerende aanpak. Andere hanteren door hun aard of ervaring een meer omzichtige, indirecte, tactische aanpak. Voor beide groepen geldt dat ze hun kennis, ervaring en persoonlijke eigenaardigheden optimaal en creatief proberen te benutten.

Directieve therapie is *actiegericht*. Inzicht geven kan interessant zijn (bijvoorbeeld inzicht in het biopsychosociale model), maar als er niets ondernomen wordt of verandert heeft inzicht geen zin. De patiënt kan afhankelijk worden van warme begrijpende steun. Men voorkomt dit door de therapie van meet af aan actiegericht te maken. De patiënt moet het uiteindelijk toch zelf doen. Inzicht in een probleem wordt vaak niet automatisch omgezet in daden. Denken en voelen is weliswaar belangrijk voor gedrag, maar andersom geldt dit ook sterk voor de directieve therapeut. Gedrag beïnvloedt denken en voelen (zie zelfperceptietheorie). Men zorgt ervoor dat de patiënt door het doen van zijn opdrachten correctieve ervaringen opdoet die zijn denken, voelen en doen meer adaptief maken. Empathie en positieve gezindheid zijn weliswaar nodig maar vaak onvoldoende voor de directieve therapeut; die wil ook inzicht bieden of aansporen tot oplossingen. Een gedeprimeerde pijnpatiënt bleef maar in herhaling vallen over zijn ellende en het (juiste) inzicht dat dit zo niet verder kon gaan. Fysiotherapeut: 'Goed dat het je duidelijk is, wat ga je nu als eerste doen?' Patiënt: 'Het zou goed zijn als ik weer eens wat contacten aanslingerde'. Fysiotherapeut: 'Wie ga je als eerste benaderen en wanneer?' Patiënt: 'Normaal ben ik niet zo gedeprimeerd hoor'. Fysiotherapeut, prikkelend: 'Ik ben benieuwd de volgende keer, ik laat me verrassen'.

Men maakt optimaal gebruik van *non-specifieke therapeutische factoren* zoals het geven van hoop en het creëren van positieve verwachtingen. Dit wordt onder andere bereikt door de aanpak te vertellen, klachten positief te labelen en kleine successen vanaf het begin van de behandeling te laten halen, enzovoort. De therapeut biedt een verklaring voor de klachten en interventie zodat duidelijkheid en grip ontstaat en bezorgdheid vermindert. Bovendien wordt een behandelserie heel bewust afgesloten. Het duidelijk herkenbaar afsluiten van de behandelserie kan de persoonlijke effectiviteitsverwachting van de patiënt verhogen: 'Ik ben geslaagd, ik kan het'[25].

2-4-2 Indeling in directieve interventievormen

Indeling

Er zijn vele interventies (acties door therapeut) mogelijk in de directieve therapie. Om daar enige ordening in aan te brengen veronderstelt men drie afzonderlijke dimensies die we verder uitwerken[26]. Elke interventie is in drie dimensies in te schalen: 1 direct-indirect, 2 congruent-paradoxaal, en 3 concreet-metafoor.

De dimensies

Direct-indirect

Als de fysiotherapeut op een directe wijze aangeeft dat het goed zou zijn een bepaalde opdracht uit te voeren, zorgt dat ervoor dat de relatie complementair wordt. Deze leidinggevende stijl wordt vaak conflictvrij verdragen in bijvoorbeeld crisissituaties of gevoelens van hopeloosheid. Sommige patiënten voelen echter weerstand tegen een complementaire betrekking. Ze protesteren bij dergelijke openlijke adviezen of krijgen (faal)angst en verminderd zelfrespect. De fysiotherapeut moet zich dan metacomplementair voegen naar de (over)gevoeligheden van de patiënt. Hij kan dan als tussenvorm een meer permissieve stijl hanteren. De fysiotherapeut benadrukt dan de keuzevrijheid en geeft tijd tot overdenking. De meest indirecte benadering tracht door subtiele hints de patiënt zelf op het voorstel te laten komen. Ook als men de patiënt meer zelfstandig wil maken zal men gaandeweg meer indirect te werk gaan. Natuurlijk kunnen de stijlen elkaar ook afwisselen. Deze dimensie gaat dus over de wijze van presenteren en daarmee over het machtsaspect in de therapeutische relatie.

Congruent-paradoxaal

Bij een congruente benadering komt de patiënt dichter bij de oplossing van zijn probleem als hij de (directe of indirecte) adviezen uitvoert. Congruente adviezen zijn logische adviezen bezien vanuit de aard van het probleem: bij een slechte conditie adviseert men meer te gaan sporten. De fysiotherapeut kan kiezen voor deze ongecompliceerde gezond-verstandbenadering als de patiënt coöperatief is. Men merkt dit bij een eerste kleine opdracht of advies. De aanpak is helder. Bij een paradoxale benadering daarentegen komt de patiënt juist dichter bij de oplossing van zijn probleem als hij de adviezen niet uitvoert, zich er tegen verzet. In die zin maakt de fysiotherapeut gebruik van de weerstand van de patiënt. De aanpak is 'buitengewoon', het resultaat meer onverwacht[27]. Een voorbeeld is het positief etiketteren van de weerstand van de patiënt tegen de gedragsverandering: 'ik merk dat u iemand bent die goed nadenkt of het advies bij u past'. Een ander voorbeeld is het voorschrijven van het symptoomgedrag: 'Ik zou zo graag willen dat u nog kritischer staat tegenover de adviezen die u krijgt.' Ook de judo-benadering, het meegaan met de weerstand van de patiënt, is een milde vorm van paradoxaal optreden[28]: 'Ik kan me goed voorstellen dat je liever thuis blijft zitten in plaats van je met sport in te spannen, een goede conditie kan heerlijk zijn maar is natuurlijk niet het enige dat telt. In drie tot zes weken kan je met mijn programma weliswaar een enorme sprong vooruit maken, maar dat kost inspanning en dat moet je willen. Misschien moeten we het hele idee maar vergeten.' Als de weerstand door deze benadering vermindert, kan de fysiotherapeut daarna gemakkelijk meer congruent gaan werken.

Concreet-metafoor
De taal kan helder en concreet zijn of doorweven van dieperliggende en verder verwijzende betekenissen. Het zijn twee verschillende referentiesystemen. Op metafoor taalgebruik komen we later terug.

Een scala aan communicatieve interventies is binnen de combinaties van deze drie dimensies te plaatsen. Zie tabel 2-1.

2-4-3 Directieve interventievormen die passen binnen de fysiotherapie

Motiveren en creëren van therapeutische kracht

In de directieve benadering heeft men verschillende technieken om te motiveren. In deze paragraaf zal de congruente benadering toegelicht worden die Lange beschreef[30]. Onder het kopje 'paradoxale interventies' volgt een judoachtige benadering. Motivatie in de fysiotherapie komt als hoofdthema in hoofdstuk 4 aan bod.

Hoop geven aan de patiënt
Hoop geven vormt de basis voor het motiveren van patiënten. Als de patiënt de klacht als uitzichtloos ervaart, kan het enorm helpen als de fysiotherapeut met nadruk stelt dat het gezondheidsprobleem wel degelijk te beïnvloeden is.

Hoop ontstaat ook als het de fysiotherapeut lukt de klacht *positief te etiketteren*. Door op deze wijze de klacht in een meer gunstig perspectief te plaatsen vermin-

dimensie	voorbeeld
direct – congruent – concreet	De fysiotherapeut geeft een opdracht: 'U kunt driemaal daags deze oefeningen doen. Deze oefeningen verbeteren de conditie'.
indirect – congruent – concreet	De fysiotherapeut vertelt een anekdote over een patiënt met een soortgelijk probleem en hoe die het oploste: 'ideeën zaaien'.
direct – paradoxaal – concreet	Paradoxale intentie[29]. Men richt zich in tegenstelling tot de leeropdracht op onwillekeurige klachten, vooral als verwachtingsangst een rol speelt: 'Probeer elke avond een aanval van hyperventilatie op te roepen'. Het doorbreekt de intrapsychische spanningscirkel. Schrijf het symptoom voor, bijvoorbeeld als de patiënt zijn klachten manipulatief gebruikt. Hij krijgt dan de opdracht dit nog méér te doen, waarna hij hier weerstand tegen krijgt en mogelijk meer direct gaat communiceren.
[indirect – paradoxaal – concreet]	De fysiotherapeut schildert de nare gevolgen af van niet-werkhervatting, maar geeft ook aan dat hij niet verwacht dat de patiënt de huidige koers zal wijzigen. (Deze interventie is pas in laatste instantie mogelijk, want een probleem ontstaat als patiënt inderdaad niet verandert. Er zijn weinig situaties waarin dit toegepast kan worden.)
direct – congruent – metafoor	Rituelen of metafore handelingen voorschrijven, zoals een stekje op laten groeien als symbool om zelfzorg te vergroten. Of afscheidsritueel in de vorm van een-brief-laten-schrijven enz. De stijgende lijn in een grafiek die de patiënt zelf bijhoudt kan een metafoor worden voor de stijgende lijn in zijn leven.
indirect – congruent – metafoor	De fysiotherapeut kan met een parabel komen of met een oosterse wijsheid, waarmee hij verwijst naar een oplossing binnen het huidige probleem.
[indirect – paradoxaal – metafoor]	Dit is erg ongewoon: 'schizofreen-achtige' communicatie. Wordt dan ook niet gebruikt.
direct – paradoxaal – metafoor	Het is de metafoorvariant van de paradoxale intentie. Humoristische overdrijving zou hieronder vallen. De fysiotherapeut maakt er een verschrikkelijk verhaal van, waardoor de patiënt in de lach schiet. Dit kan vooral toegepast worden als niet zozeer de verwachtingsangst, maar meer het zelfbeklag op de voorgrond staat (en gevoel voor humor aanwezig is!).

Tabel 2-1 Communicatieve interventies geordend naar drie dimensies.

dert het 'stoornis'-karakter van de klacht. Positief etiketteren wordt als interventie later verder uitgewerkt.

De fysiotherapeut kan de patiënt oppeppen door *positieve kwaliteiten* van hem te benadrukken. Door bijvoorbeeld in te gaan op interesses, op zijn doorzettingsvermogen, of hoe de patiënt voorheen een probleem aanpakte en daarvan de positieve aspecten benadrukken. Dit geeft een positieve stemming, wat op zichzelf coping bevordert[31]. In hoofdstuk 3 wordt deze positieve psychologische benadering verder uitgewerkt.

De patiënt krijgt hoop door de *professionaliteit* en het *zelfvertrouwen* dat de fysiotherapeut uitstraalt. De fysiotherapeut kan dit bereiken door de patiënt rustig tegemoet te treden, ook bij negatieve emoties of als het tegenzit. Hij kan laten merken geen genoegen te nemen met vage beschrijvingen maar dringt aan op specificeren of concretiseren. Dit laatste motiveert ook omdat de patiënt merkt dat hij door te specificeren en te concretiseren meer vat krijgt op zijn probleem.

De hoop wordt voor de patiënt verwerkelijkt als hij snel *kleine succesjes* ervaart. Hij merkt bijvoorbeeld dat hij nu wel de klacht begrijpt, de mogelijkheden ziet om de klacht te beïnvloeden, dat hij wel degelijk kan ontspannen of een bepaalde afstand te voet kan overbruggen, enzovoort.

Aansluiten bij de patiënt
De kans dat de patiënt meer gemotiveerd raakt wordt vergroot door de *klacht als reëel* te accepteren, ook al is de klacht in de ogen van de fysiotherapeut weinig indrukwekkend of wordt die voornamelijk door psychosociale factoren veroorzaakt.

De fysiotherapeut kan *persoonlijke interesse* tonen in de patiënt door in te gaan op zaken die misschien niet direct met de therapie te maken hebben, zoals kinderen, hun school, werk, hobby, vakantie, enzovoort. Als de fysiotherapeut en de patiënt elkaar daarin ontmoeten, vergroot dat de kans dat men elkaar ook in het therapeutische veld ontmoet.

Duidelijkheid in verwachtingen scheppen
Etaleer je werkwijze en probeer naar een behandelcontract toe te werken. Een behandelcontract is een behandelovereenkomst waarin staat wie wat doet. Dit kan op papier gezet worden. Houd de uitleg kort en relevant voor de actuele sessie of problematiek. Door de aanpak te bespreken krijgt de patiënt van aanvang af medezeggenschap (geeft maatwerk) maar ook medeverantwoordelijkheid. Beide motiveren.

Positief etiketteren
De fysiotherapeut kan proberen de klacht of het probleem in een zo positief mogelijk daglicht te plaatsen.

> Een patiënte met RSI-klachten die al geruime tijd haar mentale en fysieke belastbaarheid enorm overschrijdt, krijgt te horen dat ze over een bovengemiddeld doorzettingsvermogen beschikt. Dat is niet iedereen gegeven. Ook haar arbeidsethos valt te waarderen, maar helaas schiet het net iets te ver door.

De fysiotherapeut kan een positieve bedoeling of eigenschap achter de klacht of het disfunctionele gedrag introduceren. In wezen schrijft hij daar edeler motieven aan toe dan de patiënt zelf had beseft. Positief etiketteren zorgt voor een betere stemming. Het is gericht op de oplossing en op de kracht van de patiënt en niet zozeer op het benoemen van problemen en tekorten. Dit in tegenstelling tot vele andere therapeutische scholen die juist een minder fraai motief vermoeden dan de patiënt wil toegeven[32]. In het voorgaande geval zou de patiënte met RSI-klachten dan te horen kunnen krijgen dat ze overgevoelig is voor kritiek en (slechts) daarom zo hard doorwerkt.

Positief etiketteren verschilt van gangbare vormen van steun bieden, waarbij de fysiotherapeut het probleem relativeert en benadrukt dat er ook positieve aspecten zijn. Bij positief etiketteren richt hij zich op het probleemgedrag zelf. Hij zet dat in een compleet ander (positief) kader waardoor het probleemgedrag feitelijk zelf een teken van herstel of groei vormt[32].

- Bij een patiënt met uitgezakte houding: 'Wat positief is, is dat je zo min mogelijk energie wil verspillen. Dat is een goed uitgangspunt. Het werkt echter beter als je zorgt dat de gewrichten als het ware in één lijn op elkaar kunnen steunen of balanceren'.
- Bij spanningsklachten: 'Je klaagt over je lichaam, maar feitelijk klaagt je lichaam ook over jou met de bedoeling je weer op het spoor te krijgen'[33].
- Bij vermoeidheid of fysiologische symptomen tijdens ontspanning: 'Je begint het achterstallig onderhoud toe te laten en overmatige spanning te ontladen. Dit zijn de eerste stappen op weg naar herstel, klasse!'
- Een patiënt met overmatige bezorgdheid over onverklaarde medische klachten: 'Ik weet niet of ik je overbezorgd kan noemen. Feitelijk kan iedereen dit overkomen die een goed stel hersens heeft en over de klacht wil nadenken. Natuurlijk is het zo dat we wel eens denkfouten maken. Ik noem maar iets, misschien denk je dat de lichaamssensaties die je voelt ...'.
- Een patiënt die twijfelt over het eigen vermogen om problemen op te lossen: 'Het feit dat je je nu zo beroerd voelt heeft niet te maken met je onvermogen maar juist met je sterke wil en je doorzettingsvermogen om alles te begrijpen en op orde te krijgen. Alleen paste je die inzet nu helaas toe op een onoplosbaar probleem.'
- Door gedrag overmatig positief te duiden kan de patiënt eerst meegaan en later tegensputteren. Bij een patiënt die zichzelf wegcijfert: 'Je maakt het gewoon graag ieder naar zijn zin, geweldig, meer mensen zouden zo opofferingsgezind moeten zijn'. De patiënt reageert hierop met: 'Oh, vind je? Dank je!' Even later voegt de patiënt er haastig aan toe: 'Het heeft ook wel nadelen hoor ...'. Waarna er opening is voor een ander perspectief.
- Een druk en gejaagd type krijgt te horen dat hij een dynamisch persoon is.

Door vanaf het begin het probleem positief te etiketteren versterkt de fysiotherapeut de noodzakelijke samenwerkingsrelatie, omdat het voor de patiënt direct duidelijk is dat de fysiotherapeut hem welgezind is. Met positief etiketteren kan de fysiotherapeut het negatieve zelfbeeld dat de patiënt heeft veranderen. Bovendien omzeilt hij weerstand en kan het problematische gedrag dat hij positief etiketteert uiteindelijk ook afnemen. Positief etiketteren vormt een mooie opstap naar opdrachten die in het verlengde liggen. Dus men etiketteert het gedrag positief en vraagt vervolgens deze positieve eigenschap op een (iets) andere manier in te zetten. Vanuit deze positieve erkenning kan hij daarna vragen 'of het iets minder mag'. Een man met een overmatig rechtvaardigheidsgevoel wordt geprezen om zijn scherpzinnigheid en moed iets te zeggen, maar daarna geef je ook te kennen dat hij deze scherpzinnigheid ook scherpzinnig, dat wil zeggen spaarzaam, moet inzetten. Want door bij elke oneffenheid in verweer te komen maakt hij zich uiteindelijk ongeloofwaardig[3; 34].

Het gebruik van verbeelding en metaforen
Een fysiotherapeut kan de patiënt aansporen dingen te verbeelden of hij kan gebruik maken van metafore communicatie. Daarmee verlaat hij de *schrale* maar eenduidige digitale code en schakelt over naar de *rijkere*, meerduidige analoge code. Het verbeelden kan concreet zijn maar ook metaforisch[35].

Relatief concrete verbeelding
De fysiotherapeut kan concrete verbeelding inzetten om de patiënt bepaalde voornemens of inzichten indringend te laten ervaren. Hij zou aan de patiënt kunnen vragen: 'Kun je je voorstellen dat er mensen zijn die pijn lijden en toch een vol en bevredigend leven leiden? Neem daar eens de tijd voor. Hoe zou zo'n persoon leven? Hoe zou zijn dag eruit zien? Zie je zo'n persoon de hele dag met zijn pijn bezig zijn? Zo nee, waar houdt hij zich dan mee bezig?' Je kunt de patiënt boeiend en beeldend verhalen over patiënten en daarmee een boodschap overbrengen. Bijvoorbeeld over die jonge man bij wie door een medische fout de kuitspieren en huid zichtbaar misvormd zijn gebleven. Hij vertelt veel pijn te hebben, terwijl opvalt dat hij met relatief gemak uit zijn stoel opstaat. Je kunt vertellen over de dramatiek die hij in zijn verhaal legt voor de tv-camera, over zijn moeder die met de armen in wanhoop geheven klaagt en zegt dat zijn en ook haar leven voorbij is. En dat het je als fysiotherapeut verraste dat je even later in een ander televisieprogramma een groep levenslustige volleyballers zag die door amputatie van *beide* benen met hun bekken op de grond stonden en zichtbaar plezier maakten. Het zijn voor*beelden* die het disfunctionele referentiekader van de patiënt onder druk zetten.

De fysiotherapeut vraagt de gehaaste perfectionistische patiënte, die hij ondertussen heeft leren ontspannen, zich te verbeelden dat ze rustig met huishoudelijke werkzaamheden bezig is; rustig maar gestaag één ding tegelijk, met korte pauzes ertussen. Op deze wijze leert ze de rust die ze creëert op de (behandel)bank over te hevelen naar alledaagse situaties. De kans op recidivering van de myogene nekklachten moet daardoor afnemen.

Enkele regels voor het gebruik van verbeelding[35]:
- De voorstelling moet *levendig* zijn. De fysiotherapeut kan dit bereiken door meerdere zintuigen aan te spreken[36]. Bijvoorbeeld een beeld dat duidelijk maakt dat ontspannen alleen niet voldoende is, maar dat ook een probleemoplossende instelling nodig is: 'Het valt niet mee om in een huis dat in brand staat je te ontspannen, je kunt dan beter gaan blussen of hulp halen.'
- Gebruik *positieve formuleringen* en vermijd ontkenning. Dus niet 'stel je voor dat je geen angst hebt', maar 'stel je voor dat je rustig bent'. Beelddenken, de analo-

ge code, kent zoals we al bespraken geen 'niet'. Je verbeelden dat je níet angstig bent roept doorgaans juist een beeld op van angst. Het paradoxale is dat ergens niet aan willen denken het denken daaraan juist versterkt[21]. In dit kader kan men ook denken aan formuleringen met een vermijdings- of naderingsfocus. Verbeeldt de patiënt zich dat hij minder pijn heeft of verbeeldt hij zich dat hij een meer betrokken leven leidt? In hoofdstuk 4 staat beschreven waarom de tweede focus veel meer motiverend is dan de eerste.

- De fysiotherapeut kan ook *ruimtelijke aspecten* bij het onderwerp betrekken. Angstige zaken steeds kleiner verbeelden of verder weg plaatsen, bijvoorbeeld op een denkbeeldig tv-scherm[36]. Door het in fysieke zin vergroten van de afstand neemt men ook in psychologische zin meer afstand tot het onderwerp, ook al vindt dit in de verbeelding plaats. En ook onaangename sensaties (pijn) kunnen na verbeelding in de ruimte verplaatst worden of van vorm veranderen, om daarna in grootte af te nemen. De intensiteit volgt daar vaak op[37]. De fysiotherapeut kan een patiënt met pijn als experiment een verbeeldingsopdracht geven ten aanzien van de pijn en hem vragen het effect te noteren. De patiënt moet deze verbeelding starten nadat hij zich enkele minuten ontspannen heeft. Voor sommigen werkt deze eenvoudige opdracht niet, voor anderen wel.
- In hoofdstuk 6 zullen we zien dat *mentale simulatie*, bestaande uit het duidelijk verbeelden van de doelen die men heeft, inclusief de daarvoor benodigde stappen om deze doelen te bereiken, het daadwerkelijk bereiken van die doelen enorm verbetert[38].

Metaforen
Soms kan de fysiotherapeut de patiënt iets sneller of indringender inzichtelijk maken als hij zich van een metafoor bedient. Het beeldende karakter van de metafoor zegt veel meer dan woorden kunnen.

Derks maakt een handzaam onderscheid tussen het onderwerpdomein en het metafoordomein[36]. Het onderwerpdomein is de beschrijving van het feitelijke probleem: de vermoeidheid, beperkingen of pijn van de patiënt bijvoorbeeld, of het dreigende ontslag. Het metafoordomein is het beeld waarin men in overdrachtelijke zin spreekt over het onderwerpdomein: de fysiotherapeut haalt bijvoorbeeld de vergelijking van de topsporter erbij. Wil de fysiotherapeut met de patiënt zijn probleem op metafoorniveau bespreken dan moet hij het vertalen van het onderwerpdomein naar het metafoordomein. De patiënt moet de metafoor terugvertalen naar zijn onderwerpdomein[36]. Derks definieert metaforische communicatie als '...communicatie waarbij met de gebruikte taaluitingen het onderwerpdomein wordt verlaten terwijl de bedoelde betekenissen in het onderwerpdomein blijven liggen' (p. 417).

Een ander voordeel van het gebruik van metaforen is dat de metafoor minder weerstand oproept, door de afstand die ze creëert tussen het feitelijke probleem en de probleembezitter. Bovendien biedt de metafoor zicht op allerlei creatieve oplossingen die de patiënt in zijn oorspronkelijke beschrijving van het feitelijke probleem niet kon zien. Door opvattingen, waarden en gewoonten wordt het zoeken vanuit de oorspronkelijke probleembeschrijving van de patiënt sterk beperkt. Door nu een nieuw (ruimer) beeld aan te bieden met nieuwe elementen wordt het mogelijk creatief te associëren naar nieuwe en onverwachte alternatieve oplossingen. Dit ongeremd associëren is één van de basisingrediënten voor een geslaagde 'brainstorm': de patiënt oppert eerst voor de vuist weg allerlei alternatieven, pas daarna beoordeelt hij ze op passendheid[39].

De kans is niet groot dat een metafoor voor een patiënt te ver gezocht is. Onze hersenen hebben een ongekend groot associatievermogen om gelijkenis of betekenis te ontdekken en ergens aan toe te kennen. De fysiotherapeut doet er goed aan open te staan voor zijn eigen halfbewuste signalen en beelden omdat deze een belangrijke inspiratiebron vormen voor het verder uitbouwen tot een metafoor. Hij kan het bedenken van metaforen ook bevorderen door openingszinnetjes als[36]:
- 'Waar doet dat aan denken?
- 'Weet je waar je dat mee kunt vergelijken?
- 'Ik moet opeens denken aan een verhaal ...

Niet elke metafoor heeft de gewenste uitwerking. De patiënt kan de metafoor ontkrachten door expliciet aan te geven dat hij het niet snapt, of hij kan de metafoor overnemen door deze verder uit te bouwen in eigen voordeel, of de metafoor ontkrachten door hem tot in het belachelijke door te trekken.

Voorbeelden van het gebruik van metaforen in de fysiotherapie:
- De fysiotherapeut kan de overtrainde sporter als metafoor opvoeren voor de mentaal, emotioneel of fysiek overbelaste patiënt. De prestaties gaan bij overbelasting naar beneden. De neiging bestaat dit te compenseren met nog meer inspanning (training), terwijl feitelijk juist minder training (meer rust en herstel) nodig is om de prestaties weer te laten stijgen.
- Van Dixhoorn praat met de patiënt over knellende schoenen als hij zijn leefwijze bespreekt[40]. Van hem komt ook de metafoor: 'Jij klaagt wel over het lichaam, maar het is feitelijk zo dat je lichaam over jou klaagt.' Deze uitspraak heeft een sterk herinterpreterende waarde. De clichémetafoor 'luisteren naar het lichaam' wordt daardoor nieuw leven in geblazen[33].
Een fysiotherapeut start, nadat hij de ontreddard uitziende patiënte met loopproblematiek ziet zitten, wel bewust met een dubbelzinnige opmerking: 'Het loopt niet?' Patiënte: 'Nee, dat kun je wel zeggen, mijn man is twee jaar geleden aan kanker gestorven en nu heeft mijn dochter borstkanker. Nu wil mijn been ook niet meer.' Ze gaat staan, laat daarbij relatief normaal bewegen zien, maar demonstreert vervolgens een volledig onvermogen om haar been te bewegen. 'Het loopt niet' in motorische zin leek te verwijzen naar 'het loopt niet' in mijn leven of 'mijn been wil niet meer' kon verwijzen naar 'ik wil niet meer'. De klacht van de patiënt als metafoor. Als de fysiotherapeut hier geen oog voor heeft is een directieve somatische benadering gedoemd te mislukken.
- Jacobson gebruikt in zijn ontspanningsmethode de metafoor van 'de motor afzetten' voor het ontspannen. Het spanningssignaal moet men niet actief wil-

len laten dalen, dat is immers weer *spanning*. Maar door juist eenvoudigweg te stoppen met doen, het nalaten van spanning.
- Ook het dubbelzinnige woordgebruik 'loslaten' tijdens ontspanning nodigt uit tot uitweiden in de richting van 'overgave' of anderszins dingen loslaten. Je erbij neerleggen, niet alleen in letterlijke maar ook in figuurlijke zin, is een belangrijke copingvaardigheid als zaken onveranderbaar blijven[41]. Spieren ontspannen is sowieso vaak al een metafoor naar het leven van de patiënt. Spierspanning staat voor een gespannen leven, gespannen gedachten of gespannen verwachtingen.

Humor en overdrijving
Op deze plaats willen we wijzen op het gebruik van humor en overdrijving. Beide kunnen de patiënt helpen beperkte denkkaders te overstijgen[42]. In hoofdstuk 3 wordt dit verder uitgewerkt.

Paradoxale benadering
Zoals we al bij de indeling van directieve interventies zagen zijn sommige interventies congruent en andere paradoxaal. Een congruente gezond-verstand-opdracht geeft men in ongecompliceerde situaties. Men stelt een patiënt gewoon voor om bepaald gedrag vaker of juist minder vaak te vertonen. Bij een goede verstandhouding en weinig ziektewinst kan het zinvol zijn de patiënt bijvoorbeeld rechtstreeks te vragen minder te klagen; natuurlijk tactvol en met goede uitleg en afweging van de verwachte voor- en nadelen van het voorgestelde gedrag. Dit is het gangbare patroon bij gezondheidsvoorlichting en gedragsverandering[43]. Maar een communicatief kundig fysiotherapeut herkent men niet zozeer aan het begeleiden van alledaagse situaties, maar juist door het omgaan met complexe en weerbarstige patiënten en gezondheidsproblemen. Patiënten bijvoorbeeld bij wie de stap 'open staan' en 'willen' niet onproblematisch zijn. Bij patiënten die symptomen of disfunctioneel gezondheidsgedrag vertonen die zij toeschrijven aan een onwillekeurig proces ('ik kan er niets aan doen'), of bij patiënten met weerstand die zich niet naar de voorstellen van de fysiotherapeut kunnen of willen voegen is een 'judo'- of zelfs een paradoxale benadering nodig[3; 28; 30; 44].

Voor de fysiotherapeut is deze benadering bijzonder relevant omdat paradoxale benaderingen vooral ook beschreven zijn bij 'onverklaarde medische klachten', chronisch klagende patiënten en patiënten die hun klachten manipulatief gebruiken[2].

Normaal gesproken is er een complementaire relatie tussen de fysiotherapeut en de patiënt: de fysiotherapeut heeft in bepaalde opzichten de leiding en de patiënt vertrouwt zich hieraan toe[22]:

	patiënt	fysiotherapeut
expressief aspect	Ik heb een probleem.	Ik ben deskundig.
attributief aspect	U bent deskundig.	U heeft een probleem.
appellerend aspect	Help me. Los mijn problemen op.	Accepteer mijn leiding om het probleem op te lossen.

Als de patiënt (verborgen) redenen heeft om niet te willen of te kunnen herstellen, of als hij zich niet kan 'onderwerpen' wordt de presentatie van de klacht paradoxaal: 'Help me, maar ik zal het niet toelaten'. Het schema van Witman laat mooi zien hoe er tegelijkertijd twee tegenstrijdige boodschappen uitgezonden kunnen worden[22]:

	patiënt	fysiotherapeut
expressief aspect [verborgen]	Ik lijd aan een somatisch probleem. Ik kan mijn klachten niet missen.	Ik ben deskundig.
attributief aspect [verborgen].	U bent deskundig. Uw adviezen werken niet en/of zijn niet uit te voeren.	U heeft geen somatisch probleem maar een psychisch probleem.
appellerend aspect [verborgen]	Help me, los mijn problemen op. (Maar) ik zal het niet toelaten.	U moet mijn probleemdefinitie overnemen c.q. naar mijn adviezen luisteren.

Als de fysiotherapeut in die situatie vasthoudt aan zijn leidinggevende complementaire rol zal de patiënt, door te zeggen dat de klachten niet zijn afgenomen, de fysiotherapeut in een 'onder'-positie manoeuvreren. Er ontstaat een conflict waarbij de fysiotherapeut harder gaat trekken aan de vooruitgang van de patiënt en de patiënt zich op zijn beurt juist verhardt in het presenteren van de symptomen. Feitelijk is er een symmetrische strijd ontstaan. Als de fysiotherapeut ten einde raad en geïrriteerd de patiënt confronteert met zijn (op zichzelf terechte) indruk dat de patiënt helemaal niet wil herstellen is de escalatie compleet: 'Hoe durf je dit te zeggen ...', 'Hoe kan iemand zo harteloos zijn ...'. De laatste slag is dan voor de patiënt die verontwaardigd en lijdzaam zegt niet meer behandeld te willen worden. De fysiotherapeut daarmee gefrustreerd achterlatend. Een extreem voorbeeld misschien, maar in afgezwakte vorm komt het zeker voor.

Om deze impasse te voorkomen moet de fysiotherapeut de verborgen boodschap proberen op te vangen. Dat kan door stil te staan bij de irritatie of de wanhoop die de patiënt bij hem oproept zonder dit op zichzelf te betrekken maar gepast afstand te nemen. Van daaruit moet hij zich niet laten verleiden aan de patiënt te gaan trekken, maar juist het tegenovergestelde doen: zich gewonnen geven. Daarmee ontneemt de fysiotherapeut de patiënt de mogelijkheid voor een strijd.

> Mevrouw De Leeuw vertelt in de anamnese op dramatische en geëmotioneerde wijze over haar pijnklachten in al haar ledematen en de beperkingen die dit oplevert. Ze communiceert een lijdende, enigszins theatrale wanhoop, met een ogenschijnlijk duidelijke hulpvraag: 'Red me ..., alsjeblieft! Ik kan niet meer.' De fysiotherapeut, geconfronteerd met deze emotionele aanklacht, informatie en afgeschoven verantwoordelijkheid, voelt zich voor een onmogelijke

> opdracht geplaatst. De impact van het emotionele appèl en de onmogelijkheid het probleem voor haar op te lossen creëert een gevoel van hopeloosheid. Normaal gesproken zou hij de klachten verder inventariseren, onderscheid aanbrengen, empathie tonen, hoop geven, enzovoort. Hij vermoedt echter dat dit door vrienden, buren en hulpverleners al is gedaan en besluit niet 'nog meer van hetzelfde' te doen. Daarom kiest hij voor een diametraal tegengestelde benadering: 'Je klachten verwarren me, hier kan ik je niet mee helpen, het is zo veel ...'. De patiënt schrikt en reageert: 'Wil je zeggen dat je niets kan doen? Dat ik hier mee door moet leven? Fysiotherapeut: 'Ja, het spijt me maar het is zo'n stortvloed van informatie en klachten, en op zoveel locaties, daar krijg ik geen greep op'. Daarop herneemt patiënte zich zichtbaar, de emotionaliteit verdwijnt en ze neemt het voortouw: 'Ik kom eigenlijk voor mijn knie ...'.

Deze paradoxale benadering leidt vaak tot betere resultaten als ze ook een congruente benadering bevat[44]. In het voorgaande werd het onvermogen (paradoxaal) ingebed in een maximaal goedwillende attitude (congruent).

De fysiotherapeut kan zich uiterst somber uitlaten over de kans dat therapie enig effect heeft (paradoxaal), maar houdt toch de deur op een kleine kier door te zeggen dat hij een tijd geleden een buitengewoon uitzonderlijke patiënt had die wel vooruitgang boekte (congruent). Als er dan toch enige verbetering bereikt wordt kan de fysiotherapeut ongelovig reageren en de patiënt welgemeend waarschuwen niet te vroeg te juichen omdat dergelijke fluctuaties wel vaker voorkomen. Als de patiënt telkens sneller vooruit gaat kan de fysiotherapeut verbaasd blijven toegeven dat hij dit niet voor mogelijk hield. De fysiotherapeut kan er ook nog een schepje bovenop doen: 'Ik vind dat u zich kranig houdt hoor, u zou best wat meer mogen tonen dat u pijn heeft' (paradoxaal). Als vervolgopmerking stelt hij dan dat het wel zo is dat mensen iemand meer mijden naarmate hij meer van zijn pijn toont (congruent).

Afleiding
In de directieve therapie maakt men op geraffineerde wijze gebruik van afleiding. Bedoeld wordt dan niet afleiding als aspecifiek advies 'ga een boek lezen', maar afleiding toegesneden op het symptoom[45]. Men laat een angstige vrouw in winkels zeer gedetailleerd de artikelen observeren en onthouden, waarbij ze de opdracht krijgt zo veel mogelijk artikelen te noteren die ze gezien heeft als ze weer uit de winkel is. Een patiënt die door sterke minderwaardigheidsgevoelens overmatig op zichzelf gefocust is waardoor de spontane functionaliteit in zijn gedrag juist pijnlijk verstoord raakt, krijgt de opdracht heel nauwgezet te observeren hoe anderen het er in gesprekken afbrengen en dit dan te noteren.

Deze strategie is gemakkelijk door te trekken naar een patiënte die zich schaamt voor het gebruik van een kruk of voor haar manier van lopen en daardoor weinig op straat komt. Op soortgelijke wijze kan men een patiënt met angst voor spanningssensaties die gekoppeld zijn aan ademhalen de opdracht geven een zo egaal mogelijke f-klank te maken. Ook een patiënt die overmatig gefocust is op zijn pijn kan men tijdens het (buiten) bewegen een observatieopdracht geven. De opdracht moet dan in voldoende mate de hersencapaciteit in beslag nemen, zodat er relatief weinig aandacht overblijft voor de pijn.

Een voorbeeld op het gebied van interactie: een fysiotherapeut die nogal moeite heeft met zeurende en klagende patiënten wordt als afleidende opdracht gevraagd exact te bepalen welke verbale en non-verbale gedragsuitingen van de patiënt dit klagen communiceren. Ook kan hem gevraagd worden er achter te komen wat het verschil is tussen de patiënt met pijn die hij geen klager vindt en een patiënt met pijn die hij wel een klager vindt. Met enig geluk raakt hij gefascineerd in de toch wel boeiende dynamiek van de klaagzang. Een fysiotherapeut die van zichzelf merkt dat hij nogal snel emotionele problemen bij de patiënt ziet en zich dan dreigt te verliezen in een negatieve gesprekstrant van steeds meer ellende, wordt gevraagd nauwgezet te letten op tekenen van kracht, moed, hoop, energie, enzovoort in het gedrag (ogen/stem) van de patiënt. Dit onder het motto van 'alles dat aandacht krijgt groeit' of dit nou problemen zijn of positieve krachten in een mens.

Rituelen
Een belangrijk ritueel in de fysiotherapie is de afsluiting van de behandeling. Dit kan nagenoeg ongemerkt verlopen, maar kan met enige inspanning ook een betekenisvol moment voor de patiënt maar ook voor de fysiotherapeut worden. Met name als het gelukt is in de behandeling algemene herstelbelemmerende factoren binnen het gezondheidsprobleem te beïnvloeden die meer psychosociaal van aard waren, waarbij de patiënt in korte tijd op een specifiek gebied een aanzienlijke persoonlijke groei heeft doorgemaakt. Het afscheid nemen, de behandeling beëindigen, betekent de patiëntenrol afleggen en zelfstandig en op eigen kracht verder gaan[46]. Een duidelijke markering van het eind van de therapie kan het zelfvertrouwen van de patiënt bevorderen: 'Ik kan het nu zelf'.

Afsluitende opmerkingen
De bespreking van het onderwerp van directieve communicatie kan dieper en breder uitgewerkt worden. De hier geschetste benadering toont een basis om de communicatie van de fysiotherapeut aan te scherpen. Nu er onderhandelingen gaande zijn over directe toegankelijkheid van de fysiotherapie, komt er meer verantwoording te liggen bij de fysiotherapeut om ook te kunnen omgaan met communicatieproblemen en gedrag die minder duidelijk of alledaags zijn, maar wel degelijk onderdeel uitmaken (van de presentatie) van het gezondheidsprobleem. Een eenvoudige bron, boodschap, zender-ontvangermodel, zonder diepgang is dan ontoereikend.

Het volgende hoofdstuk sluit goed aan bij de hier beschreven directieve benadering in die zin dat het expliciet gericht is op de kracht van de patiënt. Thema's zoals hoop, competentie, humor en bijvoorbeeld positief etiketteren krijgen binnen het daar beschreven positieve psychologische kader een duidelijke plaats.

Literatuur

(1) Jackson DD. Homeostase in het gezin. Communicatie, gezin en huwelijk. Amsterdam: Uitgeverij Bert Bakker, 1975:7-19.

(2) Watzlawick P, Beavin JH, Jackson DD. De pragmatische aspecten van de menselijke communicatie. Houten/Diegem: Bohn Stafleu Van Loghum, 2000.
(3) Watzlawick P, Weakland JH, Fisch R. Het kan anders: over het onderkennen en oplossen van menselijke problemen. Deventer: Van Logum Slaterus, 1974.
(4) Sanders SH. Operant conditioning with chronic pain: back to basics. In: Gatchel RJ, Turk DC, editors. Psychological approaches to pain management: a practitioner's handbook. London: Guilford Press, 1996:112-130.
(5) Kunda Z. The case for motivated reasoning. Psychological Bulletin 1990; 108:480-498.
(6) O'Hair D, Friedrich GW, Wiemann JM, Wieman MO. Managing conflict in interpersonal relationships. In: O'Hair D, Friedrich GW, Wiemann JM, Wieman MO, editors. Competent communication. New York: St Martin's Press, 1995:334-371.
(7) Baumeister RF, Leary MR. The need to belong: Desire for interpersonal attachments as a fundamental human motivation. Psychological Bulletin 1995; 117:497-529.
(8) Ambady N, Koo J, Rosenthal R, Winograd CH. Physical therapists' nonverbal communication predicts geriatric patients' health outcomes. Psychology and Aging 2002; 17:443-452.
(9) Rosenthal R. Covert communication in classrooms, clinics, courtrooms, and cubicles. American Psychologist 2002; 57:839-849.
(10) Grzesiak RC, Ury GM, Dworkin RH. Psychodynamic psychotherapy with chronic pain patients. In: Gatchel RJ, Turk DC, editors. Psychological approaches to pain management: a practitioner's handbook. London: Guilford Press, 1996:148-178.
(11) Heinemann W. Meeting the handicapped: A case of affective-cognitive inconsistency. In: Stroebe W, Hewstone M, editors. European review of social psychology. London: Wiley, 1990:323-335.
(12) Tracey JG, Sherry P, Albright JM. The interpersonal process of cognitive-behavioral therapy: an examination of complementarity over the course of treatment. Journal of Counseling Psychology 1999; 46:80-91.
(13) Ryan EB, Kennaley DE, Pratt MW, Shumovich MA. Evaluations by staff, residents, and community seniors of patronizing speech in the nursing home: impact of passive, assertive, or humorous responses. Psychology of Aging 2000; 15:272-285.
(14) McDonald IG, Daly J, Jelinek VM, Panetta F, Gutman JM. Opening Pandora's box: the unpredictability of reassurance by normal test result. British Medical Journal 1996; 313:329-332.
(15) Lucock MP, Morley S, White C, Peake MD. Responses of consecutive patients to reassurance after gastroscopy: results of self administered questionnaire survey. BMJ 1997; 315(7108):572-575.
(16) Waddell G, Main CJ. Beliefs about back pain. In: Waddell G, editor. The Back Pain revolution. London: Churchill Livingstone, 1998:187-202.
(17) Damoiseaux V. De compositie van de voorlichtingsboodschap. In: Damoiseaux V, Van der Molen HT, Kok GJ, red. Gezondheidsvoorlichting en gedragsverandering. Assen: Van Gorcum, 1993:269-289.
(18) Knaus WJ. Overcoming procastination: a new look. 1995. New York, Instituut for rational living.
(19) Waddell G. The epidemiology of low back pain. In: Waddell G, editor. The Back Pain revolution. London: Churchill Livingstone, 1998:69-84.

(20) Ellis A. The basic clinical theory of rational-Emotive Therapy. In: Ellis A, Grieger RM, editors. Handbook of Rational-Emotive Therapy. New York: Springer, 1977:3-34.
(21) Wenzlaff RM, Wegner DM. Thought suppression. Annual Review of psychology 2001; 51:59-91.
(22) Witman Y, Krol LJ. Paradoxale benadering bij chronisch klaaggedrag. In: Haes JCJMd, Hoos AM, Everdingen JEv, red. Communiceren met patiënten. Maarsen: Elsevier/Bunge, 1999:97-108.
(23) Velden K van der, Van Dijck R. Wat is directieve therapie? In: Velden K van der, Van Dijck R, red. Directieve therapie 1. Deventer: Van Loghum Slaterus, 1977:17-25.
(24) Van Dijck R, Van der Hart O, Velden K van der, Oudshoorn D. Wat is directieve therapie? (2); vijf programmatische uitgangspunten. In: Velden K van der, red. Directieve therapie 2. Deventer: Van Loghum Slaterus., 1980:17-25.
(25) Bandura A. Self-Efficacy: Toward a unifying theory of behavior change. Psychological Review 1977; 84:191-215.
(26) Van Dijck R, Velden K van der, Van der Hart O. Een indeling van directieve interventies. In: Velden K van der, red. Directieve therapie 2. Deventer: Van Loghum Slaterus, 1980:26-41.
(27) Van der Hart O, Rubinstein T. Strategische en tactische aspecten van therapie. In: Velden K van der, Van Dijck R, red. Directieve therapie 1. Deventer: Van Loghum Slaterus, 1977:71-87.
(28) Lange A. Judo oftewel het niet trekken aan de clienten. In: Velden K van der, Van Dijck R, red. Directieve therapie 1. Deventer: Van Loghum Slaterus, 1977:88-108.
(29) Frankle VE. De vergeefse roep om een zinvol bestaan. Amsterdam: Meulenhoff Informatief, 1981.
(30) Lange A. Strategieën in directieve therapie. Deventer: Van Loghum Slaterus, 1987.
(31) Fredrickson BL. Cultivating positive emotions to optimize health and well-being. Prevention & Treatment 2000; 3:http://journals.apa.org/prevention.
(32) Velden K van der, Van der Hart O, Van Dijck R. Positief etiketteren. In: Velden K van der, red. Directieve therapie 2. Deventer: Van Loghum Slaterus., 1980:42-57.
(33) Dixhoorn JV. Körperwahrnehmung und Selbstregulation. In: Kaiser G, Siegrist J, Rosenfeld E, Wetzel-Vandai K, editors. Die zukunft der medizin. Neue wege der gesundheit? Frankfurt: Campus Verlag, 1996:209-224.
(34) Lange A. Positief etiketteren; een aanvulling. In: Velden K van der, red. Directieve therapie 2. Deventer: Van Loghum Slaterus., 1980:58-65.
(35) Van Dijck R, Van der Hart O, Velden K van der. Over imaginatie en metaforen. In: Velden K van der, red. Directieve therapie 2. Deventer: Van Loghum Slaterus., 1980:103-117.
(36) Derks L, Hollander J. Essenties van NLP: Sleutels tot persoonlijke verandering. Utrecht: Servire, 1996.
(37) Syrjala KL, Abrams JR. Hypnosis and imagery in the treatment of pain. In: Gatchel RJ, Turk DC, editors. Psychological approaches to pain management: a practitioner's handbook. London: Guilford Press, 1996:231-258.
(38) Taylor SE, Pham LB, Rivkin ID, Armor DA. Harnessing the imagination: mental simulatie, self-regulation, and coping. American Psychologist 1998; 53(4):429-439.
(39) D'Zurila TJ, Nezu AM. Problem Solving Therapy: a social competence approach to clinical intervention. 2 ed. New York: Springer Publishing Company, 1999.

(40) Dixhoorn JJ. Modaliteiten van ontspanningsinstructie. Ontspanningsinstructie: principes en oefeningen. Maarssen: Elsevier/Bunge, 1998:27-43.

(41) Scheier MF, Carver CS. Goals and confidence as self regulatory elements underlying health and illness behavior. In: Cameron LD, Leventhal H, editors. The self-regulation of health and illness behavior. London: Routledge, 2003:17-41.

(42) Van Dijck R. Het gebruik van humor en overdrijving. In: Velden K van der, red. Directieve therapie 2. Deventer: Van Loghum Slaterus, 1980:92-102.

(43) Burgt M van der, Verhulst F. Doen en blijven doen: patiëntenvoorlichting in de paramedische praktijk. 2 ed. Houten: Bohn Stafleu Van Loghum, 1998.

(44) Van Dijck R. Over paradoxen. In: Velden K van der, red. Directieve therapie 2. Deventer: Van Loghum Slaterus, 1980:66-78.

(45) Lange A, Velden K van der. Afleiding. In: Velden K van der, red. Directieve therapie 2. Deventer: Van Loghum Slaterus, 1980:79-91.

(46) Hart O van der. Relaties en rituelen. In: Velden K van der, Van Dijck R, red. Directieve therapie 1. Deventer: Van Loghum Slaterus, 1977:49-61.

De patiënt positief psychologisch benaderd

3-1 Inleiding

Van fysiotherapeuten mag een visie op diagnostiek en therapie verwacht worden, zodanig dat zij een prognostisch gezondheidsprofiel van de patiënt kunnen maken. Een prognostisch gezondheidsprofiel is een beschrijving van het gezondheidsprobleem van de patiënt inclusief de relatie met onderliggende factoren en de onderlinge samenhang tussen die factoren. De toevoeging 'prognostisch' verwijst naar het benoemen van herstelbelemmerende en/of herstelbevorderende factoren die van invloed zijn op het beloop van het gezondheidsprobleem[1]. De herstelbelemmerende factoren krijgen in de fysiotherapie ruime aandacht. Men kan daarbij denken aan een toestand van chronische stress of bijvoorbeeld aan disfunctionele ziekteopvattingen van de patiënt[2]. De introductie van herstelbevorderende factoren is nieuw en uitermate relevant. Een parallel met recente ontwikkelingen in de psychologie dringt zich hier op. De klinische psychologie werd vanaf zijn ontstaan gedomineerd door het medische model oftewel het ziekte-model. Problemen met het dagelijks leven, zoals relatieproblemen en seksuele moeilijkheden werden al snel geëtiketteerd als 'stoornissen'. Stoornissen die met psychotherapie behandeld moesten worden.

De gezondheidspsychologie heeft in dit opzicht al een gunstige ontwikkeling doorgemaakt. Ze richtte zich aanvankelijk op ziekte, maar gaandeweg meer op preventie van ziekte. Recent is er ook een verschuiving zichtbaar van preventie van ziekten naar het bevorderen van gezondheid[3]. Ziekte en gezondheid zijn niet twee diametraal tegenover elkaar staande polen. Mensen kunnen een aandoening hebben, maar toch op vele aspecten zichzelf als gezond ervaren. Het gaat hier om het bevorderen van fysiek en psychologisch welzijn, om de kwaliteit van leven. Is iemand die geen ziekte heeft optimaal gezond? Kan men spreken van het optimaliseren van gezondheid, van gezond naar nog gezonder? Als de fysiotherapeut zijn focus mede richt op herstelbevorderende of gezondheidbestendigende factoren komen meer positieve competenties en vermogens van de mens in zicht. Eigenschappen die vanuit het zoeken naar en het verminderen van herstelbelemmerende factoren niet zichtbaar worden. Men moet daarbij denken aan persoonlijke effectiviteitsverwachting, hoop, optimisme, controleverwachtingen, dankbaarheid, positieve emoties, enzovoort. Twee voorbeelden: als er geen sprake is van negatieve emoties wil dat zeggen dat een herstelbelemmerende factor afwezig is, maar dat maakt het nog niet tot herstelbevorderende factor. De aanwezigheid van positieve emoties vallen wel in die categorie[4]. De afwezigheid van chronische stress wil niet automatisch zeggen dat de patiënt zich dan optimaal voelt. Daar zijn 'up-lifts' voor nodig: prettige, mooie, roerende, grappige, en zinvolle gebeurtenissen.

Het onderscheid in herstelbelemmerende en herstelbevorderende factoren is ook om een andere reden relevant. Het blijkt dat patiënten die als doel hebben een bepaald negatief aspect te *verminderen* (angst, pijn, of een ander niet-welbevinden) het slechter doen in (psycho)therapie dan patiënten die een positief aspect willen *vermeerderen* (rust, stabiliteit, tevredenheid, sociaal-maatschappelijke participatie)[5]. Dat is de reden dat de patiënt (en de fysiotherapeut) het therapiedoel positief moet formuleren. De positieve psychologie draagt competenties aan die in dit denken passen. Bijvoorbeeld: niet ervoor zorgen dat de patiënt minder klaagt, maar dat hij bijvoorbeeld meer betrokken is bij en begaan met anderen. In hoofdstuk 4 komen we terug op de belangrijke consequenties voor de motivatie die hieruit voortvloeien.

In dit hoofdstuk bespreken we enkele bevindingen uit de positieve psychologie en laten we de relevantie zien voor de fysiotherapie[6]. In de gezondheidspsychologie is er al voor gepleit de kennis, vaardigheden en attitude van de positieve psychologie te implementeren[7]. Hier volgt een pleidooi dat te doen voor de fysiotherapie. Een groot aantal thema's zal daarbij besproken worden. Een ordenende indeling is helaas op dit moment nog niet te geven. Sommige onderwerpen liggen dicht bij het beroepsspecifieke handelen of denken, andere zijn algemeen menselijk van aard en raken derhalve ook de fysiotherapie, weer andere constructen neigen als ze ver doorgevoerd worden naar de psychotherapie. We beperken ons tot de eerste twee speelvelden. In tabel 3-1 staan de thema's.

– wijsheid	– optimisme	– groeien door tegenslag
– gelukkig zijn	– hoop	– rationeel denken
– positieve emoties	– persoonlijke effectiviteit	– probleem oplossend vermogen
– verbondenheid	– humor	
– zelfwaarde en zelfacceptatie	– betekenis vinden in negatieve gebeurtenissen	– dankbaarheid
– op verhaal laten komen		– contemplatie
– flow		

Tabel 3-1 Positieve psychologische thema's in dit hoofdstuk.

3-2 Wijsheid

Zou het niet wenselijk zijn dat een fysiotherapeut bovenal een wijs mens is en dat hij vanuit die wijsheid de patiënt helpt een wijzer mens te zijn? Niet alleen vanuit humane overwegingen maar ook omdat wijsheid als een algemeen herstelbevorderende factor valt te kenschetsen. Wijsheid is iets anders dan beroepsspecifieke (specialistische) feitenkennis. Het gaat om levenswijsheid. Baltes en zijn collega's onderscheiden twee basiscriteria voor wijsheid[8]:

- Een wijs mens heeft kennis over wat de essentie is van het menselijke bestaan, 'over een goed leven' en kan dit beoordelen. Daartoe heeft hij rijke *feitenkennis* over bijvoorbeeld de menselijke aard, de levensloop, ontwikkeling, (culturele) variaties in ontwikkeling, interpersoonlijke relaties, sociale normen, kritieke levensgebeurtenissen en kennis over het creëren van eigen en andermans welzijn.
- Een wijs mens weet ook hoe te handelen en kent de wegen en middelen om te komen tot een 'goed leven'. Daartoe heeft hij rijke *procedurele kennis*. Bijvoorbeeld vuistregels voor het geven van geslaagde adviezen en voor het structureren en wegen van levensdoelen. Hij kent manieren om met levensproblemen om te gaan en weet hoe men levensbeslissingen kan nemen. Hij kent alternatieve oplossingen als dingen niet lopen zoals verwacht.

Deze levenswijsheid in 'weten en doen' weet een wijs mens te plaatsen in het perspectief van de menselijke levensloop. Hij of zij weet wat universele waarden zijn en ziet binnen marges ook de relativiteit van andere waarden in. Bovendien beseft hij dat er altijd onzekerheid zal zijn en je slechts een deel van de werkelijkheid kan kennen.

Wijze mensen zijn een bron van weldaad voor hun omgeving en we mogen hopen dat een fysiotherapeut zich zo weet te ontwikkelen. Wijsheid ontwikkelt zich vanuit drie bronnen. Ten eerste is er een rijke 'leefomgeving' nodig waarin in ruime mate (groei)ervaringen opgedaan kunnen worden. Leeftijd biedt dit bijvoorbeeld, maar ook scholing en beroepen waarin men mensen moet begeleiden. Ten tweede zijn er specifieke expertisefactoren gerelateerd aan ervaring met specifieke levenszaken (bepaalde problemen meegemaakt hebben) zoals supervisie krijgen, begeleid worden in probleemgebieden, maar ook de motivatie hebben ergens goed in te worden. Ten slotte zijn er ook nog persoonlijke factoren zoals intellect, geheugen, associatievermogen, creativiteit, openstaan voor ervaringen en egosterkte. De fysiotherapeut bevindt zich in een positie waarin hij in potentie een niet onaanzienlijke levenswijsheid kan verwerven.

De kennis in dit boek en het eerder verschenen boek 'Gezondheidspsychologie voor de fysiotherapeut' kan bijdragen aan de wijsheid van de fysiotherapeut[2]. Deze kan in de dialoog met de patiënt en door een voorbeeld te zijn voor de patiënt hem helpen een beetje levenswijzer te worden zodat die wat dichter bij 'een goed leven' kan komen. Bewust is hier gekozen voor de vage maar nog open term 'een goed leven'. Wat een leven doorgaans tot een goed leven maakt volgt hierna.

3-3 Gelukkig zijn

Gelukkig zijn is een gezondheidbevorderende factor[9]. Wat is er bekend over factoren die bepalend zijn voor dit geluk oftewel dit subjectieve welzijn? Kennis hierover kan de fysiotherapeut helpen wijs te luisteren naar of te reageren op de patiënt. Immers, als de fysiotherapeut weet wat mensen doorgaans gelukkig maakt, kan hij de patiënt hierover informeren op het moment dat de patiënt aangeeft ontevreden te zijn over zijn leven en zich afvraagt hoe dat komt. Het lijkt verstandig daarbij eerst te kijken welke reikwijdte die uitspraak 'onvrede', heeft: gaat het om een huidige emotionele toestand of betreft het ontevredenheid in een bepaald levensdomein (familie, geld, tijd, gezondheid, werk, enzovoort) of is men ontevreden over het leven in het algemeen[10]? Tabel 3-2 geeft de relatie aan tussen een aantal factoren en de kans op gelukkig zijn. Daarna worden ze toegelicht.

relatie tussen factoren en gelukkig zijn		
sterke relatie	*matige/lichte relatie*	*geen relatie*
Persoonlijkheid	huwelijk	geslacht
– extravert, zelfwaarde, optimisme [+]	scholing	leeftijd
	gezondheid	intelligentie
– neurotisisme, pessimisme [–]	religie	
sociale vergelijking	inkomen	
aspiratie en doelen		
– competentie		
– autonomie		
– verbondenheid		
– zelfwaarde		
adaptatie en coping		
tevredenheid met werk		

Tabel 3-2 Relatie tussen een aantal factoren en gelukkig zijn.

3-3-1 Sterk bepalend voor gelukkig zijn

Als vuistregel kan men hanteren dat omstandigheden zoals leeftijd, inkomen, scholing slechts voor 15% het subjectieve welzijn voorspellen, terwijl meer persoonlijke factoren zoals persoonlijkheid, opvattingen en doelen dit veel beter voorspellen. We lopen er enkele na.

Persoonlijkheid
Subjectief welzijn ervaren is voor een groot deel aangeboren. Volgens sommige onderzoekers voor wel 50%. Extraverte mensen, optimistische mensen en mensen met een hoge zelfwaardering ervaren meer geluk dan mensen die hoog scoren op neurotisisme of pessimisme. Positieve illusies over persoonlijke eigenschappen en capaciteiten, de mate waarin je meent invloed op allerlei zaken te kunnen uitoefenen, en je toekomst, blijken eveneens gunstig te zijn voor het ervaren van welzijn[11].

Jezelf vergelijken met anderen
Veel dingen in het leven zijn relatief: het is maar waarmee je het vergelijkt. Het

blijkt dat mensen die gelukkig zijn zich vaker vergelijken met mensen die slechter af zijn waardoor men zelf relatief gunstig afsteekt, dan met mensen die beter af zijn.

Aspiraties en doelen
Zowel te hoge als te lage aspiraties kunnen tot onwelbevinden leiden[12]. Belangrijk is ook of de aspiratie die men heeft overeenstemt met persoonlijke behoeften en wensen. Interne aspiraties, zoals gericht zijn op persoonlijke groei, relaties met anderen, ontwikkelen van autonomie, geven doorgaans meer levensgeluk dan externe aspiraties zoals het najagen van roem, status en luxe[13]. In de richting gaan van deze persoonlijk belangrijke doelen en die bereiken of er juist van afwijken, bepaalt in hoge mate het welbevinden of het niet welbevinden[14]. Een aantal doelen blijkt universeel te zijn, zoals autonomie, competentie, verbondenheid en zelfwaarde, andere zijn meer door opvoeding, levensloop of cultuur bepaald[15].

Adaptatie en coping
Gelukkig zijn is een relatief stabiele factor. Dat komt omdat men zowel aan prettige als aan onplezierige omstandigheden kan wennen (adapteren) waardoor het uiteindelijke welbevinden niet sterk toe- of afneemt. Aan sommige situaties went men gemakkelijker (toename in inkomen) dan aan andere (verlies van een partner).

Coping is een actiever aanpassingsproces dat het welbevinden bevordert, bijvoorbeeld: gebeurtenissen een positieve betekenis geven en problemen direct afhandelen.

Werk
Er is een sterke correlatie tussen werktevredenheid en levenstevredenheid. Werk geeft mogelijkheden voor optimale stimulatie, positieve sociale relaties en een gevoel van identiteit en betekenis. Hoe beter de combinatie persoon-functie past, des te meer subjectief welzijn.

3-3-2 Matig/licht bepalend voor gelukkig zijn

Huwelijk
In verschillende landen blijkt dat getrouwd zijn voor iets meer geluk zorgt dan niet getrouwd, gescheiden, weduwnaar of weduwe zijn. Afhankelijk van de kwaliteit van het huwelijk beschermt het tegen de hardheid van het bestaan en geeft zowel emotionele alsook economische steun.

Scholing
Educatie is in lichte mate gecorreleerd aan subjectief welzijn.

Gezondheid
Mensen noemen gezondheid vaak het belangrijkste domein in hun leven, toch blijkt er vaak relatief weinig verschil in het levensgeluk tussen gezonden en chronisch zieken. Maar het welbevinden neemt wel af naarmate de aandoening en de

beperkingen ernstiger zijn. Dat chronisch zieken zich toch relatief vaak welbevinden komt omdat zij zich zelf vergelijken met mensen die nog slechter af zijn[16]. Bovendien laten ze gezondheid doorgaans minder meewegen in de beoordeling van hun levensgeluk. De waargenomen (subjectieve) gezondheid speelt een veel grotere rol dan de objectieve (meetbare) gezondheid.

Inkomen
Wanneer men op landelijk niveau de invloed van inkomen beschouwt blijkt dit niet in hoge mate bepalend voor het levensgeluk, althans wanneer sprake is van een inkomen boven de armoedegrens zodat aan basisbehoeften voldaan kan worden. Tussen 1946 en 1990 is in een aantal landen de luxe enorm toegenomen, terwijl het subjectieve welzijn door gewenning en toegenomen verwachtingen gelijk gebleven is! Wanneer men op internationaal niveau vergelijkt heeft de hoogte van het inkomen een sterkere invloed op het subjectieve welbevinden.

Religie
Mensen die een religie aanhangen zijn doorgaans iets gelukkiger. Dit komt door de betekenisverlening die religie geeft aan het dagelijks leven en aan het doormaken van crises. Bovendien krijgt men vaak sociale steun vanuit de geloofsgemeenschap.

3-3-3 Niet bepalend voor gelukkig zijn

Geslachtsverschillen
Mannen en vrouwen beleven een ongeveer gelijke mate van subjectief welzijn. Vrouwen beleven positieve en negatieve emoties wel intenser dan mannen.

Intelligentie
Intelligentie blijkt niet in directe zin bij te dragen aan subjectief welzijn. Wel in indirecte zin door bijvoorbeeld de verhoogde kans op een goede maatschappelijke positie.

Leeftijd
Met het toenemen van de leeftijd vermindert de tevredenheid niet. Wel neemt het positief affect licht af, maar het negatief affect neemt niet toe. Dit ondanks het feit dat het inkomen daalt en men vaak zijn partner verliest. De mens heeft blijkbaar een enorm aanpassingsvermogen.

3-4 Positieve emoties

Positieve emoties zijn bevorderend voor zowel het psychologisch als het fysiek welzijn[4]. Niet alleen omdat het nu eenmaal géén negatieve emoties zijn, maar omdat positieve emoties een rechtstreekse invloed hebben op de gezondheid. In de literatuur wordt veel meer aandacht geschonken aan negatieve emoties dan aan positieve emoties. De verhouding is zeventien op één[10]. Dat is jammer, want positieve emoties maken niet alleen de nadelige fysiologische effecten van negatieve emoties ongedaan, maar verhogen ook op unieke wijze de kans op groei als persoon[17]. Beide worden nu besproken.

3-4-1 Het 'ongedaan maken' van negatieve emoties

Positieve emoties doorbreken het smalle mentale spoor waarop mensen zitten als ze negatieve emoties ervaren. Lachen doorbreekt bijvoorbeeld het klem zitten in een negatieve denkspiraal over zichzelf, de ander of de wereld. Ook is aangetoond dat positieve emoties, zoals geamuseerd zijn of ergens in geïnteresseerd raken, de psychofysiologische activatie van negatieve emoties sneller laten verdwijnen. Reden genoeg voor fysiotherapeuten om positieve emoties uit te lokken bij de patiënt of zichzelf.

3-4-2 Positieve emoties verbreden en zijn opbouwend

Negatieve emoties zoals angst en boosheid brengen het totale organisme in een specifiek denk-doe-patroon. Men is bijvoorbeeld gespitst op gevaar, spant de spieren, is geneigd tot vluchten of vechten. In die zin wordt het scala van denk- en gedragsmogelijkheden sterk ingeperkt ten gunste van een maximale actiegerichtheid. Dit is evolutionair adaptief gebleken.

Bij positieve emoties ontstaan geen specifieke denk-doe-patronen. In die zin blijft men breder georiënteerd en geactiveerd. Je zou kunnen zeggen dat negatieve emoties iemand in denken en doen op een smal spoor zetten, terwijl positieve emoties de blik verruimen. Zo zie je bijvoorbeeld dat negatieve emoties creativiteit en probleem-oplossen ondermijnen, terwijl positieve emoties dit juist bevorderen[18; 19]. Ook dit verruimen of breed houden van het denken en doen is adaptief. Omdat positieve emoties je breed en flexibel houden in denken en doen en je 'open houden', valt er meer te ontdekken en te leren in een situatie. Vandaar dat groei als persoon (kennis, vaardigheden en attitude) en in relaties bij positieve stemming meer waarschijnlijk is[17]. Enkele voorbeelden:

Blijdschap ontstaat in veilige situaties, als men gewenste doelen benadert enzovoort. Men staat relatief open en een onbevangen spel kan dan ontstaan. Het 'samen spelen' en vreugde versterkt de relaties, het 'ontdekken en uitproberen' leidt tot leren en groei. *Nieuwsgierigheid* ziet men vooral ontstaan rond een veilige maar nieuwe of uitdagende situatie die onze belangstelling trekt. Men ervaart een prettige opwinding en staat open voor nieuwe ideeën. Het zet aan tot exploreren en zo tot ontdekken en leren. Bij *tevredenheid* is er een kalm, reflexief en breed aandachtig genieten. Een openstaan voor het huidige moment en een bespiegelend verbreden van de persoonlijke kijk op zichzelf en de wereld.

3-4-3 Enkele interventies die positieve emoties uitlokken

Als de fysiotherapeut veel aandacht heeft voor positieve psychologische uitingen van de patiënt en hij deze aspecten als belangrijk weet te waarderen dan is de kans groot dat er relatief onbewust een selectieve bekrachtiging optreedt van deze positieve aspecten in het gedrag: een self-fulfilling prophecy. Naast deze *algemene attitude* kan de fysiotherapeut ook meer specifieke interventies aanbieden.

Relaxatie bergt bijvoorbeeld veel elementen van tevredenheid in zich. Ontspanning *is* weliswaar geen tevredenheid, maar kan door de kalme brede aandacht die ontstaat daar wel ruimte aan geven.

De fysiotherapeut kan ook denken aan het advies om *leuke of betekenisvolle bezigheden* of gebeurtenissen in kaart te brengen en deze na te streven, vooral samen met andere mensen. Mogelijk kan hij belemmeringen voor genieten en betekenisvol bezig zijn met de patiënt bespreken en hem aansporen oplossingen te zoeken.

En zo zijn er nog vele andere manieren die vanuit de positieve psychologie aangedragen worden zoals optimistische uitspraken bekrachtigen, aansporen kwaliteit te zoeken in relaties, relativerende humor en door actief luisteren de patiënt op verhaal laten komen. Deze thema's, die ook in het begin van het hoofdstuk genoemd werden, worden nu verder uitgewerkt.

3-5 Verbondenheid

Het aangaan en onderhouden van betekenisvolle relaties is een positief psychologisch vermogen dat gestoeld is op een aangeboren behoefte. Een groot deel van het menselijk denken, voelen en doen staat in dit teken[20]. De verbondenheid die men nastreeft dient ook een bepaalde bestendigheid of duurzaamheid te bezitten: wisselende positieve contacten zijn minder bevredigend dan stabiele.

Goede sociale relaties en sociale steun zorgen voor een gezonde immunologische en neuro-endocriene toestand[21]. Onder andere daardoor worden de morbiditeit en mortaliteit verlaagd[22]. In hoofdstuk 1 zagen we al dat een veilige hechting relatief voorwaarde is voor een gezond fysiek en psychologisch functioneren[23]. Geluk lijkt bijna onmogelijk zonder intieme banden. Eenzaamheid heeft meer te maken met gebrek aan kwaliteit dan aan kwantiteit van de contacten. Bij gebrek aan verbondenheid ziet men meer mentaal emotionele problematiek, criminaliteit, en suïcidaal gedrag.

Veel therapeutische scholen benadrukken het belang van de relatie. Rogers spreekt bijvoorbeeld van onvoorwaardelijke positieve gezindheid en accuraat empathisch begrijpen van de patiënt[24]. Dit kan een gevoel van verbondenheid creëren. Veel psychotherapeuten bevorderen ook het vermogen van de patiënt zelf in het aangaan van contacten. Ook het effect van groepstherapie kan deels verklaard worden door de verbondenheid die ze creëert.

Natuurlijk gaat het ook om de *perceptie* van sociale steun en sociale integratie: sommige mensen voelen zich bij een zelfde kwantiteit en kwaliteit minder voldaan in de behoefte ergens bij te horen, ze voelen zich snel afgewezen enzovoort.

3-6 Zelfwaarde en zelfacceptatie

Zelfwaardering is belangrijk voor zowel emotioneel als fysiek welzijn[11; 25]. Het lijkt daarom aan te bevelen dat fysiotherapeuten de zelfwaarde van de patiënt bevestigen of vergroten. Bijvoorbeeld door een respectvolle benadering, door het geven van complimenten en door het laten ervaren van succeservaringen. Vooral bij chronisch zieken en terminale patiënten lijkt het vergroten of beschermen van de zelfwaarde een belangrijk factor[26]. Een gevoel van grote zelfwaarde beschermt namelijk tegen de verlammende angst die ontstaat door het besef van de eigen eindigheid van het bestaan[27].

Toch moet hier een kanttekening geplaatst worden. Men kan zich afvragen of het bevorderen van zelfacceptatie niet een functioneler benadering is dan het verhogen van de zelfwaarde[28; 29]. Feitelijk leert Rogers ons hetzelfde met zijn aanbeveling voor een *onvoorwaardelijke* positieve gezindheid (*unconditional* positive regard)[24].

Uitgangspunt daarbij is dat een totaaloordeel over een persoon niet te maken is op basis van het beoordelen van (doorgaans slechts enkele) eigenschappen. Een persoon is niet zozeer de som van zijn objectieve eigenschappen, maar meer een potentie of een proces[30]. Als men de persoon wel als een samenstel van statische eigenschappen ziet ontstaat vanzelf de neiging die eigenschappen te beoordelen en vervolgens te generaliseren naar de gehele persoon[31]. Men gaat bijvoorbeeld de prestaties, het uiterlijk, de intellectuele vermogens, of aspecten uit de Big Five zoals neurotisisme, extraversie, vriendelijkheid, nauwgezetheid en openheid, gelijkstellen aan de persoon. Zolang men maatschappelijk-cultureel gezien gunstige eigenschappen heeft zal men daardoor positieve zelfwaarde ervaren. Het zal echter duidelijk zijn dat het op deze wijze hooghouden van de zelfwaarde erg problematisch is. Prestaties en eigenschappen zijn en blijven nooit optimaal. Mensen hebben er op een gegeven moment ook genoeg van almaar applaus te moeten geven. Bovendien is het feitelijk willekeurig welke eigenschappen men in de weging van de zelfwaarde meeneemt. Doorgaans ziet men dat slechts één aspect, 'uiterlijk' bijvoorbeeld, weegt in het totaal-oordeel over zichzelf. Het is daarom aan te bevelen zichzelf te (leren) accepteren als mens. Een mens met goede en minder goede eigenschappen, maar nooit gelijk aan die eigenschappen. In essentie hebben we het hier over *onvoorwaardelijk* zichzelf accepteren.

De fysiotherapeut kan deze zelfacceptatie op twee manieren bij de patiënt bevorderen. Hij kan het negatieve zelfoordeel van de patiënt ter discussie stellen. Puur door op rationele gronden te laten zien dat een totaal zelfoordeel op basis van enkele eigenschappen niet alleen onlogisch is maar feitelijk ook onmogelijk. We komen hier in hoofdstuk 6 op terug. Een andere manier heeft te maken met de attitude van de fysiotherapeut zelf. De al eerder besproken aspecten van Rogers' 'onvoorwaardelijke acceptatie' van de patiënt, in combinatie met 'accurate empathie', zijn twee belangrijke ingrediënten om de patiënt zichzelf te laten accepteren[24]. Het zal nooit een doel op zichzelf moeten zijn van de fysiotherapeut om de zelfwaarde of zelfacceptatie te bevorderen, men doet dan geen fysiotherapie maar psychotherapie. Maar als subdoel op weg naar herstel van het bewegend functioneren kan soms een positieve impuls voor de zelfwaarde veelbetekenend zijn voor de patiënt. Feitelijk gaat deze plaatsbepaling op voor vele factoren die we bespreken.

3-7 Op verhaal laten komen

Bij het leven horen emoties, bij emoties hoort expressie. Het uiten van emotie is normaal en voor de gezondheid noodzakelijk. Sommige patiënten uiten hun emoties echter te weinig. Vooral incidenten die zwaar beladen zijn door taboe of schuld maken grote kans niet geuit te worden (seksuele trauma's, scheiding, vernederingen)[32]. Het niet bespreken van een incident kan op den duur schadelijker zijn dan het incident zelf. Het geremd zijn in het uiten van gevoelens is zowel voor de contacten met anderen, als voor de lichamelijke en psychische gezondheid ongunstig[33].

3-7-1 Effect op relaties

Als men zich weinig uitspreekt zal dit het aangaan of onderhouden van relaties bemoeilijken. Zelf-onthulling is het blootgeven van persoonlijke informatie over zichzelf aan een ander. Het is een essentieel element voor de ontwikkeling en het onderhouden van goede relaties. Zelfonthulling zorgt er doorgaans voor dat de ander je meer waardeert[34]. Emotionele geremdheid belemmert het krijgen van sociale steun, een belangrijke gezondheidbevorderende factor. En ook binnen de hulpverlener-patiëntrelatie kan het niet uiten van gevoelens leiden tot een verkeerde inschatting van het gezondheidsprobleem door de hulpverlener[35].

3-7-2 Effect op gezondheid

Het niet uiten van gevoelens leidt tot verhoogde psychofysiologische arousal. De daarbij ontstane aanhoudend verhoogde sympathicusactiviteit zorgt voor een ongunstig vegetatief klimaat. Bovendien wordt het immuun functioneren nadelig beïnvloed en kan een pijnlijk verhoogde spiertonus ontstaan[36].

3-7-3 Het uiten van emoties kan gunstig zijn

Door negatieve gevoelens of gedachten te uiten kan de patiënt ze verwerken. Dat betekent ze een plaats geven of er anders tegenaan gaan kijken. Een dergelijke integratie en cognitieve reorganisatie leidt normaliter tot een daling van de verhoogde autonome activatie. In die zin is het hebben van een vertrouwenspersoon waar men ingrijpende gebeurtenissen en bijkomende gevoelens aan kan vertellen van groot belang. Als men die mogelijkheid niet heeft kan schrijven ook helend werken. Pennebaker liet proefpersonen een beperkt aantal minuten schrijven over het meest dramatische incident dat men in het leven meegemaakt had en de gevoelens die men daarbij ervoer. Men moest dit vier dagen achtereen uitvoeren. Het schrijven over dergelijke gebeurtenissen en gevoelens bleek het welbevinden en het functioneren van het immuunsysteem te verbeteren, in tegenstelling tot het schrijven over triviale aspecten[32]. Het gezondheidseffect is groter als men zich uit over dramatische belevenissen dan over relatief weinig imponerende ervaringen[37]. Overigens ziet men direct na het openbaren van het emotioneel relevante materiaal eerst een toename in autonome activatie, die op termijn gevolgd wordt door een verlaging ervan.

Een dergelijk patroon ziet men niet alleen bij geïnhibeerd emotioneel-materiaal, maar ook na het ervaren van een actuele stressor. Zo liet men studenten kijken naar een bedrieglijk echte film over ongelukken in een houtzagerij. De personen die de opdracht hadden na de film over de ervaren emoties te praten in plaats van over de feiten die ze gezien hadden, bleken bij de tweede vertoning die daar direct op volgde, een hogere autonome activatie te hebben. Werd de tweede vertoning echter 48 uur uitgesteld dan zag men binnen deze groep juist minder autonome activatie en minder negatief affect. Het praten over gevoelens maakt dus emotioneel materiaal los en motiveert tot het verwerken van het opgedane materiaal[38]. Hetgeen blijkbaar tijd kost.

Het kan daarom voor het welzijn en de gezondheid van de patiënt uitermate gunstig zijn als hij aangemoedigd wordt zijn verhaal te doen bij iemand (fysiotherapeut) die weet hoe hij moet luisteren. Want dit heeft, zo is uit onderzoek gebleken, zowel effect op subjectieve ziektematen, zoals de gerapporteerde pijn, als op objectieve ziektematen zoals de mate van gewrichtsontsteking bij reuma en de 1-secondewaarde bij astma[39].

3-7-4 Het uiten is niet altijd gunstig

Uiten van emoties is niet per definitie altijd gunstig. Evolutionair gezien zijn er goede redenen te noemen dat ook het remmen van emotionele expressie een functie heeft[40]. Denk bijvoorbeeld aan een woedeaanval. Ook huilen heeft bijvoorbeeld alleen een gunstig effect als het iets aan het probleem of de situatie oplost: zoals de relatie die daardoor verbetert, het inzicht dat ontstaat of de tastbare of emotionele sociale steun die daardoor geboden wordt[41]. Een ander voorbeeld is het praten over negatieve gevoelens vlak voor een stressvolle gebeurtenis. Het is dan beter om afleidende onderwerpen aan te snijden of te bespreken hoe men de stressvolle situatie aan kan pakken[42]. Ook bij patiënten die traumatische gebeurtenissen hebben meegemaakt die ze niet verwerkt hebben en daardoor regelmatig tot herbeleving komen is het niet de taak van de fysiotherapeut om dit met actief luisteren open te breken. Het resultaat is te onvoorspelbaar en de disregulatie kan versterkt worden[43].

3-8 Flow

Mensen kunnen in positieve zin opgaan en zich verliezen in bepaalde bezigheden. Men kan zelfs dermate sterk in de activiteit opgaan dat men geen honger, vermoeidheid, pijn of ander ongemak meer voelt. Denk daarbij aan het passievolle schilderen dat Renoir deed om zijn ernstige reumatische pijnen te 'vergeten'[44]. Nádat hij reuma kreeg schilderde hij meer dan 300 schilderijen. Deze toestand wordt *flow* genoemd. In deze prettige toestand is men intens geconcentreerd op het huidige moment. Handelen en bewustzijn versmelten. Er is een sterk gevoel de handeling of situatie onder controle te hebben. De tijdsbeleving verandert: de tijd vliegt. Men 'geniet' van de handeling zelf, het einddoel is relatief ondergeschikt. Men vergeet de sociale omgeving[12].

3-8-1 Voorwaarden voor flow

Het blijkt dat twee voorwaarden noodzakelijk zijn om flow te ervaren:
- Het gaat om het *optimale evenwicht* tussen de uitdagingen die men zichzelf stelt en de vaardigheden die men heeft. Deze uitdaging en vaardigheden gaan in de richting van de optimale grens in het 'kunnen'.
- Tegelijkertijd heeft men heel *proximale doelen* (dichtbij liggend) die binnen de huidige handeling zelf liggen; men krijgt hier ook directe feedback over. Men probeert bijvoorbeeld in het huidige moment de achterliggende betekenis in de woorden van de patiënt te horen.

Als de handelingsmogelijkheden laag zijn is de kans erg klein dat er flow optreedt. Duidelijk is dat het oprekken van de eigen vaardigheden een belangrijke voorwaarde is voor de flow-ervaring: de uitdagingen en de vaardigheden moeten beide boven het gemiddelde van de persoon liggen. Een vorm van boven jezelf uitstijgen. Dit levert het actuele model van flow op (figuur 3-1).

Figuur 3-1. Het actuele model van flow dat de verhouding tussen taak en vaardigheden laat zien in relatie tot flow[12].

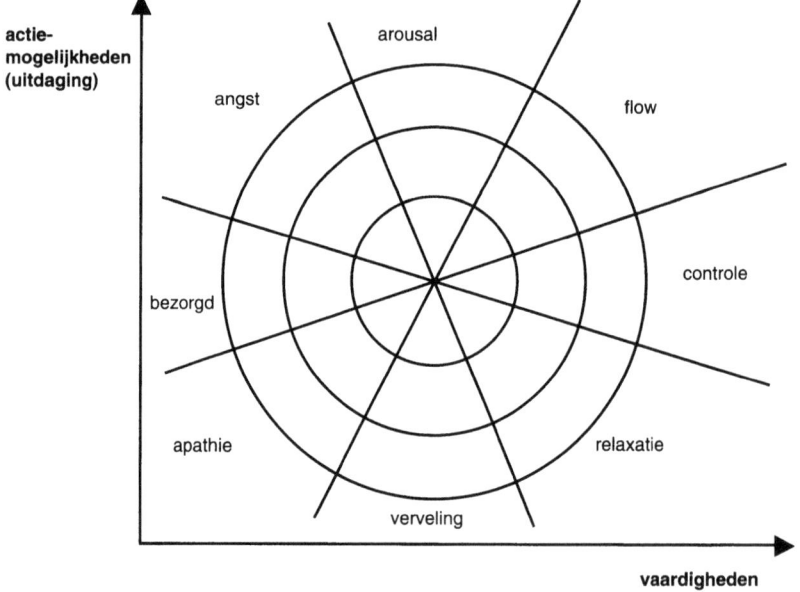

3-8-2 De rol van aandacht

Aandacht speelt een centrale rol bij flow. De duidelijke proximale doelen, de onmiddellijke feedback en het nog net hanteerbare niveau van uitdaging activeren het organisme als één gecoördineerd geheel. Daardoor raakt de aandacht compleet geabsorbeerd in het stimulusveld van de actie. Het is een intense concentratie. Er is geen aandacht meer voor andere objecten, de omgeving of voor zichzelf. Het 'mij' vervaagt in de absorptie van het huidige actiemoment. Het 'ik' blijft slechts als handelend wezen verstrengeld in de activiteit aanwezig. Denken, voelen en doen vormen één optimaal samenspel, een geheel.

3-8-3 Flow bevordert stemming en groei

Doordat het ervaren van flow prettig is (intrinsiek belonend) heeft men de neiging deze toestand na te streven. Door het herhalen van de handeling neemt door leerprocessen de vaardigheid daarin toe: de balans tussen uitdaging en capaciteit is dan niet meer optimaal voor het ervaren van flow. Het is te gemakkelijk geworden: de uitdaging is weg en verveling dreigt. Men verliest de interesse en daarmee de aandacht. Men zal dan naar een hogere uitdaging gaan zoeken, met groei als gevolg.

3-8-4 Flow bevorderen

Flow rechtstreeks bij de patiënt induceren is niet mogelijk. Het gaat erom de patiënt te helpen de omstandigheden of handelingen te herkennen waarvan hij geniet of waar hij in opgaat. Vervolgens kan de patiënt aangespoord worden meer prioriteit te geven en meer tijd en aandacht aan die activiteiten te besteden. Men kan de patiënt ook aanmoedigen zijn leven zo te organiseren dat de kans op het ervaren van flow toeneemt (een andere baan zien te vinden, een hobby beginnen, vrijwilligerswerk gaan doen).

Inzicht in de momenten waarop flow ontstaat kan men verhogen door de patiënt te laten optekenen waar hij tijd aan besteedt en wat hij daarbij ervaart. Op deze wijze leert de patiënt de activiteiten kennen die wel of niet intrinsiek belonend voor hem zijn.

3-9 Optimisme

Optimisten zijn mensen die verwachten dat hun goede dingen zullen overkomen, pessimisten verwachten juist ongunstige gebeurtenissen. Optimisten zien de toekomst roze kleurig. Optimisme is gunstig voor de psychologische en fysieke gezondheid. Realistische verwachtingen blijken in dit opzicht vaak minder gezondheidbevorderend te zijn dan milde onrealistisch positieve verwachtingen[11; 25]. Optimisme kan een eenvoudige positieve verwachting ten aanzien van de toekomst zijn, maar kan ook een algemene verklaringsstijl zijn ten aanzien van gebeurtenissen die al hebben plaatsgevonden[45]: pessimisten zien daarbij de oorzaak van negatieve gebeurtenissen als intern, stabiel en globaal: het is *mijn* schuld, het zal *nooit* veranderen, en ik kan *niets*.

3-9-1 Gevolgen van optimisme

Optimisme zorgt ervoor dat men in een betere stemming verkeert en meer welzijn ervaart, men is stressbestendiger. Bovendien gebruiken optimisten ook een meer probleemgerichte coping (actieve coping) dan pessimisten. Ook gunstige emotiegerichte coping, zoals het accepteren van de realiteit van de moeilijke situatie en het beste ervan inzien, helpt de optimist als een moeilijke situatie niet te veranderen is. De pessimist vermijdt en ontkent het probleem en misbruikt middelen (alcohol) om er niet mee geconfronteerd te worden. Vóór een operatie maken optimisten al toekomstplannen en na de operatie zoeken ze meer informatie over gezondheidsgedrag dan de pessimist. Als de optimist een situatie accepteert is dat geen stoïcijns of fatalistisch ondergaan van de situatie (dat is ongezond!), maar een actief accepteren en integreren van gegevenheden in zijn leven om er iets mee te doen[46].

Optimisten zijn ook meer proactief. Dat wil zeggen gericht op het voorkomen van toekomstige problemen. Ze zijn ook beter in het uitvoeren en volhouden van een breed scala van gezondheidsgedragingen. Een optimist richt zich dus wel degelijk op gezondheidsrisico's, maar dan op die risico's waar hij actief en op voorhand iets tegen kan doen; ze sparen dus hun krachten voor echt relevante gebeurtenissen. Pessimisten hebben over het geheel genomen meer ongezonde gedragingen[46].

Optimisme kan soms nadelen hebben. Het kan zijn dat men de ernst van een symptoom of probleem te laat onderkent en dus te laat stappen onderneemt[45]. Ook het nastreven van onrealistische utopieën, zoals besproken in hoofdstuk 2, zal voor problemen zorgen[47]. Men mag dromen hebben, maar moet zich niet verliezen in fantasieën.

3-9-2 Optimisme beïnvloeden

Optimisme is weliswaar gedeeltelijk aangeboren en ook verworven in de vroege ontwikkeling, maar er is toch enige ruimte voor beïnvloeding. De fysiotherapeut kan de patiënt attenderen op onrealistische pessimistische opvattingen, hij kan ze uitdagen en ter discussie stellen zoals in de Rationele emotieve therapie gebeurt welke in hoofdstuk 5 besproken wordt[48]. De fysiotherapeut of bijvoorbeeld een medepatiënt kan ook als optimistisch voorbeeld dienen voor de patiënt. Bovendien kan de fysiotherapeut selectief *optimistische en hoopvolle uitspraken* bekrachtigen en pessimistische relatief negeren[45; 49].

3-10 Hoop

Een soortgelijke factor als optimisme is hoop. Die blijkt eveneens een belangrijke voorspeller voor psychologisch en fysiek welzijn. In een longitudinale studie bleek dat hartpatiënten die hoopvol waren over de toekomst drie keer minder kans hadden op mortaliteit dan niet-hoopvolle patiënten[50]. Zelfs als er biomedisch gezien geen enkele reden op hoop is, blijkt onrealistische hoop de ziekte-ernst en complicaties te verminderen[25]. Mensen die hoop hebben lossen problemen beter op, gaan beter om met stress en ervaren meer levenstevredenheid[51].

Hoop floreert het beste in situaties met enige onzekerheid: bijvoorbeeld onzekerheid over herstel. Verder is er voor hoop nodig dat er een persoonlijke belangrijke uitkomst gewenst wordt: men hoopt bijvoorbeeld op pijnreductie of weer zelfstandig kunnen autorijden. Het begint met die wens, maar vervolgens zal de patiënt ook positieve verwachtingen moeten hebben over het vinden van mogelijke wegen en oplossingen en bovendien positieve verwachtingen hebben over zijn eigen kunnen om deze wegen te bewandelen[49]. Hulpverleners creëren vaak via deze drie componenten hoop bij de patiënt.

Zoals al gezegd kan zelfs onrealistische hoop gezondheidbevorderend zijn[25]. Rond de terminale fase creëert dit een spanningsveld. Enerzijds wil men de patiënt hoop blijven geven, anderzijds moet men voorkomen dat door te lang volgehouden valse hoop de patiënt en zijn omgeving onvoldoende voorbereid zijn op het komend afscheid[52].

3-11 Persoonlijke effectiviteitsverwachting

De verwachting hebben dat we bepaald gedrag succesvol kunnen uitvoeren noemen we persoonlijke effectiviteitsverwachtingen[53]. Deze persoonlijke effectiviteitsverwachtingen zijn te onderscheiden van uitkomstverwachtingen (figuur 3-2).

Figuur 3-2 Verschil tussen persoonlijke effectiviteitsverwachtingen en uitkomstverwachtingen[53].

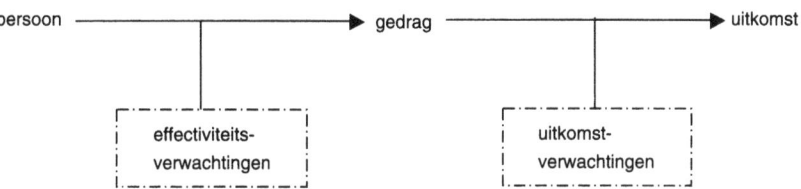

Uitkomstverwachting is de verwachting dat bepaald gedrag tot een bepaalde uitkomst zal leiden. Persoonlijke effectiviteitsverwachting is de verwachting of men dat gedrag succesvol kan uitvoeren. De patiënt kan bijvoorbeeld geloven dat bepaald gedrag (bijvoorbeeld een adequate lichaamshouding) tot bepaalde gewenste uitkomsten zal leiden, maar tegelijkertijd menen het benodigde gedrag niet succesvol te kunnen uitvoeren of te kunnen volhouden. Persoonlijke effectiviteitsverwachtingen bepalen in belangrijke mate de keuze *wat* men zal gaan doen, hoeveel *inspanningen* men gaat leveren en hoe sterk men *doorzet* als het tegenzit[53].

Deze opvattingen van 'ik kan het' blijkt enorme voordelen te hebben. In algemene zin kan men stellen dat, om succesvol vorm te kunnen geven aan je leven, er aan drie voorwaarden voldaan moet worden: je moet doelen hebben, jezelf evalueren om te bepalen of je nog op je doel af gaat, maar ook een voldoende mate van persoonlijke effectiviteitsverwachtingen bezitten[54]. Een lage persoonlijke effectiviteitsverwachting is in psychologisch en fysiek opzicht ongezond. Het creëert depressie, angst en vermijding. Een hoge persoonlijke effectiviteitsverwachting is gecorreleerd aan welzijn en geluk[55]. Persoonlijke effectiviteitsverwachtingen bepalen ook in hoge mate of mensen gezondheidsgedrag uitvoeren en volhouden en ongezond gedrag weten na te laten. Bovendien beïnvloeden persoonlijke effectiviteitsverwachtingen meer rechtstreeks ziekte en gezondheid via effecten op stresshormonen, het immuunsysteem en endorfinen[56]. Ook als men een positieve illusie heeft over de persoonlijke effectiviteit blijkt dit doorgaans gezondheids- of welzijnsbevorderend te zijn[25].

3-11-1 Bronnen van persoonlijke effectiviteitsverwachting

Psychologische procedures versterken doorgaans de persoonlijke effectiviteitsverwachting. Er zijn vier bronnen die de persoonlijke effectiviteitsverwachtingen kunnen verhogen[53; 57].

Succesvolle prestaties
De krachtigste weg voor het verhogen van de persoonlijke effectiviteit is de patiënt stapsgewijs te laten ervaren dat hij het gedrag daadwerkelijk kan uitvoeren. De patiënt leert dus op relatief beschermde en succesverzekerde wijze het gedrag aan. Hij ontwikkelt dan een gevoel van 'ik beheers het'. Enkele keren falen is soms goed mits het daarna wel lukt. Men verwerft dan doorzettingsvermogen.

Indirecte ervaringen
Anderen het gedrag zien uitvoeren en daar de positieve effecten of het uitblijven van de negatieve consequenties van zien, verhoogt de verwachting dat men het zelf ook kan: 'Als een ander het kan, kan ik het ook (leren)'. De op deze wijze verkregen persoonlijke effectiviteitsverwachting is gebaseerd op sociale vergelijking en is minder overtuigend en minder stabiel dan het opdoen van directe succeservaringen. De volgende aspecten zijn bij indirecte ervaringen van belang:
- Het is overtuigender als men iemand tegen moeilijkheden ziet oplopen die hij vervolgens overwint, dan het zien van alleen maar een perfecte uitvoering van iets.
- De 'winst' van het gedrag moet duidelijk zijn en liefst direct zichtbaar.
- Gelijkheid in karakteristieken speelt een rol (zelfde geslacht, leeftijd, sociale milieu).
- Verschillende modellen zien is effectiever dan één model het zien uitvoeren.

Sociale overreding
Een veelgebruikte methode is het overreden van de patiënt dat hij het kan. De patiënt kan ook zichzelf overtuigen door bijvoorbeeld positieve copinguitspraken te herhalen: 'Als ik het rustig aan doe lukt het', of: 'Ik word er almaar beter in'. Hij kan leren succes en falen op een meer adaptieve manier te interpreteren, bijvoorbeeld: 'Het is gelukt omdat ik me goed concentreerde', of: 'Het is mislukt omdat ik nog lerende ben'. Omdat verbale overreding gebaseerd is op woorden en niet op het rechtstreeks ervaren van succesvolle uitvoering, is het een minder sterke ingang tot gedragsverandering.

Er bestaat zelfs de kans dat de persoonlijke effectiviteitsverwachting ondermijnd wordt als men geen mogelijkheden voor een succesverzekerde uitvoering creëert: de patiënt raakt dan immers ten onrechte overtuigd dat hij het kan, gaat het op eigen houtje proberen en grijpt daarbij te hoog om vervolgens te merken dat hij het toch niet kan.

Somatische en emotionele arousal
Omdat hoge arousal (door stress) in de loop van de tijd geassocieerd is geraakt met problematische uitvoering zal de patiënt het 'zich-gestresst-voelen' als een voorspeller gaan zien voor inadequate uitvoering (lage persoonlijke effectiviteit). Is hij kalm dan meent hij eerder dat hij het wel kan uitvoeren. Via stapsgewijs leren kan de patiënt erachter komen dat hij bepaalde handelingen toch succesvol kan uitvoeren ondanks emotionele opwinding. Daardoor neemt de persoonlijke effectiviteitsverwachting toe en de arousal af. Ook relaxatietraining kan, via het verlagen van arousal, bijdragen aan het verhogen van de persoonlijke effectiviteitsverwachting. En ook positieve emoties dragen bij tot een hogere persoonlijke effectiviteitsverwachting.

3-12 Humor

Humor heeft een aantal gunstige effecten[58]: het reduceert de waarschijnlijkheid dat mensen geïrriteerd, boos of agressief worden. Het kan de sociale interacties binnen een groep verbeteren. Als mensen zelf om hun moeilijkheden (ziekte of verlies) kunnen lachen worden ze meer benaderbaar voor anderen. Lachen wordt namelijk als een signaal gezien dat degene die het leed trof weer het sociale leven instapt. Deze functie van lachen zorgt ervoor dat er sociale steun kan ontstaan en dat beschermt tegen stress.

Humor, in de vorm van 'om je eigen fouten kunnen lachen', wordt gezien als de meest rijpe ego-defensie[59]. Er is een duidelijk verschil tussen humor waarin je jezelf relativeert en vijandige, defensieve humor. Het eerste helpt je, het laatste juist niet. Mensen met een goed gevoel voor humor nemen zichzelf en wat ze meegemaakt hebben minder zwaar op. Het zorgt ervoor dat er in stressvolle omstandigheden minder kans op depressie ontstaat[60]. Humor wordt ook gebruikt als een vorm van coping bij chronische ziekten. Grappen kunnen maken over bijvoorbeeld de eigen borstkanker bleek gecorreleerd aan optimisme en deze beide aan adaptief functioneren later in de tijd bezien[61]. Humor en lachen opgeroepen door bijvoorbeeld het kijken naar een komische film kan pijnbeleving verminderen[62].

Ook gunstige copingstijlen zijn geassocieerd met humor: mensen met een goed gevoel voor humor hebben een meer actieve en probleemoplossende copingstijl. Degene zonder gevoel voor humor zijn passief en vermijden meer. Bovendien blijkt humor en lachen het immuunsysteem te versterken en de aanwezigheid van diverse stresshormonen te verminderen. Humor heeft dus veel psychologisch positieve kanten[58]. Of ze ook daadwerkelijk de fysieke gezondheid ten goede komt is echter nog niet bewezen[62].

3-12-1 Psychologisch gebruik van humor

Een fysiotherapeut met een goed gevoel voor humor kan dit met de nodige tact inzetten om psychologische, algemeen herstelbelemmerende factoren te slechten[63]: als de patiënt leert lachen om zijn kwetsbaarheid of feilbaarheid dan verhoogt dit de kans op acceptatie van zijn persoonlijke of fysieke beperkingen. Zelfondermijnend gedrag kan met humor op niet bedreigende manier worden verhelderd.

Het doorbreekt de negatieve denk-doe-patronen en creëert een relativerende afstand waardoor de stemming verbetert en nieuwe inzichten en oplossingen kunnen ontstaan[17]. Humor laat in positieve zin de absurditeit van het leven zien. Het prikt de menselijke 'grootheidsgevoelens' lek. Het houdt de noodzakelijke herhaling binnen de therapie 'fris'. Gevoel voor humor 'geneest' op zichzelf niet, het helpt wel het leven niet overmatig serieus te nemen[63].

3-13 Betekenis vinden in negatieve gebeurtenissen

Het is een positieve psychologische eigenschap van mensen om ook in tijden van tegenslag, bijvoorbeeld door trauma of verlies, levenszin te kunnen vinden. Dit proces van betekenis vinden kent feitelijk twee vormen[64].
- Het *begrijpen* van de gebeurtenis in het eigen huidige wereldbeeld bijvoorbeeld: men kan het verlies verklaren (roken bijvoorbeeld), accepteerde verlies als deel van het leven of als godswil, accepteert dat verlies er nu eenmaal bij hoort, men zag het al aankomen en men begrijpt het leven, de ander of zichzelf beter.
- Het vinden van een *positieve betekenis*: achtergeblevenen geven bijvoorbeeld aan dat ze persoonlijk gegroeid zijn, dat ze een positiever perspectief kregen, dat het de familie bij elkaar bracht, dat men meer het goede in anderen ziet, zij anderen nu ook graag willen steunen, blij zijn dat het lijden voorbij is.

Zes maanden na het verlies gaf 68% aan dat men het overlijden begreep, 73% vond iets positiefs in het verlies. In de tijd gezien komt het begrip eerst en dan pas het zien van positieve aspecten. Over het algemeen zijn beide vormen van betekenis vinden geassocieerd met goede aanpassing na het verlies. Positieve betekenis vinden in het dagelijks leven of bij grote stressvolle gebeurtenissen (verlies van partner, chronische ziekte) beschermt tegen stress en leidt tot meer welbevinden en fysieke gezondheid[17].

Het vinden van positieve betekenis kan het gevoel herstellen dat het leven betekenisvol is: het leven waard. Waarde ervaren en dus doelen hebben is erg belangrijk voor welbevinden. In deze context moet men welbevinden niet als plezier of genot opvatten, maar als een vervuld zijn[13]. Succes of tegenslag hebben in het leven is één dimensie. Levenszin vinden versus wanhoop is een dimensie die hier relatief los of haaks op staat. Daardoor kunnen mensen die het materieel en/of maatschappelijk goed hebben zich toch slecht voelen en andersom mensen met tegenslag zich vervuld voelen[65].

Ook kan verlies een aantasting van het zelfbeeld geven: mogelijk kan men bepaalde facetten van zijn identiteit niet meer vervullen, voelt men zich kwetsbaarder. Anderzijds ligt daar ook een kans voor een verandering in de identiteit[66]. Behalve inpassen van de gebeurtenis in het heersende wereldbeeld kan men ook het eigen wereldbeeld aanpassen, bijvoorbeeld door te erkennen dat leed nu eenmaal bestaat. Dit is een moeilijker proces.

Optimisme en pessimisme zijn persoonlijkheidskenmerken die het vinden van 'lichtpuntjes' in verlies bevorderen of juist belemmeren. Terwijl variabelen zoals het hebben van hoge distress juist het begrijpen van verlies tegenwerkt (cognitieve inperking). Variabelen zoals religie en leeftijd van de overledene maken het begrijpen en accepteren ook gemakkelijker: verlies van een oudere past in ons wereldbeeld, verlies van een kind veel minder.

3-14 Groeien door tegenslag

Een aan betekenis vinden verwant vermogen is het in staat zijn door tegenslag in fysieke of psychologische zin te groeien. We moeten dit wel enigszins bescheiden stellen omdat dit niet voor een ieder is weggelegd. Door tegenslag kunnen er vier mogelijkheden ontstaan. Men 'breekt' volledig af, herstelt gedeeltelijk of herstelt volledig. De vierde mogelijkheid is dat men zelfs in een *betere* fysieke of psychologische toestand verkeert dan vóór de tegenslag[67]. Daarover gaat deze paragraaf.

3-14-1 Fysiek groeien

Het kan zijn dat de patiënt door zijn ziekte feitelijk gezonder gaat leven dan hij vóór zijn ziekte deed en zich uiteindelijk daardoor een betere conditie verwerft. Een andere route verloopt als volgt: het doormaken van kortdurende 'behapbare' stressoren zoals een koud dompelbad, sport of kortdurende psychologische uitdagingen kunnen het neuro-endocriene systeem op een beter niveau van functioneren brengen[68].

3-14-2 Psychologisch groeien

Door tegenslag kan gewenning of afharding ontstaan. De frustratie-tolerantie kan daardoor toenemen[69]. Men is daardoor beter bestand tegen ongemak. Bij tegenslag kan de patiënt nieuwe kennis en vaardigheden verwerven die zijn functioneren op een hoger niveau brengen. Hij leert bijvoorbeeld met bureaucratie en artsen om te gaan, zijn emoties te beheersen of juist te uiten, enzovoort. Het vertrouwen in de toekomst (optimisme, hoop) en in zichzelf (persoonlijke effectiviteitsverwachting) kan door de ervaring toegenomen zijn wat het functioneren en het welbevinden op een hoger plan brengt. Men kan positieve zin ervaren in het leven die men voorheen niet zag. Het kan sociale relaties versterken. Banden kunnen hechter worden, maar ook als waardevoller beleefd worden[67]. In tegenslag kan een mens leren zichzelf te transcenderen, dat wil zeggen gericht te raken op iets of iemand buiten zichzelf: een zaak te dienen of een persoon lief te hebben.

> Slechts voor zover iemand deze zelftranscendentie waarmaakt in zijn leven, is hij waarlijk mens of wordt hij volkomen zichzelf. Hij wordt dit niet door zich druk te maken over de verwezenlijking van zichzelf, maar door zichzelf te vergeten en zichzelf weg te schenken, door niet naar zichzelf te kijken, maar zich te richten op iets buiten zichzelf. Het is als een oog: een gezond oog ziet niets van zichzelf, het is zelftranscendent. Wat men zelfverwezenlijking noemt, is het onbedoelde resultaat van zelftranscendentie en

> moet dat ook altijd blijven. Het is rampzalig en leidt tot een volkomen nederlaag als men haar tot doelwit maakt. Wat geldt voor zelfverwezenlijking geldt ook voor identiteit en geluk'[65, p. 26].

3-14-3 Groeibevorderende factoren

Een aantal factoren blijkt de kans op groei bij tegenslag te vergroten. Variabelen zoals ras, geslacht, leeftijd en sociaal-economische status blijken slechts voor een heel klein deel de mate van adaptatie te kunnen voorspellen na het krijgen van een functiebeperking. Ook het type functiebeperking speelt geen sterke rol. De mate van pijn daarentegen wel. Een interne locus of control, hoopvol en optimistisch zijn, een hoge persoonlijke effectiviteitsverwachting hebben, weinig onrijpe afweermechanismen hebben, laag scoren op neuroticisme en hoog op vriendelijkheid, zijn factoren die de kans op groei bij een functiebeperking bevorderen[70]. Ook het probleemoplossingsvermogen van de patiënt en de omgeving bevorderen dit[71; 72]. De belangrijkste factor is de wijze waarop men tegen het probleem aankijkt en welke copingstrategieën men hanteert. Ondergaat men het passief of zet men zich actief in om weer een zinvol of zelfs een zinvoller leven te leiden. Rationeel kunnen denken en probleemoplossingsvermogen zijn daar belangrijk voor. Feitelijk bevorderen alle positieve psychologische vermogens de kans om sterker uit de strijd te komen dan men voorheen was. Reden om als fysiotherapeut deze gerichtheid te communiceren.

3-15 Rationeel denken

Het is een typisch menselijke eigenschap, voor een deel aangeboren, om onlogisch en irrationeel te denken waardoor men zichzelf en anderen in de put helpt of houdt. Mensen stellen zichzelf of anderen vaak onredelijke eisen. Men catastrofeert als die eisen niet gehaald worden, 'verzucht' dat men er niet meer tegen kan en veroordeelt vervolgens zichzelf, de ander, of de wereld. Evenwel is het ook onmiskenbaar dat mensen in staat zijn een zeer adequate levensfilosofie te ontwikkelen die juist veel vreugde en welzijn geeft, voor zowel zichzelf als anderen. REBT (Rational Emotive Behavioral Therapy) helpt een rationele levensfilosofie te ontwikkelen[73]. In hoofdstuk 5 wordt besproken hoe de fysiotherapeut de REBT kan inzetten voor gezondheidsproblematiek en lichte dagelijkse stressoren.

3-16 Probleemoplossingsvermogen

Mensen zijn niet alleen probleemveroorzakers; positief is dat zij ook creatieve probleemoplossers zijn[19]. Fysiotherapeuten kunnen dit vermogen meer bij de patiënt aanspreken en trainen dan nu het geval is. In hoofdstuk 6 komt dit onderwerp uitgebreid aan bod.

3-17 Dankbaarheid

Dankbaarheid is, net als empathie, sympathie, schuld en schaamte, een morele emotie. Ze verschijnt als iemand vrijwillig een inspanning levert om 'wel te doen'. Dat betekent dat men zich empathisch moet kunnen inleven in de weldoener om het altruïsme van de weldoener te kunnen waarnemen. Anders ziet men het niet en vindt men het vanzelfsprekend. Dankbaarheid motiveert degene die dankbaar is zich ook prosociaal te gedragen (naar weldoener of ander persoon). Dus dankbaarheid kan zo een van de motivationele mechanismen voor wederkerig altruïsme zijn. Tegelijkertijd remt dankbaarheid antisociaal gedrag naar de weldoener. Dankbaarheid tonen is een sterke bekrachtiger. Als men dankbaarheid toont zal de weldoener gemotiveerd zijn dit prosociale gedrag in de toekomst vaker te vertonen[74].

'Tel je zegeningen' is een wijs advies dat de fysiotherapeut kan geven en dat wetenschappelijk zijn waarde heeft bewezen. Als de patiënt aan het eind van de week, of beter nog aan het eind van elke dag, vijf voorvallen opschrijft waarvoor hij dankbaar was, dan had dit na een paar weken een opvallend positief effect op het welbevinden. De proefpersonen rapporteerden daarna een meer positieve en optimistische kijk op het leven, spendeerden meer tijd aan sport en rapporteerden minder fysiek ongemak. Men ervoer meer positieve emoties en gaf vaker aan iemand te hebben geholpen[75].

3-18 Contemplatie

Op deze plaats willen we stilstaan bij het positieve psychologische vermogen tot contemplatie. We willen dit toelichten aan de hand van het aanbieden van ontspanning of meditatie aan de patiënt. Fysiotherapeuten maken gebruik van ontspanninginstructie in de hoop dat de patiënt zelf de spanning (psychofysiologische activatie) leert verminderen waardoor er een voor opbouw en herstel gunstig geestelijk en vegetatief klimaat ontstaat. Het betreft hier het bevorderen van de interne zelfregulatie van de patiënt[76]. Met meditatie wordt in deze context niet een religieuze of esoterische oefening bedoeld, maar een bepaalde kwaliteit en inhoud van de aandacht. 'Meditatie verwijst naar een klasse van technieken die een bewuste poging inhouden om de aandacht op niet-analytische wijze te focussen en een poging om niet te blijven hangen in discussies en piekeren[77]. Men onderscheidt doorgaans twee hoofdgroepen van meditatie: concentratieve en niet-concentratieve. Bij de concentratieve vormen let men welbewust op één zich herhalende stimulus. Dit kan het woordje 'één' zijn dat men in het ritme van de ademhaling inwendig uitspreekt. Bij de niet-concentratieve vormen is men zich niet meer actief aan het concentreren maar laat men de aandacht passief dwalen[78].

Shapiro en anderen stellen een derde categorie voor: contemplatieve meditatie[77]. Deze meditatie richt zich op het openstaan voor en het zich overgeven aan een groter geheel. Dit kan religieus worden ingevuld, maar dat hoeft niet. Het besef bijvoorbeeld dat we een product zijn van vele duizenden jaren evolutie en dat daardoor de wetmatigheden van het lichaam bepaald zijn, kan het inzicht geven dat men deel uitmaakt van een groter geheel. Om te bestaan in het huidige moment hoeven we feitelijk niets te doen. We kunnen vertrouwen op en ons overgeven aan datgene wat al zo adequaat geregeld is. In die zin is de rol wat sturing betreft feitelijk opeens omgedraaid: het 'ik' dwingt het lichaam niet tot ontspanning, maar laat het lichaam juist met rust waarna vanzelf de ontspanning verschijnt. Dit besef van nietigheid haalt de 'grandeur' uit het 'ik' en maakt het relatief ondergeschikt aan meer natuurlijk geregelde zaken. In een dergelijke toestand van 'overgave' kunnen er onverwacht creatieve invallen optreden die een antwoord kunnen zijn op belangrijke vragen. Naast dit openstaan en overgeven stellen de auteurs voor ook andere positieve psychologische kwaliteiten in de aandacht te mengen zoals empathie, liefde, waardering en dankbaarheid. Van dankbaarheid zagen we al dat dit gunstige effecten heeft op gezondheid en welbevinden.

De fysieke en psychologische effecten van meditatie zijn aanzienlijk[79]. Om meditatie in het westen meer ingang te laten vinden werd ze ontdaan van haar filosofische en/of spirituele context. Dat heeft een nadeel want mogelijk verliest ze daardoor een deel van haar potentieel. Immers, aandacht richten kan op zichzelf al belangrijk zijn voor interne zelfregulatie, maar de intentie van waaruit men dit doet (ontspanning versus opgenomen worden in het geheel) kan extra positieve fysiologische en psychologische effecten hebben[77].

Het mag duidelijk zijn dat fysiotherapeuten sommige patiënten een wat breder of hoger perspectief kunnen bieden tijdens de ontspanningstraining waardoor er mogelijk extra effecten behaald worden.

3-19 Andere positieve psychologische constructen

Niet aan bod kwamen het vermogen te vergeven, lief te hebben, empathie te tonen, moreel te handelen, enzovoort. Ik verwacht echter dat de lezer voldoende op het spoor gezet is om zich te richten op het vinden en het versterken van de 'kracht' van de patiënt.

Literatuur

(1) Zanden OCMWvd, Barbaix EJ, Bautmans I, Oostendorp RAB. Gezondheidsprofiel als uitkomst van het diagnostische proces door de fysiotherapeut/kinesitherapeut: een patiënt met epicondylitis lateralis. In: Verhagen APv, Ham IvG, Kwakkel G, red. Jaarboek fysiotherapie kinesitherapie. Houten: Bohn Stafleu Van Loghum, 2001: 8-37.

(2) Burken P, Swank J. Gezondheidspsychologie voor de fysiotherapeut. Houten: Bohn Stafleu Van Loghum, 2000.

(3) Maddux JE. Stopping the 'Madness': positive psychology and the deconstruction of the illness ideology and the DSM. In: Snyder CR, Lopez SJ, editors. Handbook of positive psychology. New York: Oxford University Press, 2002: 13-25.

(4) Salovey P, Rothman AJ, Detweiler JB, Steward WT. Emotional states and physical health. American Psychologist 2000; 55:110-121.

(5) Elliot AJ, Church MA. Client-articulated avoidance goals in the therapy context. Journal of Counseling Psychology 2002; (49):243-254.

(6) Seligman ME, Csikszentmihalyi M. Positive psychology: an introduction. American Psychologist 2000; 55:5-14.

(7) McDermott M. Redefining health psychology: Matarazzo revisited. Health Psychology Update 2001; 10:3-10.

(8) Baltes PB, Staudinger UM. Wisdom: a metaheuristic (pragmatic) to orchestrate mind and virtue toward excellence. American Psychologist 2000; 55:122-136.

(9) Argyle M. Is happiness a cause of health? Psychology and health 1997; 12:769-781.

(10) Diener E, Suh EM, Lucas RE, Smith HL. Subjective well-being: three decades of progress. Psychological Bulletin 1999; 125:276-302.

(11) Taylor SE, Brown JD. Illusion and well-being: a social psychological perspective on mental health. Psychological Bulletin 1988; 103:193-210.

(12) Nakamura J, Csikszentmihalyi M. The concept of flow. In: Snyder CR, Lopez SJ, editors. Handbook of positive psychology. New York: Oxford University Press, 2002: 89-105.

(13) Ryan RM, Deci EL. On happiness and human potentials: A review of research on hedonic and eudaimonic well-being. Annual Review of psychology 2001; 52:141-166.

(14) Carver CS, Scheier MF. Origins and function of positive and negative affect: A control-process view. Psychological Review 1990; 97:19-35.

(15) Sheldon KM, Elliot AJ, Kim Y. What is satisfying about satisfying needs? Testing 10 candidate psychological needs. Journal of Personality and Social Psychology 2001; 80:325-339.

(16) Wood JV, Taylor SE, Lichtman RR. Social comparison in adjustment to breast cancer. J Pers Soc Psychol 1985; 49(5):1169-1183.

(17) Fredrickson BL. Cultivating positive emotions to optimize health and well-being. Prevention & Treatment 2000; 3:http://journals.apa.org/prevention.

(18) Isen AM, Daubman KA, Nowicki GP. Positive affect facilitates creative problem solving. Journal of Personality and Social Psychology 1987; 52:1122-1131.

(19) D'Zurila TJ, Nezu AM. Problem Solving Therapy: a social competence approach to clinical intervention. 2 ed. New York: Springer Publishing Company, 1999.

(20) Baumeister RF, Leary MR. The need to belong: Desire for interpersonal attachments as a fundamental human motivation. Psychological Bulletin 1995; 117:497-529.

(21) Seeman TE, McEwen BS. Impact of social environment characteristics on neuroendocrine regulation. Psychosomatic Medicine 1996; 58:459-471.

(22) Berkman LF, Syme SL. Social networks, host resistance, and mortality: a nine-year follow-up study of Alameda County residents. Am J Epidemiol 1979; 109(2):186-204.

(23) Maunder RG, Hunter JJ. Attachment and Psychosomatic Medicine: Developmental Contributions to Stress and Disease. Psychosomatic Medicine 2001; 63:556-567.

(24) Rogers C. The necessary and sufficient conditions of therapeutic personality change. Journal of Consulting Psychology 1957; 21:95-103.

(25) Taylor SE, Kemeny ME, Reed GM, Bower JE, Gruenewald TL. Psychological resources, positive illusions, and health. American Psychologist 2000; 55:99-109.

(26) Burken P van. Bang zijn' binnen een fysiotherapeutische setting. FysioPraxis 2002; 5:20-22,44.

(27) Pyszczynski T, Greenberg J, Solomon S. Why do we need what we need? A terror management perspective on the roots of human social motivation. Psychological Inquiry 1997; 8:1-20.
(28) Ellis A. Psychotherapy and the value of a human being. In: Ellis A, Grieger RM, editors. Handbook of Rational-Emotive Therapy. New York: Springer, 1977: 99-112.
(29) Mills D. Overcoming self-esteem and psychotherapy. In: Mills D, editor. Science shams & bible bloopers. Philadelphia: Xlibris, 2000: 34-49.
(30) Grieger RM. From a linear to a contextual model of the ABC's of RET. Journal of Rational Emotive Therapy 1985; 3:79-99.
(31) Dweck CS, Leggett EL. A social-cognitive approach to motivation and personality. Psychological Review 1988; 95:256-273.
(32) Pennebaker JW. Confiding traumatic experiences and health. In: Fisher S, Reason J, editors. Handboek of life stress, cognition and health. Chichester: Wiley, 1988: 669-680.
(33) Traue HC, Pennebaker JW. Emotion, inhibition and health. Seattle: Hogrefe & Huber Publishers, 1993.
(34) Collins N, Miller LC. Self-disclosure and liking: a meta-analytic review. Psychological Bulletin 1994; 116:457-475.
(35) Roter DL, Ewart CK. Emotional inhibition in essential hypertension: obstacle to communication during medical visits? Health Psychol 1992; 11(3):163-169.
(36) Burken P van. De biologie van stress. In: Burken P van, Swank J, red. Gezondheidspsychologie voor de fysiotherapeut. Houten: Bohn Stafleu Van Loghum, 2000: 20-33.
(37) Greenberg MA, Stone AA. Emotional disclosure about traumas and its relation to health: effects of previous disclosure and trauma severity. J Pers Soc Psychol 1992; 63(1):75-84.
(38) Mendolia M, Kleck RE. Effects of talking about a stressful event on arousal: does what we talk about make a difference? J Pers Soc Psychol 1993; 64(2):283-292.
(39) Smyth JM, Stone AA, Hurewitz A, Kaell A. Effects of writing about stressful experiences on symptom reduction in patients with asthma or rheumatoid arthritis: a randomized trail. Journal of the American Medical Association 1999; 281:1304-1309.
(40) Consedine NS, Magai C, Bonanno GA. Moderators of the emotion inhibition-health relationship: a review and research agenda. Review of General Psychology 2002; 6:204-228.
(41) Cornelius RR. Toward a new understanding of weeping and catharsis? In: Vingerhoets A, van Bussel F, Boelhouwer J, editors. The (non) expression of emotions in health and disease. Tilburg: Tilburg University Press, 1997: 303-321.
(42) Winstead B, Derlega VJ. An experimental approach to studying social interaction and coping with stress among friends. In: Jones WH, Perlman D, editors. Advances in personal relationships. London: Kingsley, 1991: 107-131.
(43) Burken P van. Posttraumatische stressstoornis en fysiotherapie. FysioPraxis 2001; 5:40-43.
(44) Boonen A, Rest J, Dequeker J, Linden S van der. How Renoir coped with rheumatoid arthritis. British Medical Journal 1997; 315:1704-1708.
(45) Peterson C. The future of optimism. American Psychologist 2000; 55:44-55.
(46) Carver CS, Scheier MF. Optimism. In: Snyder CR, Lopez SJ, editors. Handbook of positive psychology. New York: Oxford University Press, 2002: 231-243.
(47) Watzlawick P, Weakland JH, Fisch R. Het kan anders: over het onderkennen en oplossen van menselijke problemen. Deventer: Van Logum Slaterus, 1974.

(48) McMullin RE. The new handbook of cognitive therapy thechniques. New York: Norton, 2000.
(49) Snyder CR, Rand KL, Sigmon DR. Hope Theory: a member of the positive psychology family. In: Snyder CR, Lopez SJ, editors. Handbook of positive psychology. New York: Oxford University Press, 2002: 257-276.
(50) Stern SL, Dhanda R, Hazud HP. Hopelessness predicts mortality in older Mexican American and Eurpean Americans. Psychosomatic Medicine 2001; 63:344-351.
(51) Chang EC. Hope, problem-solving ability, and coping in a college student population: Some implications for theory and practice. Journal of clinical psychology 1998; 54:953-962.
(52) The AM, Hak T, Koeter G, van der Wal G. Collusion in doctor-patient communication about imminent death: an ethnographic study. BMJ 2000; 321(7273):1376-1381.
(53) Bandura A. Self-Efficacy: Toward a unifying theory of behavior change. Psychological Review 1977; 84:191-215.
(54) Bandura A, Cervone D. Self-evaluative and self-efficacy mechanisms govering the motivational effects of goal systems. Journal of Personality and Social Psychology 1983; 45:1017-1028.
(55) Maddux JE. Self-Efficacy: the power of believing you can. In: Snyder CR, Lopez SJ, editors. Handbook of positive psychology. New York: Oxford University Press, 2002: 277-287.
(56) Bandura A. Health promotion from the perspective of social cognitive theory. Psychology and health 1998; 13:623-649.
(57) Bandura A. Self-efficacy. In: Ramachaudran VS, editor. Encyclopedia of human behavior. New York: Academic Press, 1994: 71-81.
(58) Lefcourt HM. Humor. In: Snyder CR, Lopez SJ, editors. Handbook of positive psychology. New York: Oxford University Press, 2002: 619-631.
(59) Vaillant GE. Adaptive mental mechanisms. Their role in a positive psychology. American Psychologist 2000; 55:89-98.
(60) Nezu AM, Nezu CM, Blissett SE. Sense of humor as a moderator of the relation between stressful events and psychological distress: a prospective analysis. Journal of Personality and Social Psychology 1998; 54:520-525.
(61) Carver CS, Pozo C, Harris SD, Ketcham AS, Moffat FL, Clark KC. How coping mediates the effect of optimism on distress: A study of woman with early stage breast cancer. Journal of Personality and Social Psychology 1993; 63:375-390.
(62) Martin RA. Humor, laughter, and physical health: methodological issues and research findings. Psychological Bulletin 2001; 127:504-519.
(63) Fun as psychotherapy. Symposium on humor, play, and absurdity in psychotherapy, American Psychological Association Annual Meeting, Washington, D.C. September 3: 1976.
(64) Davis CG, Nolen-Hoeksema S. Making sense of loss and benefiting from the experience: two construals of meaning. Journal of Personality and Social Psychology 1998; 75:561-574.
(65) Frankle VE. De vergeefse roep om een zinvol bestaan. Amsterdam: Meulenhoff Informatief, 1981.
(66) Leventhal H, Idler EL, Leventhal EA. The impact of chronic illness on the self system. In: Contrada RJ, Ashmore RD, editors. Self, social identity and physical health. Oxford University Press, 1999: 185-208.

(67) Carver CS. Resilience and thriving: issues, models, and linkages. Journal of social issues 1998; 54:245-266.

(68) Dienstbier RA. Arousal and physiological toughness: implications for mental and physical health. Psychol Rev 1989; 96(1):84-100.

(69) Ellis A. Fundamentals of Rational-Emotive Therapy for the 1990s. In: Dryden W, Hill L, editors. Innovations in Rational-Emotive Therapy. London: Sage Publications, 1993: 1-32.

(70) Elliott TR, Kurylo M, Rivera P. Positive growth following acquired physical disability. In: Snyder CR, Lopez SJ, editors. Handbook of positive psychology. New York: Oxford University Press, 2002: 687-699.

(71) Elliott T. Social problem-solving abilities and adjustment to recent-onset physical disability. Rehabilitation Psychology 1999; 44:315-352.

(72) Elliott TR, Shewchuk RM, Richards JS. Caregiver social problem-solving abilities and family member adjustment to recent-onset physical disability. Rehabilitation Psychology 1999; (44):104-123.

(73) Ellis A. The basic clinical theory of Rational-Emotive Therapy. In: Ellis A, Grieger RM, editors. Handbook of Rational-Emotive Therapy. New York: Springer, 1977: 3-34.

(74) McCullough ME, Kilpatrick SD, Emmons RA, Larson DB. Is gratitude a moral affect? Psychological Bulletin 2001; 2:249-266.

(75) Emmons AR, McCullough ME. Counting blessings versus burdens: An experimental investigation of gratitude and subjective well-being in daily life. Journal of Personality and Social Psychology 2003; 84:377-389.

(76) Dixhoorn JJ. Processen. Ontspanningsinstructie: principes en oefeningen. Maarssen: Elsevier/Bunge, 1998: 45-105.

(77) Shapiro SL, Schwartz GER, Santerre C. Meditation and positive psychology. In: Snyder CR, Lopez SJ, editors. Handbook of positive psychology. New York: Oxford University Press, 2002: 632-645.

(78) Carrington P. Modern forms of meditation. In: Lehrer PM, Woolfolk RL, editors. New York: The Guilford Press, 1993: 139-169.

(79) Austin JH. Zen and the brain. Massachusetts: MIT Press, 1998.

Motivationele processen

4-1 Inleiding

Denken en doen van de patiënt worden als belangrijke herstelbelemmerende of herstelbevorderende factoren gezien. Coachen van gezondheidsgedrag in de gewenste richting is niet gemakkelijk omdat er een brede kloof gaapt tussen weten en doen: de patiënt weet dat sporten goed voor hem is maar ligt toch elke avond uitgezakt op de bank. Motivatie is het construct dat dit gat kan dichten, *motivational science* is de tak van wetenschap die de kennis over motivationele processen aandraagt. In dit hoofdstuk wordt een aantal theoretische aspecten van motivatie besproken en worden de praktische implicaties voor de fysiotherapie toegelicht.

4-1-1 Gezondheidsgedrag veranderen

Het KNGF hanteert in haar richtlijnen het stappenplan voor gedragsverandering dat Van der Burgt en Verhulst in hun boek *Doen en blijven doen* hebben beschreven[1]. Het model beschrijft zes stappen van gedragsverandering: openstaan, begrijpen, willen, kunnen, doen, blijven doen. De auteurs stellen dat het model afgeleid is van het ASE-model van Kok en de stappenreeks van Hoenen, Tielen en Willink[2]. Een belangrijke aanvulling op deze modellen is de gelijkwaardige plaats die de stappen 'kunnen' en 'blijven doen' in de reeks krijgen en het benadrukken van persoonsgebonden factoren onder het gehele gedragsveranderingsproces (figuur 4-1).

Figuur 4-1. De persoon en de stappen in de voorlichting[1].

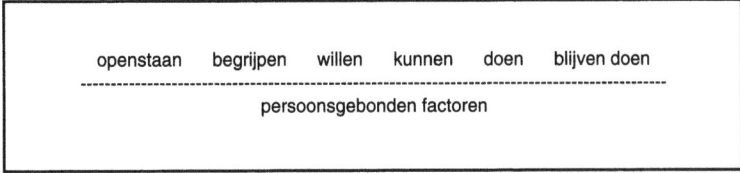

Hier volgen twee korte uitwerkingen van het stappenplan: eenmaal gericht op gedragsverandering bij de patiënt en een voorbeeld gericht op de fysiotherapeut.

Gedragsverandering bij de patiënt
Stel dat de fysiotherapeut als communicatiedoel heeft de chronische-pijnpatiënt aan te zetten tot het 'blijven doen' van 30 minuten sportieve activiteiten per dag. Met dit communicatiedoel hoopt hij zijn interventiedoel te bereiken: het verhogen van de fysieke algemene belastbaarheid van de patiënt en het verminderen van beperkingen in activiteiten. De fysiotherapeut ziet dit als voorwaarde om de kans op sociaal-maatschappelijke participatie te verbeteren.
- *Openstaan*. De patiënt moet openstaan voor een voorstel, er over na willen denken. De kans daartoe is groter als deze doelen in samenspraak met de patiënt zijn geformuleerd zodat ze aansluiten bij zijn behoeften, wensen of belangen. De wens tot een bepaalde bewegingsvorm bijvoorbeeld: voor wandelen staat hij open, voor zwemmen niet.
- *Begrijpen*. Hij moet zijn gezondheidsprobleem leren begrijpen (er kennis van hebben) vanuit een op hemzelf betrokken biopsychosociaal model. Hij moet inzien dat inactiviteit leidt tot ernstige deconditionering en dat deconditionering de pijndrempel verlaagt. Hij moet bovenal begrijpen dat pijn in dit geval niet betekent dat er iets kapot is of kapot gaat. Door deze kennis kan cognitieve herstructurering ontstaan van de opvattingen van de patiënt, hij gaat er anders tegenaan kijken[3].
- *Willen*. Daarna zal de patiënt daadwerkelijk de intentie moeten ontwikkelen om de conditie te verbeteren, bijvoorbeeld door elke dag stevig te gaan wandelen. Dit 'willen' is een samenspel van attitude, sociale steun en persoonlijke effectiviteit. Men noemt dit het ASE-model. Hij moet een positieve *attitude* ten aanzien van bewegen of wandelen ontwikkelen door er meer voordelen dan nadelen in te zien. Hij moet *sociale steun* ervaren voor dit nieuwe gedrag, zich aangemoedigd voelen door anderen die belangrijk voor hem zijn. Bovendien moet hij een gevoel hebben van *persoonlijke effectiviteit*, het idee dat hij daadwerkelijk elke dag dertig minuten wandelen kan inplannen.
- *Kunnen*. Hij zal de vaardigheid moeten verwerven om kwaliteit te brengen in de uitvoering van het wandelen: wandelen zonder al te veel pijngedrag. Maar ook andere vaardigheden spelen: hij moet leren hoe hij dit wandelen stapsgewijs kan opbouwen, maar ook hoe hij zich in cognitieve zin kan afleiden van negatieve gedachten of pijn.
- *Doen*. Dan volgt de daadwerkelijke eerste wandeling. Concrete doelen moeten gesteld worden die tijdcontingent zijn en niet pijncontingent. Hij moet kunnen evalueren wat zijn vorderingen zijn en zichzelf daarvoor belonen.
- *Blijven doen*. Tot slot moet hij dit wandelen 'blijven doen' ook als begeleiding bij de fysiotherapeut is gestopt. Dit gedragsbehoud betekent bovenal een stuk zelfsturing en leren omgaan met terugval.

Het mag duidelijk zijn dat het stappenplan het simplistische advies 'u zou eens wat meer aan sport moeten doen' verre overstijgt.

Gedragsverandering bij de fysiotherapeut
Het stappenplan is evengoed ook van toepassing op gedragsverandering van de fysiotherapeut zelf. In 2003 bleek bij een kleine oriëntatie onder ongeveer 100 fysio-

therapeuten dat slechts 10-40% van de ondervraagden van dit stappenplan hadden gehoord. Dit, terwijl het KNGF in haar richtlijnen adviseert dit model te hanteren. Hulpverleners, waaronder fysiotherapeuten, handelen vaak niet volgens de richtlijnen[4]:

- *Openstaan en begrijpen*. Ze weten vaak niet van het bestaan van een richtlijn af of kennen die inhoud niet.
- *Willen*. Een deel van de hulpverleners wil de richtlijnen niet volgen. Zij hebben een negatieve attitude ten opzichte van richtlijnen in het algemeen of ten opzichte van een bepaalde richtlijn meer specifiek. Men vindt ze te simplistisch, de professionele autonomie inperkend, niet praktisch toepasbaar, enzovoort. Het 'willen' wordt verder ondermijnd door een lage persoonlijke effectiviteitsverwachting over het zelf kunnen uitvoeren van de aanbevelingen, bovendien heeft men vaak een lage verwachting over het uiteindelijke effect van de aanbeveling en door de macht der gewoonte ervaart men een inertie tot verandering.
- *Doen*. Ook de stap 'doen' is niet altijd optimaal, wat voor een deel te maken heeft met externe barrières zoals de richtlijn zelf die onduidelijk, complex en moeilijk in gebruik is en als hinderlijk wordt ervaren. Men stuit ook op weerstand bij de patiënt bij het volgen van de richtlijn. De context moedigt het 'doen' niet aan door gebrek aan tijd, geen remindersysteem, onvoldoende materiaal (folders, platen) ter ondersteuning van de uitvoering van de richtlijn en door een toename van praktijkkosten die kan ontstaan.

Sterke en zwakke kanten
Het stappenplan voor gedragsverandering betekent een belangrijke stap vooruit voor de fysiotherapie. Het is een uiterst handzaam model van eenvoudig te onthouden en logisch op elkaar volgende stappen. Bovendien is het model gefundeerd op een acceptabel, zij het nog sterk impliciet, theoretisch minimum. Het model in zijn huidige vorm kent ook een aantal beperkingen. Het mist detaillering in het *aantal* concepten en in de *onderlinge relaties* tussen die concepten. Bovendien mist het model, zoals momenteel in de fysiotherapie gepresenteerd, voldoende expliciete verwijzing naar wetenschappelijke theorieën en bronnen. In de huidige tijd van evidence-based practice mag men van fysiotherapeuten verwachten dat ze deze detaillering in onderbouwing ook ten aanzien van het coachingproces aankunnen.

In dit hoofdstuk wordt zoals gezegd een aantal theorieën uit de 'motivational science' besproken en hun praktische implicaties toegelicht. Daarbij wordt zo veel mogelijk aangesloten bij het stappenplan van openstaan, begrijpen, willen, kunnen, doen, en blijven doen. Twee overwegingen spelen daarbij. Ten eerste dat de individuele fysiotherapeut bezig is zich dit gedachtegoed eigen te maken. Kennisverwerving wordt in hoge mate bevorderd door aan te sluiten bij hetgeen iemand al weet, om van daaruit verder uit te bouwen[5]. Ten tweede dat de ontwikkeling van het beroep niet gediend is bij divergentie in begrippenkaders als dit niet noodzakelijk is. Achtereenvolgens passeren de volgende onderwerpen: het stappenplan opdelen in twee grote fasen, verschillende soorten van 'willen' onderscheiden, het 'zelf' een plaats geven, doelen uitdiepen, de rationaliteit ter discussie stellen, persoonlijkheid een plaats geven, meer aandacht voor terugwijzende processen, de fysiotherapeut opnemen in het model, de faciliterende rol van 'flow'. Het hoofdstuk wordt afgesloten met het bespreken van de rol van wilskracht in het 'blijven doen'.

4-2 Twee ordenende principes

Het stappenplan wint aan kracht als ten eerste de intentieformatiefase wordt onderscheiden van de actiefase. En ten tweede als het 'willen' uit de intentieformatiefase nader opgedeeld wordt.

4-2-1 Onderscheid in de intentieformatiefase en de actiefase

In het model moet meer expliciet een onderscheid gemaakt worden tussen de fase van intentieformatie en de actiefase. In het model ligt die scheiding na de stap 'willen' (figuur 4-2).

Figuur 4-2 Het stappenplan opgedeeld in twee hoofdfasen.

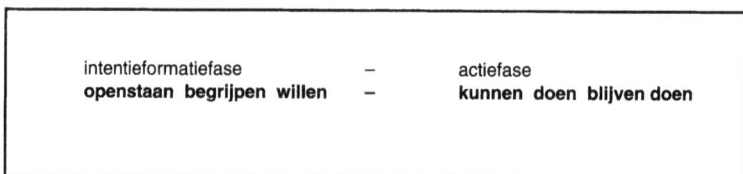

Veel onderzoekers benadrukken dit verschil. Gollwitzer en collega's tonen bijvoorbeeld aan dat de hersenen in een geheel andere toestand verkeren tijdens het *overwegen* van gedragsverandering, dan tijdens het *plannen* of implementeren van de uitvoering van de gedragsverandering[6]. Nadat de beslissing gevallen is, staat de patiënt in de actiefase veel minder open voor nieuwe argumentatie. We zien hier dat het passeren van de stap 'willen' een belangrijke invloed heeft op 'openstaan' voor tegenstrijdige argumenten. Dat betekent dat de fysiotherapeut de patiënt goed de ruimte moet geven een beslissing te nemen zoals wel of niet terug naar de arts, om daar vervolgens geen verandering meer in aan te brengen. De patiënt staat daarvoor niet meer open. Het betekent ook dat op het moment dat de hersenen van de patiënt bezig zijn met afwegen en beslissen, het even duurt voordat ze gericht zijn op het plannen van actie. De fysiotherapeut moet de patiënt tijd geven deze overgang te maken en niet direct na de beslissing te vragen: 'Hoe gaat u het aanpakken?' De kans op een 'weet ik niet', een persoonlijke effectiviteit ondermijnende uitspraak, is dan groter. Beter is het de intentieformatiefase rustig af te sluiten door bijvoorbeeld het geven van een heldere samenvatting en het aankondigen van de volgende fase.

De intentieformatiefase en de actiefase hebben ieder hun eigen theorieën: het ASE-model is kenmerkend voor de intentieformatie, het stappenplan beschrijft dit ook. Maar het stappenplan benadrukt onvoldoende expliciet de zelfregulatietheorieën die zo kenmerkend zijn voor de actiefase. Daarmee blijft een belangrijk veld van wetenschappelijke kennis met betrekking tot het verbeteren van de effectiviteit van fysiotherapie onontgonnen.

In dit hoofdstuk over motivatie ligt de nadruk op de intentieformatiefase. In hoofdstuk 6 wordt de 'actiefase' nader besproken als het gaat over het bevorderen van de zelfregulatie en het probleemoplossingsvermogen van de patiënt.

4-2-2 'Willen' opdelen: van externe naar interne motivatie

De zelfdeterminatietheorie kan de fysiotherapeut helpen zijn denken over motivatie (intentieformatie) te nuanceren[7]. Motivatie is niet een enkelvoudig construct. Patiënten kunnen vanuit verschillende oriëntaties gemotiveerd zijn: zowel *intern* vanuit persoonlijke behoeften, waarden en interesses, als *extern* door druk van buitenaf. Als de patiënt intrinsiek gemotiveerd is uit te voeren wat hij met de fysiotherapeut is overeengekomen, dan heeft dit vele voordelen: hij is meer geïnteresseerd, ervaart een positieve stemming en heeft meer zelfvertrouwen. Daardoor vergroot zich de kans op betere prestaties, op doorzetten, op creatieve oplossingen, op gevoel van eigenwaarde, op vitaliteit en op een algemeen welbevinden.

Intrinsieke motivatie wordt bevorderd als het gedragsvoorstel tegemoet komt aan drie basisbehoeften: competentie, autonomie en verbondenheid:

- De fysiotherapeut kan de patiënt aanzetten tot het verhogen van *competentie* door te benadrukken dat leren belangrijker is dan presteren.
- De *autonomie* wordt bevorderd door de patiënt vrij te laten te kiezen wat hij wil bereiken. Zaken die autonomie verminderen ondermijnen ook de intrinsieke motivatie[8]: bijvoorbeeld als de fysiotherapeut te nadrukkelijk beloont, wat manipulatief kan lijken, scherpe deadlines creëert, zeer directieve opdrachten geeft en de doelen zelf bepaalt. We bespreken dit later onder het kopje autonoom gestelde doelen.
- Intrinsieke motivatie van de patiënt kan alleen ontstaan als ook voldaan is aan de laatste basisbehoefte: *verbondenheid*. De patiënt moet zich veilig en gerespecteerd voelen door de fysiotherapeut wil hij zijn adviezen en gedachtegang aannemen en uiteindelijk daar zelf ook volledig achter staan. Een goede werkrelatie is ook nodig om te durven experimenteren (competentie ontwikkelen) en zelf beslissingen te nemen (autonomie).

De fysiotherapeut moet zich realiseren dat patiënten alleen intrinsiek gemotiveerd zijn voor activiteiten die intrinsiek interessant voor hen zijn, zoals activiteiten die nieuw of uitdagend zijn, of esthetische implicaties hebben[7]. Is deze interesse er niet, wat vaak voorkomt bij de 'doe-voorstellen' van de fysiotherapeut, dan wordt het belang en de aard van *extrinsieke* motivatie belangrijk. Dit is een belangrijke constatering omdat dit vraagt om een flexibele opstelling van de fysiotherapeut. Zowel een directieve als een participatieve benadering krijgen daardoor een plaats in de fysiotherapie. De motivatie van de patiënt kan groeien van extern, via een aantal tussenstappen naar intern. In tabel 4-1 staan de verschillende motivationele toestanden.

gedrag	niet-autonoom				autonoom
motivatie		.... extrinsieke motivatie			intrinsieke motivatie
sturingstijl	externe sturing	introjectie	identificatie	integratie	intrinsieke sturing
ervaren causaliteit	extern	beetje extern	beetje intern	intern	intern
sturende processen	compliantie, externe beloning en straffen operante conditionering (ik word verplicht)	zelfcontrole, egobetrokkenheid, interne beloning en straffen (ik zou me schamen als ik het niet zou doen)	persoonlijk belang, bewuste waarde- toekenning (ik zie er het belang van in voor mezelf)	congruentie, bewustzijn, synthese met zelf (ik wil dit, zo bén ik)	interesse, er lol in hebben, in zichzelf bevredigend, passie

Tabel 4-1 Zelfdeterminatietheorie van motivatie[7].

Toelichting op de tabel:
- bij *externe sturing* toont de patiënt gezondheidsgedrag omdat hij zich daartoe van buitenaf gedwongen voelt. De fysiotherapeut heeft gezegd dat de oefening nodig was en dat hij zou stoppen met de behandeling als de patiënt geen verbetering in belastbaarheid laat zien;
- bij *introjectieve sturing* voelt de patiënt zich van binnenuit gedwongen tot gezondheidsgedrag; uit schaamte, angst om een flater te slaan, neiging op te scheppen en niet onder te willen doen voor een ander dwingen hem ertoe de opdracht uit te voeren;
- bij *identificatie* voert de patiënt het gezondheidsgedrag uit omdat hij echt overtuigd is van het persoonlijk belang; de patiënt vindt het verkrijgen van een betere conditie belangrijk voor zichzelf;
- *integratieve sturing* ligt als het ware nog dieper binnen de persoon; conditie en fitheid zijn waarden die helemaal bij de persoon zijn gaan horen, ze maken deel uit van zijn identiteit; het zijn centrale aspecten in zijn persoonlijk streven;
- bij *intrinsieke motivatie* is de patiënt de activiteit op zichzelf gaan waarderen en niet alleen de uitkomsten; dat is het kenmerkende verschil met de voorgaande externe motivaties; de patiënt identificeert zich niet alleen met de sportieve activiteiten maar geniet daar ook van.

Hetzelfde kan beschreven worden ten aanzien van het 'niet klagen maar dragen' van pijn, vermoeidheid, benauwdheid of stress: ik 'draag' omdat anders mijn fysiotherapeut zo snibbig doet (extern), ik 'draag' omdat ik geen klager wil lijken (introjectief), ik 'draag' omdat ik zie dat het belangrijk voor me is en ik zo meer kan doen wat ik leuk of belangrijk vind (identificatie), ik 'draag' omdat ik vind dat ik typisch iemand ben die kan 'afzien' (integratief), ik 'draag' omdat ik ervan geniet dit positieve psychologische vermogen aan te spreken; het maakt me vrij en mijn persoonlijke effectiviteit groeit ervan: ik ben de pijn de baas.

Binnen het geschetste kader is de theorie over begeleiding geven van Hersey ook interessant[9]. Hij spreekt over verschillende soorten van begeleiding afgestemd op de zelfstandigheid (autonomie) en het vermogen verantwoording te dragen door de patiënt: 'telling', 'selling', 'participating' en ten slotte 'delegating'. Kortom, hoe meer zelfgedetermineerd (autonoom) de patiënt handelt des te meer trekt de fysiotherapeut zich in de begeleiding terug. Men kan de patiënt ook prikkelen te groeien naar een volgende fase door *net iets minder* sturing te geven dan de patiënt lijkt te vragen. Vermunt spreekt in dat verband over *constructieve frictie* in de mate van afstemming tussen de vraag aan sturing van de patiënt en het aanbod van de fysiotherapeut[10].

Plaatsbepaling: 'participating' en 'delegating' veronderstelt een voldoende mate van autonomie van de patiënt, wat op zijn beurt voldoende zelfregulatie en probleemoplossingsvaardigheden vraagt. Deze vaardigheden worden in hoofdstuk 6 besproken.

4-3 De plaats van het 'zelf' in gedragsverandering

Vreemd genoeg is er weinig expliciete aandacht voor het 'zelf' in de fysiotherapie. Vreemd omdat informatieverwerking, ziekteopvattingen maar ook motivatie en wilskracht een sterke relatie hebben met aspecten van het 'zelf'. Kijkend naar de intentieformatiefase met de stappen 'openstaan en begrijpen': informatie wordt veel beter onthouden als die 'zelf'-relevant voor de patiënt is. Op deze wijze wordt de nieuwe informatie gekoppeld aan het rijke bestand aan persoonlijke ervaringen die de patiënt al heeft[11]. Dat is één van de redenen waarom we spreken over een *gepersonifieerd* biopsychosociaal model.

Het willen en het centrale model daarin, het ASE-model, zal aan kracht winnen als het zelfbeeld, identiteit of zelfrepresentatie expliciet wordt toegevoegd[12; 13] (figuur 4-3). Bovendien is 'wilskracht' binnen het 'zelf' onder te brengen. Wilskracht is een motivationeel construct met een zeer direct effect op de actiefase ('doen' en 'blijven doen'). We bespreken nu eerst de relatie tussen motivatie en zelfbeeld. Aan het eind van het hoofdstuk wordt wilskracht verder uitgewerkt.

4-3-1 Het zelfbeeld bepaalt sterk de inhoud van het 'willen'

Het zelfbeeld is enorm belangrijk voor de inhoud van denken, voelen en doen van de patiënt en daarmee voor zijn motivatie. Afhankelijk van het zelfbeeld verschijnen er verschillende motivaties. Als het zelfbeeld verandert door bijvoorbeeld ziekte of met het toenemen van de leeftijd, kunnen motivaties meeveranderen[14]. Zo kan de patiënt menen te oud te zijn, lui, goed of juist slecht tegen pijn te kunnen, een doorzetter te zijn enzovoort.

Op soortgelijke wijze beïnvloedt het fysieke zelfbeeld ten aanzien van geschiktheid voor sportieve activiteiten in belangrijke mate de deelname daaraan[15]. Dit zelfbeeld is ontstaan uit:
- *persoonlijke geschiedenis*: 'ik was slecht in gym op school';
- *sociale boodschappen* en sociale vergelijking: 'men zegt dat ik geen sporter ben';
- *culturele beelden* en culturele vergelijking: 'ik ben te dik/te oud voor sport'.

Figuur 4-3 Het 'zelf' geplaatst in het ASE-model.

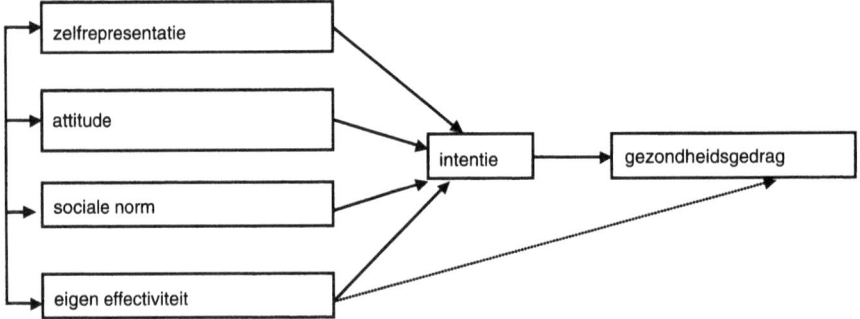

Het zelfbeeld bepaalt hier in belangrijke mate de positieve of negatieve attitude ten aanzien van het uitvoeren van sportieve activiteiten. Een ander voorbeeld is of de patiënt *zichzelf* ziet als iemand met relatief vaste eigenschappen of meer als iemand in een ontwikkelingsproces met potentie. De eerste visie is duidelijk gecorreleerd met minder positieve prestaties en therapeutische resultaten[16]. We werken die verder onder het kopje 'doelen' uit.

Zoals gezegd ontstaat het zelfbeeld voor een deel uit hoe anderen op ons reageren: wat anderen van ons vinden. Een nuancering is hier op zijn plaats: het zelfbeeld komt meer overeen met hoe we *menen* dat anderen ons zien, dan hoe anderen ons feitelijk zien[17]. Het is daarom verstandig dat de fysiotherapeut een disfunctioneel zelfbeeld bij de patiënt – dat een algemene herstelbelemmerende factor blijkt te zijn – nader onderzoekt en toetst aan de realiteit. Een disfunctioneel zelfbeeld kan te negatief zijn: 'Ik ben niet trainbaar', maar ook te positief: 'Ik ben in prima conditie'. De fysiotherapeut kan dit doen door naar het bewijs te vragen van de negatieve of positieve disfunctionele opvattingen van de patiënt over zichzelf. Of naar het bewijs over de vermeende opvatting van belangrijke anderen (baas/partner/arts) over hem. In essentie zijn het antwoorden op de vraag: 'Waaruit maakt u dat op?'

4-3-2 De motivationele impact van zelfdiscrepanties

Komt het huidige zelfbeeld van de patiënt overeen met de verwachtingen die hijzelf en anderen van hem hebben? Zo niet dan ontstaat er onvrede met zichzelf en emoties die een sterke motivator zijn om die zelfdiscrepantie te verminderen[18]. Zeker als er ook een hoge persoonlijke effectiviteitsverwachting is om die onvrede te kunnen reduceren[19]. Onvrede over gewicht, uiterlijk, status en sociaal-maatschappelijke participatie zijn welbekend als motivatoren. De verwachtingen die men heeft kan men nader onderscheiden in wensen en eisen. De eerste verwijzen naar een ideaalbeeld, de tweede naar een moreel zelfbeeld. In tabel 4-2 worden een viertal zelfdiscrepanties uitgewerkt met potentieel negatieve gevolgen voor het fysiotherapeutische zorgproces.

De fysiotherapeut kan deze zelfdiscrepanties beïnvloeden door:

- *Het actuele zelfbeeld te beïnvloeden*: (a) gedragsmatig door vaardigheden te verbeteren. De patiënt leert bijvoorbeeld met pijn om te gaan en merkt dat hij meer kan verdragen dan hij dacht; (b) cognitief door het denken over het 'zelf' te veranderen: 'Je zegt dat je erg veel tijd voor jezelf vraagt, maar wat is veel? Wat zie je anderen doen? Is dat werkelijk zo?' De patiënt leert zo dat hij feitelijk helemaal niet veel tijd vraagt voor zichzelf, of leert dat als hij het voor zijn doen rustig aan doet hij feitelijk al hard werkt. Een gevonden positieve zelfuitspraak kan men door mentaal repeteren sterker verankeren, bijvoorbeeld: 'Ik ben meer dan mijn beperkingen.'
- *Het ideale of morele zelfbeeld relativeren*: 'Is dat echt het enige dat voor je telt?' Vragen over rechtvaardigheid en onredelijkheid: 'Is het wel redelijk de lat voor jezelf zo enorm hoog te leggen, waardoor teleurstelling niet kan uitblijven?' Door te laten zien dat de patiënt met twee maten meet: 'Stel je die eisen ook voor anderen? Nee? Waar zit het verschil dan?'
- *Door bepaalde situaties te vermijden*: 'Niet meer naar een (flitsende) sportclub gaan, maar naar bewegen voor ouderen'.

discrepantie tussen huidige zelfbeeld en het...	voorbeeld	emotie	effect op 'doen'
...ideaalbeeld dat anderen van je hebben	De patiënt merkt dat hij niet kan voldoen aan de verwachting van zijn baas	door verwacht verlies van waardering → schaamte	Patiënt durft niet meer op het werk te verschijnen
...eigen morele zelfbeeld	De patiënte merkt dat ze meer tijd voor zichzelf nodig heeft dan ze feitelijk zelf vindt dat behoort	door zelfkritiek → schuldgevoelens en het zich kwalijk nemen	Patiënte doet de ontspanningsoefeningen niet
...morele zelfbeeld dat anderen van je hebben	De patiënte verzuimt te oefenen en weet/meent dat de fysiotherapeut dit zeer afkeurenswaardig vindt	door verwachte afkeuring enz. → angst	Patiënt liegt over oefenfrequentie of verschijnt niet meer op de therapie
...eigen ideaalbeeld	De patiënte merkt dat ze (door rugpijn) niet kan voldoen aan haar ideaalbeeld van energieke en opgewekte werkende moeder	door ervaren gebrek aan persoonlijke effectiviteit of zelfvervulling → teleurstelling en onvrede	Patiënte blijft veel te veel doen

Tabel 4-2 Voorbeelden van gevolgen van een discrepantie tussen actueel zelfbeeld en ideaal of moreel zelfbeeld voor het fysiotherapeutische zorgproces.

4-3-3 Eigenwaarde is een belangrijke motivator

Mensen zijn gemotiveerd eigenwaarde te behouden of te versterken. We bespraken al dat zelfonvrede een belangrijke motivator is. In hoofdstuk 1 zagen we dat eigenwaarde beschermd kan worden door allerlei onbewuste afweermechanismen (egodefensies) in te zetten. Mensen houden hun eigenwaarde ook hoog door een goede indruk te maken op anderen. Niet elke poging daartoe is even gezond: roken om stoer te zijn, overmatig zonnen om mooi te zijn, overmatig flink doordrukken bij pijn en bijvoorbeeld excessief sporten of lijnen[20].

Hoe we bij anderen afsteken bepaalt voor een deel ons gevoel van eigenwaarde. Nabij iemand zijn die sterker is op een centraal aspect van eigenwaarde ervaren we als pijnlijk. Nabij iemand zijn die sterker is op een niet-centraal aspect van eigenwaarde ervaren we als prettig. Het is dan alsof het 'goede' van de ander ook op ons afstraalt[21]. De motivatie tot 'doen' kan door beide processen beïnvloed worden. De patiënt laat zich bijvoorbeeld niet helpen omdat het pijnlijk voor hem is geconfronteerd te worden met onvermogen ten opzichte van de helper. De patiënt komt graag in de praktijk omdat die zo goed staat aangeschreven.

Zich optimaal willen onderscheiden van anderen
Mensen streven ernaar zich optimaal te onderscheiden van anderen. Men wil in bepaalde mate uniek of bijzonder zijn. Optimaal, omdat zowel het zich helemaal niet onderscheiden van anderen, als het zich volledig onderscheiden van anderen een bedreiging vormt voor de eigenwaarde: opgaan versus isolatie. En dat heeft gevolgen voor iemands motivatie[22]. Zo zal bijvoorbeeld de keuze voor nascholing in de fysiotherapie niet alleen bepaald worden door de vraag in de praktijk waar hij werkzaam is, of de interesse van de fysiotherapeut, maar ook door de mogelijkheid zich te onderscheiden van collega's. Zo ook kan voor sommige patiënten de 'lol' er af zijn als medepatiënten in een groep evenveel geleerd hebben. Een ander voorbeeld: als er op een gezondheidsclub door iedereen dezelfde kleding moet worden gedragen, ontbreekt voor sommigen de mogelijkheid zich in kleding in positieve zin te onderscheiden van anderen.

4-3-4 'Identity negotiation'

We neigen ertoe het beeld dat de ander van ons heeft voor een deel te bevestigen doordat we ons ernaar gaan gedragen. Als bijvoorbeeld een werkgever een negatief beeld heeft over de intrinsieke motivatie van zijn werknemer zal hij bijvoorbeeld meer druk uitoefenen op de werknemer waardoor de interne motivatie van de werknemer afneemt: een voorbeeld van een self-fulfilling prophecy[23]. De fysiotherapeut moet er daarom op bedacht zijn dat zijn eigen negatieve opvattingen over de patiënt op zo'n wijze kunnen doorwerken in zijn gedrag dat hij daardoor feitelijk uitlokt wat hij al vermoedde. Op dezelfde wijze kunnen allerlei negatieve opvattingen in termen van mensbeeld, ideeën over lastige, domme, niet gemotiveerde patiënten, dergelijk gedrag juist uitlokken: De fysiotherapeut begint zo verzuchtend aan het in zijn ogen hopeloze adviesgesprek, om de volgende behandeling al te merken dat waar hij bang voor was bewaarheid werd: de patiënt komt niet meer opdagen.

Overdracht

Uit het voorgaande blijkt dat we patiënten soms eigenschappen toedichten die ze feitelijk niet hebben. Voor een deel komt dit door *overdracht*[24]. Bij overdracht lijkt de patiënt in bepaalde opzichten op een persoon die een belangrijke negatieve affectieve impact op ons had (een krenkende ouder of docent bijvoorbeeld). Zonder dat we ons daarvan bewust zijn reageren we nu op de patiënt alsof deze de persoon uit het verleden was. Hoewel overdracht in essentie een alledaags proces is, kan ze wel degelijk disfunctionele vormen aannemen. Op twee manieren kan via overdracht de motivatie van de patiënt ondermijnd worden: (a) de werkrelatie tussen patiënt en fysiotherapeut die voorwaarde is voor motivatie wordt ondermijnd, en (b) door de al beschreven self-fulfilling prophecy.

Tegenkrachten

Er zijn ook tegenkrachten die weerstand bieden aan een opgedrongen negatieve identiteit. Sommige patiënten zullen hun eigen zelfbeeld proberen neer te zetten, zeker als ze daar zelfverzekerd over zijn. De kans bestaat op een strijd tussen fysiotherapeut en patiënt rondom elkaars identiteit en daarmee feitelijk om de bejegening. Mensen hebben de neiging naar bevestiging te zoeken van het zelfbeeld dat ze van zichzelf hebben, ook al is dit zelfbeeld negatief[25].

De fysiotherapeut moet er alert op zijn dat sommige patiënten een bepaald (positief maar ook negatief) beeld kunnen opdringen. Mensen bedienen zich van verschillende strategieën om het zelfbeeld dat men heeft bevestigd te krijgen:
- *Interacties selecteren*: de patiënt kan strategisch voor een bepaalde fysiotherapeut of huisarts kiezen die zijn zelfbeeld in stand houdt, bijvoorbeeld een vaderlijke fysiotherapeut die een afhankelijk zelfbeeld in stand houdt.
- *Impressiemanagement*: de patiënt kan proberen via allerlei signalen in kleding en gedrag een bepaalde indruk bij de fysiotherapeut te wekken, bijvoorbeeld 'zeer gemotiveerd' te zijn.
- *Interactiestrategieën*: de patiënt kan proberen de interactie naar zijn hand te zetten zodat zijn zelfbeeld bevestigd wordt. Hij heeft bijvoorbeeld een beeld van zichzelf dat hij niets zelf kan beslissen en lokt een directief adviserende houding uit bij de therapeut. De therapeut verzucht op den duur: 'Het lijkt wel of u helemaal niets zelf kunt beslissen!'

4-4 Motivatie en doelen stellen

Willen heeft te maken met 'wat', met 'wat wil de patiënt' en verwijst daarmee naar doelen stellen. Doelen stellen is een rijker gebied met boeiende aangrijpingspunten voor de fysiotherapeut dan men doorgaans op voorhand vermoedt. In de komende paragrafen wordt achtereenvolgens aandacht besteed aan 'wat', oftewel het domein waarop het doel gericht is en op het 'hoe', oftewel de vorm of wijze waarop het doel geformuleerd is. Onder het kopje *domein van doelen* beschrijven we het opstellen van de inhoud van functionele patiëntgerichte doelen en het aansluiten bij universele behoeften. Onder het kopje *vormaspecten van doelen* bespreken we de hoogte van de doelen, de complexiteit van doelen, de specificiteit en diverse doeloriëntaties zoals prestatie- versus leergerichte doelen en bijvoorbeeld de promotie- of preventiefocus. In figuur 4-4 staan de onderwerpen in het kader 'doelen' geordend.

Figuur 4-4 Goaltheorie van Locke[26]; de box 'doelen' is aangevuld met doeloriëntaties.

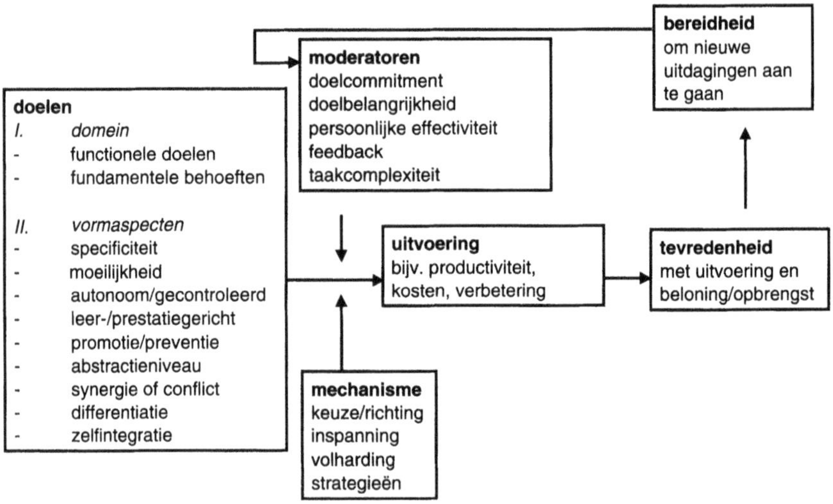

```
doelen
I.   domein
     - functionele doelen
     - fundamentele behoeften

II.  vormaspecten
     - specificiteit
     - moeilijkheid
     - autonoom/gecontroleerd
     - leer-/prestatiegericht
     - promotie/preventie
     - abstractieniveau
     - synergie of conflict
     - differentiatie
     - zelfintegratie
```

```
moderatoren
doelcommitment
doelbelangrijkheid
persoonlijke effectiviteit
feedback
taakcomplexiteit
```

```
uitvoering
bijv. productiviteit,
kosten, verbetering
```

```
mechanisme
keuze/richting
inspanning
volharding
strategieën
```

```
bereidheid
om nieuwe
uitdagingen aan
te gaan
```

```
tevredenheid
met uitvoering en
beloning/opbrengst
```

4-4-1 Domeinen van doelen

Patiëntgerichte functionele doelen opstellen
Fysiotherapeuten vinden doelen stellen in overleg met de patiënt belangrijk. Desalniettemin blijkt uit onderzoek dat ze niet alle mogelijkheden daartoe benutten[27]. Recent worden er wel stappen ondernomen om in de fysiotherapie methoden te implementeren om patiëntgecentreerde doelen te schrijven[28]. Een uitwerking om dit in drie stappen via het stellen van vragen te bereiken kan er als volgt uitzien[29].

1 Vragen om de gewenste uitkomst te achterhalen van de patiënt of zijn familie

> – Als je je energie op één ding voor jezelf zou richten, wat zou dat dan zijn?
> – Bij welke activiteiten heb je hulp nodig terwijl je het liever zelf zou kunnen?
> – Wat zijn je zorgen over terugkeer naar werk, huis, school, of ontspanning en recreatieve activiteiten?
> – Stel dat we zes maanden verder zijn. Wat wil je dan dat er veranderd is ten opzichte van de huidige situatie, en wat moet hetzelfde blijven?

2   Vragen om de omstandigheden te bepalen waarin de activiteiten van de patiënt moeten plaatsvinden

- Vertel eens wat over jezelf.
- Vertel me eens over je thuissituatie: welke activiteiten doe je daar? Kun je je thuisomgeving beschrijven?
- Is daar iemand die je kan helpen bij de activiteiten die je wilt ondernemen?
- Wat doe je graag in je vrije tijd? Kun je de fysieke activiteiten en de omgeving beschrijven die te maken hebben met je hobby of recreatie?
- Beschrijf eens een gemiddelde dag.

3   In de patiëntgerichte functionele doelen moeten de volgende elementen terugkomen

- *Wie*: dit is altijd de patiënt, hij staat centraal in de beschrijving van het functionele doel.
- *Wat*: welke activiteit (observeerbaar, herhaalbaar, en met een begin en eind), bijvoorbeeld telefoneren, of tuinieren. Niet schrijven 'in staat zijn tot', maar 'doet'. 'In staat zijn tot' is nog te gevoelig voor motivationele barrières.
- *Onder welke condities*: hobbelig terrein, met vriend, 's avonds laat en dergelijke.
- *Hoe goed*: geen vage omschrijvingen gebruiken zoals 'met minimale steun'. Duidelijker is 'met steunmogelijkheid van een stoel'. Of bijvoorbeeld beschrijven hoe vaak of hoe snel (in tien minuten aankleden).
- *Wanneer*: de prognose is afhankelijk van weefselherstel, uitkomst van onderzoek, persoonlijke ervaring, eerdere progressie van de patiënt.

Aansluiten bij universele behoeften
Als doelen congruent zijn aan de basisbehoefte is de kans op psychologisch en fysiek welzijn groter[30]. Als we weten waar elk mens fundamenteel behoefte aan heeft kunnen we onze argumenten en 'doe-voorstellen' daardoor laten inspireren. Dat motiveert! Sheldon komt in zijn overzicht tot vier fundamentele behoeften[31]: autonomie, competentie, verbondenheid, en eigenwaarde. Ze zijn voor ieder mens belangrijk en noodzakelijk voor welzijn. Andere behoeften of wensen zijn weliswaar waardevol voor een persoon, maar dat is dan meer persoonlijk bepaald, minder doordringend en niet universeel: genot, veiligheid, zelfverwerkelijking en fysieke gezondheid. Het belang van deze persoonlijke waarden of voorkeuren van de patiënt kan de fysiotherapeut alleen maar in het gesprek met hem achterhalen. Populariteit en macht, geld en luxe blijken helemaal geen fundamentele behoeften te zijn en kunnen welzijn zelfs tegenwerken.

Er is een relatie tussen het niet kunnen vervullen van fundamentele behoeften en de problematiek van chronisch zieken. Juist daar worden deze fundamentele behoeften aan autonomie, competentie, verbondenheid en eigenwaarde bedreigd.

Het blokkeren van deze fundamentele behoeften raakt rechtstreeks volwaardig burgerschap of sociaal-maatschappelijke participatie. De fysiotherapeut kan proberen de fysiotherapeutische doelstellingen in te bedden in deze fundamentele behoeften of in ieder geval daarvan niet afwijkend te maken.

Het vervullen van deze fundamentele behoeften correleert sterk met welzijn ook al is er op lager niveau pijn of ander ongemak aanwezig en het is te prefereren boven een definitie van welzijn die meer het genot nastreeft. Het maakt het mogelijk ook onder belabberde omstandigheden welzijn te ervaren.

Uitwerking per fundamentele behoefte

Autonomie
De 'empowerment theory' in de revalidatie heeft als centraal doel de autonomie van de patiënt te ondersteunen[32]. De gezamenlijke inspanningen tussen patiënt en professionals is gericht op het zo zelfstandig mogelijk maken van iemand met een functiebeperking, op het ontwikkelen van vaardigheden om barrières in diens leven te overwinnen en op samenwerking met anderen om die obstakels te slechten die optimale integratie in de maatschappij in de weg staan. De fysiotherapeut kan bij deze behoeften met zijn benadering aansluiten. Dat betekent vanzelfsprekend een participatieve benadering waarin zelfbeschikking centraal staat als het gaat om het bepalen van doelen en middelen van de therapie. Dit met inachtneming van de professionele mogelijkheden, overwegingen en beperkingen die gelegen zijn in de fysiotherapie.

Competentie
Mensen hebben een fundamentele behoefte aan 'succes' en aan uitdaging. De fysiotherapeut kan kunstig proberen de belasting en belastbaarheid van de patiënt binnen een bepaald oefen- of adviesdomein zo aan te bieden dat constructieve frictie ontstaat: net iets meer dan hij doorgaans doet. De patiënt wordt daardoor aangesproken zijn competentie verder te ontwikkelen.

Verbondenheid
Verbondenheid, betekenisvolle relaties hebben met anderen, is een zeer essentiële behoefte die men op vele terreinen terugziet[33]. De fysiotherapeut kan kijken of het meerwaarde heeft voor de patiënt als therapie*doelen* geformeerd worden met directe of indirecte relatie tot verbondenheid. Doelen op participatieniveau hebben die relatie al snel. Maar ook op activiteitenniveau zit deze verwijzing. Weer kunnen fietsen bijvoorbeeld breidt de (sociale) actieradius van de patiënt uit. Lopen naar ... kan worden geformuleerd in termen van lopen naar vrienden. Niet alleen het doel maar ook de fysiotherapeutische middelen kunnen meer of minder mogelijkheden geven tot het ervaren van verbondenheid. Groepslessen in plaats van individuele therapie hebben die functie zeer direct. De motivationele impact van verbondenheid blijkt onder andere uit het feit dat oefenen bij een groep of club minder uitval kent dan het alleen oefenen. En naarmate de groepscohesie groter is blijkt de uitval minder[34].

Eigenwaarde
Eerder zagen we al dat mensen erg gemotiveerd zijn hun eigenwaarde te behouden of te vergroten. Vandaar dat bijvoorbeeld complimenten van de fysiotherapeut kunnen motiveren. Een geheel ander punt is het gegeven dat veel behoeften uiteindelijk geworteld zijn in het existentiële dilemma tussen het basisinstinct tot overleven en het uniek menselijke besef van zijn eigen sterfelijkheid. Dit besef kan dermate sterke angst genereren dat het zou paralyseren en doelgericht gedrag ('doen en blijven doen') daarmee onmogelijk zou maken. Eigenwaarde heeft onder andere tot doel deze angst te neutraliseren[35]. In de opvoeding leert het in essentie hulpeloze kind, dat het voldoen aan de verwachtingen van anderen (ouders) warmte, plezier, voeding en veiligheid geeft. Wie voor een ander waardevol is mag er *zijn*. 'Lastig zijn' in de ogen van belangrijke anderen leidt tot afwijzing, straf en isolement. De constatering 'ik doe het niet goed', wordt al snel 'ik deug niet, ik ben geen goed mens'[33]. Het gevoel van eigenwaarde wordt dus sterk bepaald door de mate waarin men zich sociaal geaccepteerd en verbonden voelt[36]. Voelt men zich niet gewaardeerd en verbonden, dan daalt de eigenwaarde en ontstaat angst en spanning. Als de eigenwaarde bedreigd wordt, gaat men in de verdediging[37]. Omdat eigenwaarde een functie heeft in het neutraliseren van de verlammende angst die ontstaat door het halfbewuste besef van de eigen sterfelijkheid, zal deze motivatie prominent aanwezig zijn binnen een gezondheidssetting. Een gezondheidssetting verwijst immers op directe wijze naar onze kwetsbaarheid. De patiënt zal daardoor extra gemotiveerd zijn dingen te 'doen' die zijn eigenwaarde verhogen of ondersteunen (een gunstige indruk willen maken) en zal gemotiveerd zijn te vermijden wat dit ondermijnt (met stok lopen, aan ouderengroep deelnemen, praten over gevoelens), zaken die voor de patiënt 'belachelijk' of 'beschamend' zijn. Ook het motiveren door afkeuring bij chronisch zieken is door de aanslag op eigenwaarde een onjuiste keuze.

Positieve illusies handhaven
Taylor en Brown vinden bewijs voor drie onderling samenhangende positieve illusies in relatie tot 'het zelf' die nauw verbonden zijn met de vier fundamentele behoeften: onrealistische positieve kijk op het zelf (eigenwaarde), overdreven perceptie van persoonlijke invloed/controle (competentie), en onrealistisch optimisme ten aanzien van de toekomst. Deze bevorderen onder andere de motivatie tot presteren en het vermogen positieve relaties te onderhouden[38]. Daarom zal de fysiotherapeut deze gezonde illusies, gezien hun motivationele impact, doorgaans niet ontkrachten.

4-4-2 Vormaspecten van doelen
Bij vormaspecten van doelen gaat het niet om de inhoud van het doel maar om de vorm waarin het doel gesteld is.

Moeilijkheid of hoogte van de doelen
De centrale bevinding van de 'goal-setting theory' van Locke is dat hoe specifieker en hoger men het doel stelt des te hoger doorgaans de prestatie is[26]. De patiënt 'sparen' door lage doelen te stellen in de hoop oefentrouw te verkrijgen is vanuit dat

oogpunt geen goede keuze. De patiënt overvragen is natuurlijk een ander uiterste. De hoogte van de doelen komt ook terug als het gaat om het creëren van een toestand van flow. In een toestand van flow kan de pijnbeleving naar de achtergrond verdwijnen. Men moet dan wel relatief hoge doelen stellen die de vaardigheden die men heeft optimaal aanspreken. Te hoge, niet haalbare doelen, frustreren en kunnen daarmee de pijnbeleving juist versterken.

Specificiteit
Doorgaans is het gunstig als men heel *specifiek* is in het stellen van doelen. Men moet precies aangeven wat, wanneer en hoe iets gehaald moet worden (zie functionele doelen opstellen). Bij erg complexe taken blijkt dit minder of juist niet het geval te zijn. Een aspecifiek voorstel zoals 'doe je best' blijkt dan juist functioneler omdat dit meer vrijheid toelaat. Als een complexe levenssituatie van de patiënt een algemeen herstelbelemmerende factor vormt, is een algemeen geformuleerd advies of doel zoals het 'benadrukken van het belang voor meer persoonlijke ruimte' waarschijnlijk gunstiger dan een concreet omschreven doel.

Autonoom versus gecontroleerd
Motivatie kan relatief autonoom tot stand komen vanuit een vrij 'willen' vanuit de patiënt of meer gedetermineerd zijn door intrapsychische of externe factoren[7; 8]. In elke situatie waar machtsverhoudingen spelen zoals die tussen ouder-kind, leraar-docent, fysiotherapeut-patiënt, is het thema autonomie versus controle relevant. Als de patiënt autonoom (in vrijheid) een 'doe-voorstel' uitvoert of gedragsverandering inzet heeft dat gunstige gevolgen voor het denken, voelen en doen van de patiënt: de patiënt zal flexibeler denken, met meer creatieve oplossingen komen, met meer plezier en interesse de taak uitvoeren en de gedragsverandering langer volhouden. De kans dat de doelen bereikt worden is groter als de doelen vrij door het 'zelf' bepaald zijn[30]. Deze relatie ligt er bijvoorbeeld voor deelname aan sportieve activiteiten[39; 40]. Maar ook voor de fysiotherapeut zelf geldt deze theorie. Een longitudinaal onderzoek heeft laten zien dat biopsychosociale waarden en handelen bij (medische) studenten meer geïnternaliseerd werden als de docenten autonomie ondersteunden[41]. Men mag aannemen dat een zelfde houding bij een fysiotherapeut positief doorwerkt naar het internaliseren van het biopsychosociale model bij de patiënt. Er is een aantal factoren te benoemen die de interne motivatie kunnen ondermijnen. In tabel 4-3 staan ze opgesomd.

Leergericht versus prestatiegericht (het spel of de knikkers)
Het maakt enorm veel uit of de doeloriëntatie gericht is op het *verwerven* van een belangrijke vaardigheid, zoals het leren beheersen van pijn, het leren omgaan met de ziekte, het leren langer of beter te lopen, het leren beter te ontspannen, of leren dat het *niveau* van de prestatie het hoogste goed is: kijk eens hoe goed ik mijn pijn kan beheersen, hoe ver ik kan lopen, hoe zelfstandig ik ben, hoe goed ik kan ontspannen[16]. Gaat het om het spel of de knikkers?

- *Directe beloning* kan als 'controlerend' ervaren worden (ik doe het voor de beloning). Als de beloning een feedbacksignaal vormt voor competentie speelt dit minder.
- *Dreiging en deadlines* bij aanvankelijk interessante activiteiten doen de interesse verdwijnen.
- Er is iemand (de fysiotherapeut) die *controleert of evalueert* (iemand anders bepaalt of ik het goed doe).
- Geen *keuzevrijheid* ervaren (anderen beslissen voor me).
- *Positieve feedback* (complimenten) als *manipulatief ervaren*: kan de intrinsieke motivatie verlagen.
- Hoge *ego-betrokkenheid*, bijvoorbeeld slagen of falen sterk verbinden met persoonlijke eigenwaarde: maakt onvrij en ondermijnt de intrinsieke motivatie.
- *Objectief zelfbewustzijn*, jezelf als een object waarnemen ondermijnt de interne motivatie; oefenen voor de spiegel (Mensendieck) of juist van binnenuit voelende een goede houding beleven (Feldenkrais).
- Sterk *publiekelijk zelfbewustzijn*, jezelf waarnemen als door de ogen van een ander.

Tabel 4-3 Factoren die interne motivatie ondermijnen[8].

Vaak zijn leergerichte doelen (mastery) gunstiger dan exclusief prestatiegerichte doelen (performance). Vooral als het (nog) niet wil lukken. Een patiënt die gericht is op het verwerven van een vaardigheid in het kader van herstel zal, als het niet direct lukt, daar niet erg van de kaart van raken. Hij zal zich nog meer inzetten, beter proberen de aandacht erbij te houden en het mislukken niet toeschrijven aan een gemis in zichzelf. Een patiënt bij wie alleen prestaties tellen: 'Ik moet weer in het eerste spelen', zal meer problemen ervaren als er sprake is van vertraagd herstel. Hij zal sneller concluderen dat het niet haalbaar is, het opgeven en het toeschrijven als een gemis in zichzelf. Deze doeloriëntaties, leren versus presteren, blijken voor een belangrijk deel gestoeld te zijn op de 'filosofie' die de patiënt heeft: als hij eigenschappen van zichzelf of anderen ziet als vaste entiteiten in plaats van als veranderlijke processen, zal hij eerder prestatiedoelen nastreven. Hier ziet men dus dat diepe overtuigingen (de stap 'begrijpen') van de patiënt over hoe mensen in elkaar zitten het 'willen' in de therapie beïnvloedt.

Omdat deze doeloriëntaties zowel door de dispositie van de patiënt als door de situatie uitgelokt kunnen worden, is de benadering van de fysiotherapeut ook belangrijk. Als de fysiotherapeut zelf de nadruk op presteren legt en bijvoorbeeld sociale vergelijking introduceert, zal de patiënt dit deels overnemen:

> Prachtig, u doet het erg goed, als je dat vergelijkt met wat ik doorgaans tegenkom. Niet iedereen is zo'n doorzetter. Slechts een enkele keer maak ik mee hoe mensen zo'n comeback weten te maken.

De fysiotherapeut kan ook een 'leerklimaat' creëren:

> Het is fascinerend hoe een mens altijd kan besluiten weer aan zijn comeback te werken. Een mens blijft altijd trainbaar, ook al is hij tachtig jaar. We kunnen altijd leren, groeien en veranderen. Het moet heerlijk zijn weer je eigen draai te vinden. Wat heb je nog meer nodig om jezelf verder te helpen?

Ook nu geldt dat het wereldbeeld dat de fysiotherapeut erop nahoudt zijn benadering stuurt.

Onderzoek van Baron vindt steun voor het *multiple goal perspective*. Leergerichte doelen hebben doorgaans wat meer effect op interesse en taakbetrokkenheid (zeker bij laag prestatiegemotiveerden). Prestatiedoelen hebben meer effect op de prestatie zelf (zeker bij hoog prestatiegemotiveerden). Omdat de fysiotherapeut de mate van prestatiemotivatie van de patiënt alleen maar kan vermoeden, lijkt het verstandig om beide doelen te introduceren[42]. 'Je kunt leren om meer quota- of tijdcontingent te gaan bewegen in plaats van pijncontingent. Dat is iets dat tijd vraagt. Je moet het principe daarachter gaan begrijpen, en kijken of je dat in je dagelijks leven kan invoeren, we zullen dat stapsgewijs doen, problemen die je daarbij ervaart zullen we samen doorspreken (leergerichte oriëntatie)'. 'Je gaf aan dat je wandelen met de hond in het bos vroeger met plezier deed en dat je dat graag weer zou kunnen. Wil je er naar toewerken om over vier weken dertig minuten per dag met de hond in het bos te wandelen? (Prestatieoriëntatie.)

Promotie- versus preventiefocus
Doelen kunnen zowel positief als negatief geformuleerd worden. Een positieve doelformulering is gericht op het *verwerven* van gunstig gedrag of gunstige uitkomsten, zoals: gezondheid, conditie, energie, lenigheid, kracht, toename in activiteiten en/of participatie, en positief affect. Bij dit laatste kan men denken aan plezier, blijdschap, affectie, interesse en flow. Bewegingsplezier of betekenisvolle bewegingsactiviteiten verschijnen in de doelformulering. De positieve psychologie kan hier inspirerend werken. Een negatieve doelformulering is gericht op het *voorkomen of verminderen* van ongewenst gedrag of ongewenste uitkomsten zoals ziekte, vermoeidheid, pijn, beperkingen, participatieproblemen en negatief affect. Bij dit laatste kan men denken aan verveling, angst, ongemak, irritatie en boosheid, verdriet en depressie. Vooral het verminderen van (bewegings)ongemak verschijnt in de doelformulering. Higgins noemt dit promotie- versus preventiefocus[43]. Beide vallen onder de noemer hedonisme (het nastreven van genot) maar wel via twee volledig verschillende routes van zelfregulatie. Voor zowel psychologisch welzijn als fysiek welzijn blijkt promotiefocus meer effect te hebben dan preventiefocus[44]. Bovendien blijken patiënten met promotiefocus ten aanzien van psychotherapiedoelen het beter te doen in de therapie[45]. Doelen vanuit een promotiefocus definiëren is dus doorgaans gunstiger (tabel 4-4).

een promotiefocus	*een preventiefocus*
– heeft toenadering als dominante strategie	– heeft vermijding als dominante strategie
– vertrekt vanuit idealen	– vertrekt vanuit 'behorens' en 'moetisme'
– leidt tot gericht zijn op oplossingen (zoeken)	– leidt tot gericht zijn op fouten (voorkomen)
– bevordert het volhouden	– bevordert het opgeven
– beïnvloedt aan- of afwezigheid van positief affect	– beïnvloedt aan- of afwezigheid van negatief affect
– is geassocieerd met optimisme	– is geassocieerd met pessimisme

Tabel 4-4 Voor- en nadelen van een promotie- of preventiefocus[43].

Het is interessant om te zien of de wijze waarop de patiënt zijn doelen in de fysiotherapie stelt ook prognostisch is voor een therapeutische uitkomst. Wat chronische pijnen betreft zijn daar aanwijzingen voor. Een patiënt die gericht blijft op het verminderen van pijn is minder succesvol dan een patiënt die gericht is op het verhogen van activiteiten of participatie.

De fysiotherapeut moet er echter voor waken de preventiedoelen van de patiënt te optimistisch te herformuleren in termen van promotiedoelen. Op zichzelf is dit een goed streven, maar de fysiotherapeut moet voorkomen dat zijn formulering te sterk afwijkt van de focus van de patiënt. Belonen werkt bijvoorbeeld beter als dat als doelrelevant wordt beleefd. Dat betekent dat bij een overduidelijke preventiefocus de beloning daaraan toch moet worden aangepast. Ook blijkt uit onderzoek dat een rolmodel (een voorbeeld) dat het beste bij de regulatieve focus past het best motiveert[46].

Als fysiotherapeut kan je een promotie- of preventiefocus uitlokken; dat wil zeggen gewenst gedrag aanleren of ongewenst gedrag nalaten: zelfregistratie gericht op toename van het aantal keren dat men zonder stok liep versus zelfregistratie gericht op het verminderen van het aantal keren dat men met stok liep.

Proximale doelen zijn doorgaans gunstig, de patiënt krijgt dan snel feedback, maar dit blijkt niet zo te zijn bij een preventiefocus. Sterk gericht zijn op proximale doelen kan dan juist een 'wat-kan-het-me-schelen'-effect laten ontstaan[47]: de patiënt had het voornemen om niet meer te klagen over pijn, niet te piekeren over gezondheid, niet meer te zuchten van vermoeidheid enzovoort. Als hij dit dan uit macht der gewoonte per ongeluk toch doet faalt hij in het voornemen, krijgt een rotgevoel en geeft het voor die dag op. Distale doelen stellen, bijvoorbeeld per week in plaats van per dag, is bij een preventiefocus gunstiger.

Er is een aantal verklaringen te geven voor de relatie tussen een preventiefocus en psychologische distress en fysieke symptomen[44].
- om iets te bereiken heeft men aan één 'richtingaanwijzer' in principe genoeg, om iets te vermijden moet men alle richtingen in de gaten houden;
- preventiefocus is verbonden met gecontroleerde hersenprocessen en minder met autonome processen;
- preventie gaat om wat men 'niet wil', daarmee weet men nog niet wat men dan 'wel wil', zo kan een betekenisvacuüm ontstaan;
- iets *niet* proberen te doen leidt ertoe dat men het dan paradoxaal genoeg juist in de aandacht houdt: niet meer aan pijn proberen te denken kan de pijn juist oproepen[48]; oplossing: niet proberen niet op de pijn te letten (preventiefocus), maar activiteiten te vinden die de aandacht absorberen (promotiefocus).

Niveau van doelspecificatie
Sommige mensen streven doelen na op een hoog abstractieniveau: gelukkig worden, genezen, een goede conditie verwerven[44]. Andere mensen streven meer concrete, lagere doelen na zoals: een goed boek lezen, weer kunnen tillen en drie keer per week één uurtje hardlopen. Beide streven in essentie dezelfde functies na. Toch blijkt dat mensen die hun doelen erg abstract formuleren wat meer kans hebben op

psychologische distress. Dat komt omdat deze doelen moeilijker te bereiken zijn en minder duidelijk is via welke weg ze te bereiken zijn. Bovendien kan een negatief affect gemakkelijker ontstaan. Dat komt door het langer blijven bestaan van een gevoel van onvrede omdat het langer duurt voordat de huidige toestand overeenkomt met de gewenste toestand[49]. Mensen met lage doelstrevingen hebben wat meer positief affect, maar ook meer subjectieve lichamelijke klachten. Mogelijk dat het hebben van lage doelstrevingen gecorreleerd is met repressieve afweermechanismen. Men durft hogere aspiraties niet na te streven uit angst te falen, onderdrukt ze en kiest vervolgens voor meer oppervlakkige. Deze repressie (inhibitie) geeft een verhoogde psychofysiologische activatie en is daardoor relatief ongezond[50].

Synergie of conflicten tussen doelen
Personen verschillen in de mate waarin hun doelen synergetisch aan elkaar zijn, of juist conflicteren[44]. Mensen bij wie de doelen in conflict zijn blijven daar meer over piekeren dan dat ze werken aan het bereiken ervan[51]. Het conflict kan bestaan uit ambivalentie ten opzichte van het doel: men ervaart gemengde gevoelens. Ten aanzien van gezondheidsgedrag zal deze ambivalentie relatief vaak aanwezig zijn. Men ziet vaak wel de voordelen maar die wegen nog niet op tegen de verwachte nadelen. Een ander type conflict ontstaat als men een doel nastreeft dat minimaal met één ander doel conflicteert. Belangrijke voorbeelden vormen bepaalde patiënten met pijn, vermoeidheid of met een gebrekkige algemene fysieke belastbaarheid. Het is de wens van deze patiënten om van hun ongemak (pijn of vermoeidheid) af te komen. Één weg daartoe is het verbeteren van de algehele fysieke conditie. Dat kan een doel worden. Helaas heeft een aanzienlijk deel van deze patiënten een lage frustratietolerantie (zie hoofdstuk 5). Een lage frustratietolerantie betekent dat men geen ongemak wil of denkt te kunnen dragen. Daardoor vormt lichamelijke inspanning die met vermoeidheid en pijn gepaard zal gaan een in hun ogen te grote opgave. Dat is één van de belangrijke redenen voor therapieontrouw in het algemeen en in dit geval een belemmering voor het verkrijgen van een fysiek goede conditie. Er speelt hier een conflict tussen het minder pijn willen hebben en het verbeteren van de fysieke conditie. De ondermijnende effecten van doelconflicten op zelfregulatie worden in hoofdstuk 6 beschreven.

Mate van differentiatie tussen doelen
Sommige mensen streven doelen na in een groot aantal verschillende gebieden die niet veel met elkaar te maken hebben[44]. Mensen die veel verschillende dingen nastreven beoordelen hun strevingen wat negatiever, hebben een lagere verwachting deze doelen nu of in de toekomst te bereiken en vinden wat ze nastreven moeilijker te bereiken dan mensen met minder gedifferentieerde doelen. In die zin moet men niet te veel willen.

4-5 Zijn rationele keuzen mogelijk?

Doelen stellen, overwegingen en afwegingen maken, het lijkt erop dat de mens een rationeel wezen is met een geheel vrije wil die bewust gemotiveerd en bewust gestuurd zijn leven richting geeft. Dit beeld is echter onjuist gebleken.

4-5-1 Illusies ten aanzien van rationaliteit

In vele theorieën over gedrag gaat men uit van rationaliteit: de mens als redelijk denkend wezen. Mensen zouden een goed samenhangend gedachtesysteem hebben en daarbinnen redeneren volgens de regels van logica en van kansberekening. We zien deze nadruk op rationaliteit terug in de uitwerking van het 'willen' in het ASE-model. De attitude wordt gevormd door het *bedenken* van de *overwegingen* over de uitkomsten van het gedrag. Daarna volgt de *afweging*: een optelsom van voor- en nadelen gewogen naar belang of *waarschijnlijkheid*[52; 53]. Ook Ajzen, de grondlegger van het ASE-model, is zich bewust van deze overmatig cognitieve nadruk en bespreekt daarom in zijn latere werk ook de rol van affect en gewoontevorming[54].

De laatste dertig jaar is het 'rationaliteitmodel' van de mens sterk onder druk komen te staan. Mensen denken veel minder samenhangend dan men aannam. Men past ook de regels van logica en kansberekening vaak slecht toe[55]. Mensen gebruiken daarentegen vaak intuïtieve strategieën en vuistregels die redelijk werken, maar vaak ook systematische fouten (bias) oproepen. De patiënt informatie geven en hem alleen een rationele keuze laten maken is bij belangrijke beslissingen geen verstandige benadering.

De rationaliteit is op de helling komen te staan ten aanzien van redeneren, oordelen, waarde inschatten en keuzen maken[55]:

Redeneren: onderzoek laat zien dat mensen zelfs in relatief eenvoudige redenaties niet logisch zijn.

Oordelen: mensen kunnen de waarschijnlijkheid van een gebeurtenis in eenvoudige situaties redelijk accuraat inschatten, tenminste als de waarschijnlijkheidsregels uitgelegd worden. In meer complexe situaties laat men zich echter door niet relevante uiterlijkheden op het verkeerde been zetten. Mensen hebben ook moeite verschillende kenmerken in één eindbeoordeling te verwerken. Of dit nu gaat over het beoordelen van een sollicitant of het beoordelen van de prognose aan de hand van herstelbelemmerende en herstelbevorderende factoren.

Waarde inschatten: men weet ook niet goed meer wat men beleefde en schat daarom de huidige keuze soms verkeerd in. Men herinnert zich bijvoorbeeld alleen nog de lusten en niet de lasten, of andersom.

Keuzen maken: mensen zouden kiezen op basis van voor- en afkeuren en dit gewogen naar belang of waarschijnlijkheid. We zagen al dat mensen belang en waarschijnlijkheid vaak slecht inschatten. Het is zelfs zo dat mensen vaak hun eigen voorkeuren niet kennen. Deze ontstaan vaak pas als ze geëxpliciteerd moeten worden. Context, stemming en dergelijke beïnvloeden dan die voorkeuren. Het is zelfs zo dat het expliciteren en welbewust overwegen, bijvoorbeeld welke jam men het lekkerst vindt of welke cursus men het beste vindt, aan de keuze soms juist afbreuk doet[56]. Het komt ook veel voor dat achteraf rationaliteit ingezet wordt om het 'willen' dat men op voorhand had, te onderbouwen of te rechtvaardigen. Dit proces van 'motivated reasoning' kan geheel onbewust verlopen[57].

Emoties/gevoelens: je hebt in zekere zin 'buik en hart' nodig en niet alleen het 'hoofd' voor optimale keuzen. Damasio toonde aan dat zonder emoties of gevoel men geen rationele keuze kan maken. Dat lijkt onlogisch, maar emoties of gevoelens maken ons duidelijk welke overwegingen, uit vele, belangrijk zijn[58]. Een ogenschijnlijk vage opmerking als 'dat voelt goed aan' kan in die zin het rationele handelen ondersteunen.

Emoties beïnvloeden ook op andere wijze het denkproces; enkele voorbeelden:
- Isen laat zien dat men bij positief affect creatiever kan nadenken en associëren[59];
- in een goede stemming denkt men oppervlakkiger na over argumenten dan in een minder goede stemming; men zegt dan eerder 'ja' tegen een keuze aan de hand van oppervlakkige kenmerken[60];
- verschillende emoties brengen de werking van de hersenen in een verschillende modus[61]; bij angst ziet men meer bedreigende zaken, bij depressieve stemming herinnert men zich meer ellende[62];
- men beoordeelt mensen en andere objecten negatiever als men in een negatieve stemming is[63], enzovoort.

De meeste theorieën veronderstellen daarom een parallel tweeledig proces van (1) meer bewuste procesmatige analytische verwerking, van rationaliteit, en (2) meer affectief gemedieerde verwerking die meer automatisch verloopt. Het model van Leventhal over ziekteopvattingen dat in hoofdstuk 5 en 6 aan bod komt valt hieronder[64].

4-5-2 Automatisch en onbewust 'willen'

Niet alleen de rationaliteit staat onder druk maar ook de 'bewuste sturing' van hogere cognitieve processen. Veel van wat we vinden over anderen of van objecten en ook veel van ons gedrag wordt onbewust vanuit de omgeving gestuurd[65]. De 'vrije wil' is vaak ver te zoeken, ook al hebben we wel degelijk het gevoel welbewust aan het roer van ons leven te staan. Enkele voorbeelden:

Allerlei *stereotiepe* gedachten, gevoelens en gedragingen worden automatisch uitgelokt bij het zien van slechts één kenmerk van die groep. Ook *doelen*, datgene wat men nastreeft, kan door herhaalde koppeling aan omgevingsomstandigheden automatisch verschijnen als men zich weer in de kenmerkende situatie bevindt. Van *emoties* is al lang verondersteld dat ze relatief automatisch zijn. Ledoux stelt zelfs dat er een directe relatie is tussen omgeving en emotie en dat het niet altijd nodig is de omstandigheden bewust cognitief te interpreteren voor het laten ontstaan van emoties[66]. Veel attitudemodellen, waaronder het ASE-model, stellen dat een attitude gevormd wordt door na te denken over voor- en nadelen en deze af te wegen. Maar Zajonc (1980) laat zien dat 'voorkeur' geen interpretatie nodig heeft[67]. Het zien van het object roept rechtstreeks evaluatie op (goed of slecht). Vaak heeft men niet eens door dat men dat doet. We *evalueren en oordelen* dus vaak automatisch en onbewust. Ook al zijn we ons van ons oordeel niet bewust het werkt wel door in onze stemming en gedrag[68]. Deze evaluaties gaan vaak zeer snel, de bewuste evaluatie die daarna volgt staat dan vaak alleen maar in dat teken, zoals we al bij motivated reasoning zagen. Soms is het ook zo dat de automatische evaluatie beter werkt dan de cognitief bewuste[56]. Het gegeven dat hogere processen buiten de bewuste wil om plaats kunnen vinden en dan sterk vanuit de omgeving gestuurd zijn sluit aan bij het volgende construct 'gewoonte'.

4-5-3 'Willen en doen' uit gewoonte

Het beredeneerde 'willen', vanuit attitude, sociale druk en persoonlijke effectiviteit speelt *wel* een grote rol bij gedragingen die nieuw zijn of slechts af en toe getoond worden. Bij 'oude' gedragingen die frequent voorkomen speelt het 'doen uit gewoonte' een belangrijke rol. Gewoonten zijn door herhaling aangeleerd. Ze hebben een rechtstreekse invloed op intenties en op toekomstig gedrag. Gewoonte dient daarom een expliciete plaats te krijgen in een model van gedragsverandering[54] (figuur 4-5). Voor dit 'oude' gedrag is *géén* redeneren in termen van attitude, sociale druk of persoonlijke effectiviteit meer nodig[69].

Figuur 4-5 Gewoonte heeft een onafhankelijke plaats in het model voor gedragsverandering.

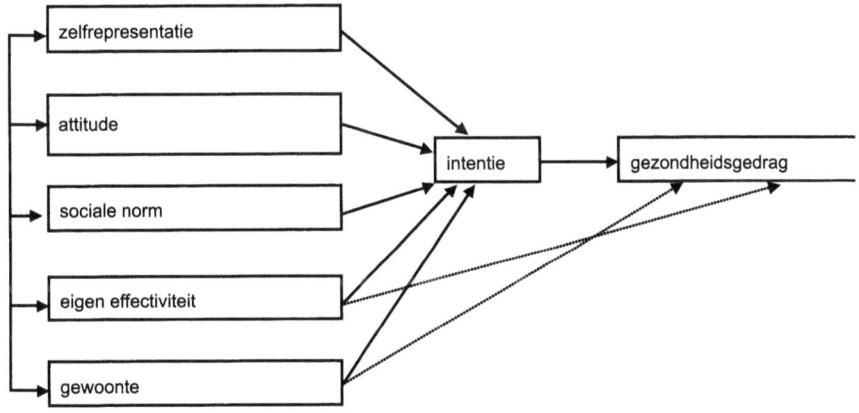

Snel achterhalen wat de opvattingen hieromtrent van een patiënt zijn is dan ook niet mogelijk: hij weet gewoon niet waarom hij het doet, soms weet hij niet eens wat hij doet. De gewoonte zelf heeft voorspellende waarde, de omgevingscontext lokt dit gedrag automatisch uit. Wel kan de fysiotherapeut dit relatief onbewust verlopende gedrag met opdrachten bewust maken, de negatieve effecten ervan laten zien, de voordelen van alternatief gedrag verduidelijken en dit vervolgens weer via herhaling automatiseren. *'Implementation intentions'* zijn daarbij erg belangrijk: men moet een specifiek plan hebben in welke situatie of tijdstip men welk (nieuw) gedrag gaat uitvoeren. Daardoor is de kans op koppeling van het nieuwe gedrag aan de omgeving groter en daarmee de kans op een nieuwe gewoontevorming[70]. We zien hier de bekende loop: onbewust onbekwaam, bewust onbekwaam, bewust bekwaam en onbewust bekwaam (figuur 4-6). De grootte van de vakken van de bewust gestuurde processen en van de onbewust verlopende processen verschillen om enigszins aan te geven dat er veel meer onbewust en (semi-)automatisch verloopt dan bewust.

Figuur 4-6 Van een ongezonde naar een gezonde gewoonte.

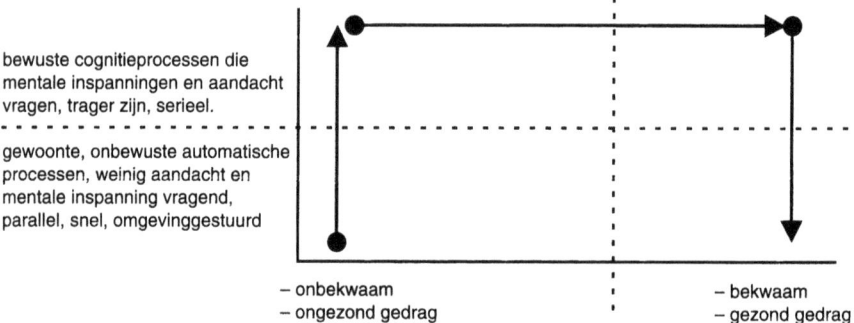

4-6 Motivatie en persoonlijkheid

Mensen verschillen in de mate waarin ze gemotiveerd zijn dingen te 'doen' en te 'blijven doen'. Persoonlijkheid speelt hier een rol. In een omvangrijke meta-analyse werd gekeken wat de relatie is tussen de basistendenties van persoonlijkheid in termen van de Big Five en de prestatiemotivatie[71]. De Big Five staan beschreven in hoofdstuk 1. Mensen die emotioneel niet stabiel zijn maar hoog scoren op *neuroticisme* zijn vaak minder prestatiegemotiveerd. Mensen die daarentegen hoog scoren op *nauwgezetheid* zijn juist vaak meer prestatiegemotiveerd. Wat extraversie en aangenaamheid betreft is er ook een relatie met prestatiemotivatie maar minder uitgesproken. Mogelijk hebben mensen die hoog scoren op *extraversie* meer persoonlijke effectiviteitsverwachtingen; een kenmerk dat rechtstreeks van invloed is op het 'doen'. Mogelijk zijn mensen die hoog scoren op *aangenaamheid* minder prestatiegemotiveerd, maar meer sociaal gemotiveerd (meer gericht op gezelligheid dan op prestatie).

4-6-1 Persoonlijkheidsstoornissen

Van de Nederlandse bevolking lijdt 10-13% aan een persoonlijkheidsstoornis. In een klinische populatie zou dat percentage hoger liggen (zie hoofdstuk 1). Mensen met een persoonlijkheidsstoornis zijn in zekere zin moeilijk in de omgang (zie de website www.moeilijkemensen.nl). Zoals we al zagen heeft dit directe implicaties voor de interactie tussen fysiotherapeut en patiënt en daarmee op het gehele begeleidingsproces van 'openstaan' naar 'blijven doen'. De ontwijkende persoonlijkheid vermijdt contact, de afhankelijke persoonlijkheid kan zelf geen beslissingen nemen, de paranoïde persoonlijkheid vertrouwt de fysiotherapeut niet, de obsessieve patiënt blijft in details hangen, de narcistische persoonlijkheid voelt zich ver verheven boven (het advies van) de fysiotherapeut, enzovoort. De persoonlijkheidsstoornis heeft niet alleen een nadelig effect op de interactie maar ook op de motivatie van de patiënt zelf. De paranoïde persoonlijkheid is niet snel geneigd een advies op te volgen. De narcist is mogelijk minder gemotiveerd omdat hij meent dat de adviezen of waarschuwingen niet voor hem gelden, de afhankelijke persoonlijkheid durft niet het initiatief te nemen, de schizoïde persoonlijkheid is niet gemotiveerd aan groepen deel te nemen, enzovoort.

4-7 Positieve psychologische factoren

Vaak worden in gedragsveranderingsmodellen vooral negatieve persoonsfactoren beschreven die het gedragsveranderingsproces kunnen belemmeren. Dat is jammer omdat juist positieve aspecten zoals het vermogen een betekenisvolle (werk)relatie aan te gaan, doorzettingsvermogen, optimisme, hoop, positieve emoties, positieve doelformuleringen, verbeeldingskracht en het probleemoplossingsvermogen voor het gedragsveranderingsproces veelbetekenend zijn. We volstaan hier met verwijzen naar de constructen die beschreven staan in hoofdstuk 3.

4-8 Aandacht voor de 'weg terug'

Het gedragsbeïnvloedingsproces wordt vaak beschreven als zijnde een proces in één richting van 'openstaan' naar 'blijven doen'. Echter, elke stap heeft een terugwerkende invloed op de voorliggende stappen. Een voorbeeld: doet de patiënt het omdat hij het wil of wil hij het omdat hij het is gaan doen? We bespreken drie terugwerkende processen: cognitieve dissonantietheorie (1), 'action identification theory' (2) en 'motivated reasoning' (3) (figuur 4-7).

Figuur 4-7 Drie groepen terugwerkende processen.

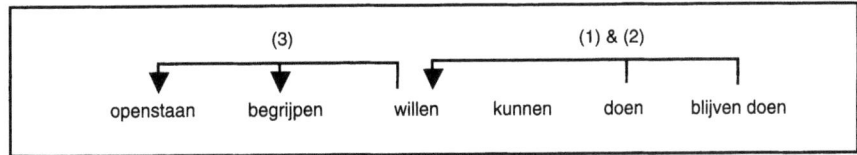

4-8-1 'Doen' beïnvloedt 'willen'

Cooper[72] beschrijft hoe het doen van iets dat tegen je attitude ingaat, deze attitude kan veranderen. De grondslag van deze gedachtegang vindt men terug in de cognitieve dissonantietheorie van Festinger[73]. Deze theorie stelt dat cognities die dissonant zijn aan elkaar een psychische spanning creëren die men wil reduceren. Een simpel voorbeeld: ik weet dat roken slecht is, tegelijkertijd besef ik dat ik rook. De spanning die deze cognitieve dissonantie genereert kan iemand reduceren door de opvattingen over roken minder negatief te maken of door te stoppen met roken. Dit laatste is moeilijker vandaar dat de meeste mensen het roken goedpraten: 'Roken is niet zo slecht als men zegt, mijn opa rookte en werd 94 jaar'.

De effecten van cognitieve dissonantie treden het duidelijkst op als het gedrag vrijwillig is en relatief negatieve gevolgen heeft. Een patiënt die niet oefent (niet-doen), kan dan zijn attitude ten aanzien van het belang van oefenen naar beneden bijstellen om de dissonantie te verminderen. Een positief voorbeeld: de patiënt gaat vrijwillig met de fysiotherapeut een moeilijke en langdurige inspanningsovereenkomst aan om zes weken lang vier keer per week een 1/2 uur te trainen met een inspanningshartfrequentie per minuut van 170 minus de leeftijd. Hij vindt fysieke inspanning niet prettig, maar doet het 'voor zijn gezondheid'. Hij voert de training uit en begint al snel positiever te staan ten opzichte van de inspanningen. Een voor de hand liggende verklaring voor deze positieve verandering in attitude ten opzichte van bewegen is de toename van het algemeen welbevinden. Vanuit de cognitieve dissonantietheorie geldt echter een geheel andere redenatie: de patiënt heeft negatieve cognities over inspanning, maar beseft (cognitie) tegelijkertijd 'dat hij zich vrijwillig staat in te spannen'. Deze cognities zijn dissonant met elkaar en creëren spanning. Die spanning kan hij reduceren door het gedrag te veranderen of zijn attitude aan te passen. Het gedrag wil of kan hij door de vrijwillig aangegane overeenkomst met de fysiotherapeut niet veranderen. Daarom stelt hij zijn attitude bij zodat deze meer in lijn komt te liggen met het getoonde gedrag: 'Sporten is best lekker, zou je ook eens moeten doen!'

Te veel verplichten of belonen door de fysiotherapeut zal dit effect teniet doen. Er treedt dan geen dissonantie op: 'Ik vind fysieke inspanning niet leuk, maar ik doe het voor de fysiotherapeut of omdat het moet'. Dus als het lukt de patiënt *vrijwillig* iets tegen zijn zin in te laten doen, kan het gebeuren dat hij die activiteit meer gaat waarderen.

Hetzelfde principe gaat op voor véél wat moeilijk te bereiken is. Voorbeelden voor de fysiotherapeut: een dure langdurige cursus met wachtlijst neigt men daardoor hoger te waarderen dan een even goede cursus die minder inspanning vraagt om er op te komen. De registers bij de beroepsmatige verbijzonderingen in de fysiotherapie kunnen een zelfde effect creëren. Het kost veel moeite erin te komen en te blijven en juist daardoor benadrukt men als men eenmaal 'binnen' is het belang van dergelijke registers: immers, als je zo je best ervoor doet (gedrag), moet het wel de moeite waard zijn (cognitie).

4-8-2 Wat men denkt te doen beïnvloedt 'willen'

Eén zelfde handeling kan geëtiketteerd worden op verschillende hiërarchische niveaus. Het is een antwoord op de vraag: 'Waar ben ik eigenlijk mee bezig?' Een voorbeeld:

Hoog niveau van etikettering
- Ik ben bezig met een comeback naar mijn werk (participatieniveau).
- Ik leer weer lopen (activiteitenniveau).
- Ik train mijn bovenbenen (stoornisniveau).
- Ik strek mijn knie.

Laag niveau van etikettering

Nog een voorbeeld:

Hoog niveau van etikettering
- Ik probeer spiritueel 'verlicht' te raken.
- Ik neem mezelf serieus, 'tijd voor mezelf'.
- Ik ben aan het ontspannen.
- Ik houd mijn spieren slap.

Laag niveau van etikettering

Men heeft (t1) een intentie op een bepaald niveau en dat stuurt het gedrag aan (intentieverbinding). Dit is de bekende verbinding tussen 'willen' en 'doen'. Maar achteraf (t2) kan door reflectie op wat men teruggedaan heeft het etiket naar boven of beneden bijgesteld worden (reflectieverbinding). Dit heeft dan gevolgen voor het 'willen' (figuur 4-8). Naar boven bijstellen: 'Er gebeurt meer met me dan ik besefte', naar beneden: 'Niet spiritueel verlicht raken, ik laat eigenlijk gewoon mijn spieren los.'

Figuur 4-8 De relaties tussen willen en doen.

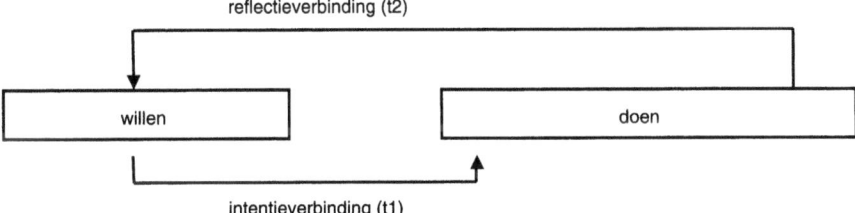

Dit reflectief etiketteren heeft een aantal voor de fysiotherapie relevante gevolgen: doorgaans is er een tendens om acties op den duur op een hoger niveau te etiketteren dan ze aanvankelijk startten (groei en betekenis nemen toe). We neigen ertoe meer waarde aan ons gedrag toe te kennen. Nu heeft dit etiketteren van gedrag op een hoger niveau het voordeel dat nieuwe acties in zicht komen en zo een nieuw 'willen' kan ontstaan. Immers, hogere niveauacties zijn via meerdere wegen bereikbaar (figuur 4-9).

Figuur 4-9 Nieuwe acties worden beschikbaar als men gedrag op een hoger niveau etiketteert.

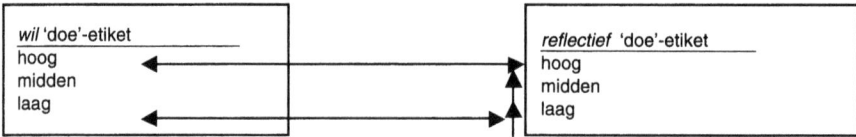

Een laag niveau-etiket is *fietsen*. Een daarbij passend hoger niveau-etiket is *conditie verbeteren*. Daarmee komen hardlopen, zwemmen, voetbal, enzovoort ook in zicht. Dat is de reden dat doelen op participatieniveau flexibeler haalbaar zijn dan doelen op stoornisniveau. Door deze flexibiliteit is er ook meer kans op het vinden van een passende route voor de patiënt die aansluit bij zijn intrinsieke motivatie ('willen'). Ook het 'blijven doen' wordt daardoor gunstig beïnvloed. Immers, als fietsen niet gaat kan men altijd nog gaan zwemmen. Bovendien beschermt zo'n hoger etiket, dat een hogere waarde vertegenwoordigt, in bepaalde mate tegen concurrerende lagere activiteiten.

Het hoger etiketteren is niet willekeurig. Als de realiteit laat zien dat het hogere etiket niet te handhaven is, grijpt men al reflecterend terug naar een lager etiket, bijvoorbeeld: de comeback naar het werk blijft uit en de patiënt etiketteert, in dit voorbeeld terecht, de therapiegang als tijdsverspilling: 'Feitelijk zit ik alleen mijn knie te strekken'. Verder geldt dat hoe moeilijker de actie is hoe lager men die etiketteert. Opnieuw leren lopen wordt dan beleefd en geëtiketteerd op het stoornisniveau van 'evenwicht houden' bijvoorbeeld. Hoe vaardiger men wordt des te meer ruimte er is voor een hoger niveau van etikettering van de actie.

Soms etiketteert men een actie ook welbewust op een lager niveau, bijvoorbeeld om schuld te ontlopen. Een provocerende student kan zeggen: 'Ik doe niets, ik *kijk* alleen maar'.

De fysiotherapeut kan in dialoog met de patiënt hogere etiketten aandragen voor het gewenste gedrag. 'Besef je eigenlijk wel waar je mee bezig bent? We hebben het hier feitelijk over zelfregulatie. Jezelf sturen in het leven ...'.

4-8-3 'Willen' beïnvloedt 'openstaan' en 'begrijpen'

Het idee dat doelen of motieven het redeneren beïnvloeden heeft een lange controversiële geschiedenis in de psychologie. Motieven zouden perceptie, attitudes en attributies beïnvloeden[57]. Soms zal de patiënt vooral redeneren vanuit een behoefte aan accurate conclusies. Hij wil bijvoorbeeld duidelijkheid in de aard en de gevolgen van het gezondheidsprobleem, in wat er kan en moet gebeuren enzovoort. Soms heeft hij echter een vooringenomen standpunt en dit bepaalt dan subbewust selectie, weging en interpretaties van de informatie of argumenten. Hij is dan gemotiveerd om in de richting van zijn eigen conclusies te denken: de patiënt heeft eigenlijk al een doel (niet sporten, doorgaan met roken) en beredeneert, selecteert, vertekent enzovoort dan input en verwerking, zodat hij tot deze vooropgestelde conclusie komt. Dit proces gaat feitelijk subbewust omdat de illusie van objectiviteit behouden moet blijven[57].

4-9 Gemotiveerde fysiotherapeuten zijn motiverend

De uitwerking van de attributietheorie stelt dat het doorzettingsvermogen ('blijven doen') van de patiënt bepaald wordt door datgene wat volgens hem oorzaak is van zijn falen. Als de patiënt meent dat hij faalt vanwege algemene, stabiele en interne factoren, dan zal hij niet gemotiveerd zijn zich nog verder in te spannen. Als hij zijn falen toeschrijft aan een toevallige externe en veranderbare omstandigheid is de kans veel groter dat hij zijn pogingen voortzet.

4-9-1 Attributietheorie uitbreiden naar motivatie van de fysiotherapeut

Onder het thema self-fulfilling prophecy lieten we zien dat in iemands gedrag subtiel tot uiting komt hoe over hem gedacht wordt, hoe dit de relatie kan kleuren en hoe die gedachten feitelijk bewaarheid worden[74]. Ten aanzien van de motivatie van de patiënt is dit al een keer besproken. Door de wederkerige relatie die er bestaat tussen het gedrag van de fysiotherapeut en dat van de patiënt (zie hoofdstuk 2) is de motivatie van de fysiotherapeut ook een variabele in het spel. Wiener laat zien dat de attributies van hulpverleners over het gedrag van de patiënt sterk bepalen of zij geneigd zijn hem te helpen of juist niet[75] (figuur 4-10). Als fysiotherapeut meent dat de patiënt zelf verantwoordelijk is voor zijn gezondheidsprobleem zal hij minder geneigd zijn zich in te zetten dan als hij meent dat de patiënt slachtoffer is van een aandoening.

Figuur 4-10 Impact van attributie op motivatie om te helpen bij de hulpverlener.

Gebeurtenis	Attributie van oorzaak	Verantwoording toeschrijven	Emotie	Gedrag
Falen Ziekte Ongeluk [etc]	Beheersbaar	Wél verantwoordelijk 'Eigen schuld'	Boosheid Irritatie	Afkeren (Negeren) Er tegenin (Agressie)
	Onbeheersbaar	Niet verantwoordelijk 'Slachtoffer'	Sympathie Medelijden	Er naar toe (Helpen)

Dit gevaar van verminderde motivatie wordt mede gevoed door het 'actor-observer-effect': degene die handelt (patiënt) is geneigd zijn eigen gedrag te verklaren als gevolg van omstandigheden; de observator (fysiotherapeut) is geneigd dat gedrag te verklaren door persoonlijke eigenschappen van de actor[76].

4-10 De directe ervaring als motivationele kracht

In het voorgaande werd vaak gesproken over het tegen elkaar afwegen van de voor- en nadelen van gewenst en ongewenst gezondheidsgedrag. De motivatie die daarbij ontstaat kan een energetiserende aanzet geven voor gedragsverandering, mist dit voldoende waardevol is en op de korte termijn gehaald wordt[77]. Het is onwaarschijnlijk dat deze uitkomstgerichte motivatie ook voldoende motiverend blijft om langetermijndoelen te behalen ('blijven doen'). Daarvoor is naast uitkomstmotivatie *ook* procesmotivatie nodig: een positieve beleving tijdens de uitvoering van het gedrag zelf. Die kans is groot als het om een intrinsieke interesse gaat of als de toestand van 'flow' optreedt[78]. Flow is, zoals al beschreven, een positieve toestand van absorptie in de huidige activiteit (zie hoofdstuk 3). Motivatie wordt dus *ook* geput uit de actuele *ervaring* die men heeft *tijdens* de taakuitvoering in de richting van het doel. Dit laatste kan een grotere impact hebben op voortzetting van gedrag (volharding, inzet, aandacht, enzovoort) dan de naar verder weg verwijzende uitkomstgerichte motivatie. Dus uitkomstmotivatie kan de aanzet geven tot gedragsverandering, maar procesgerichte motivatie is nodig om het gaande te houden in de tijd (figuur 4-11). Beide maken deel uit van de betrokkenheid bij de taak, maar kunnen per activiteit en in de tijd verschillen in onderling gewicht.

Figuur 4-11 Plaats van de directe ervaring in het motivationele proces.

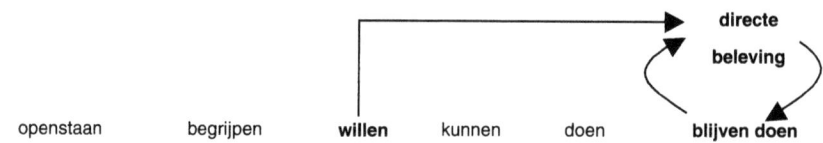

Dat procesmotivatie zo belangrijk is, is de reden waarom bewegingsagogen veel moeite doen te achterhalen welke bewegingsactiviteiten als positief worden ervaren. Het betreft activiteiten die iemands aandacht absorberen, hem laten opgaan in het spel, laten opgaan in de uitdaging die aan de eigen competentie wordt gedaan.

Bewegingsactiviteiten die negatief 'bezet' zijn door bijvoorbeeld beladen jeugdervaringen zijn in dit kader ongunstig als directe motivationele bron tijdens de uitvoering. Interessant in dit kader is ook de denkwijze van Van Dixhoorn over lichaamsbewustwording en ontspanningsinstructies[79]. Instructies variëren op velerlei wijze. Eén variant is het traag, herhaald en aandachtig uitvoeren van een kleine beweging. Door deze trage aandachtige uitvoering ontdekt de patiënt opeens allerlei nuances in de beweging en de beleving die hij voorheen niet opmerkte. Dit maakt de beweging interessanter en daarmee meer intrinsiek motiverend om vaker mee te experimenteren. Dus men kan kiezen om veel variatie in oefenvormen aan te bieden om verveling (motivatieverlies) te voorkomen. Men zou kunnen stellen dat dit een westerse consumptieve benadering is, terwijl het aandachtig traag uitvoeren van een zelfde oefening een geheel ander proces aanspreekt in de patiënt en meer als 'oosters' is te kenmerken. Soms moet de patiënt zelf iets bedenken om een nuttige maar saaie oefening prettiger en interessanter te maken. Sommige mensen doen dit door buiten of met elkaar te oefenen, de televisie ondertussen aan te zetten, zichzelf elke keer weer een prikkelende uitdaging te stellen, de oefening als 'meditatief' moment te hanteren, nog meer te willen ontdekken in de beweging, enzovoort.

4-11 Wilskracht

In modellen over gedragsverandering ziet men *niet* vaak de term wilskracht een plaats krijgen. Het is inderdaad zo dat veel van ons gedrag automatisch en onbewust plaatsvindt, maar zelfs al zou 95% onbewust verlopen, dan nog kan die 5% bewuste (bij)sturing het gedrag enorm adaptief maken. Men kan dit vergelijken met autorijden waarbij slechts af en toe op de snelweg wat bijsturing nodig is. Kleine correcties die van onmiskenbaar belang zijn[80]. Deze bron om bij te sturen ('wilskracht') lijkt echter tamelijk gemakkelijk uitputbaar te zijn. Op dat moment neemt de taakprestatie af en wordt men passiever in het nemen van beslissingen. Wilskracht wordt uitgeput door zaken als: weerstand moeten bieden aan allerlei verleidingen, veel beslissingen moeten nemen, vermoeidheid, stress en het onderdrukken van negatieve gevoelens[81].

We komen hier al in de richting van zelfregulatie dat in hoofdstuk 6 verder uitgewerkt zal worden. Op deze plaats willen we alvast zeggen dat het ogenschijnlijk een lovenswaardig voornemen is de patiënt volledige vrijheid te geven in de regie, in het meedenken en meebeslissen ten aanzien van zijn hersteltraject, maar er voor waarschuwen dat daarmee een groot appèl wordt gedaan op zijn wilskracht en dat dat voor sommige patiënten ook duidelijke schaduwzijden kan hebben.

Literatuur

(1) Burgt M van der, Verhulst F. Doen en blijven doen: patiëntenvoorlichting in de paramedische praktijk. 2 ed. Houten: Bohn Stafleu Van Loghum, 1998.

(2) Hoenen JAJH, Tielen LM, Willink AE. Patiëntenvoorlichting stap voor stap: suggesties voor de huisarts voor de aanpak van patiëntenvoorlichting in het consult. 1988. Uitgeverij voor de gezondheidbevordering, Stichting O&O.

(3) Philips HC, Rachman S. The psychological management of chronic pain: a treatment manual. 2 ed. New York: Springer Publishing Company, 1996.

(4) Cabana MD, Rand CS, Powe NR, Wu AW, Wilson MH, Abboud PC et al. Why don't physicians follow clinical practice guidelines? Journal of American Medical Association 1999; 282:1458-1465.

(5) Kallenberg AJ, van der Grijspaarde L, ter Braak A, van Horzen CJ. Leren (en) doceren in het hoger onderwijs. Utrecht: LEMMA, 2002.

(6) Gollwitzer PM, Heckhausen H, Stellar B. Deliberative vs. implemental mind-sets: Cognitive tuning toward congruous thoughts and information. Journal of Personality and Social Psychology 1990; 59:1119-1127.

(7) Ryan RM, Deci EL. Self-determination theory and the facilitation of intrinsic motivation, social development, and well-being. American Psychologist 2000; 55:68-78.

(8) Deci LE, Ryan RM. The support of autonomy and the control of behavior. Journal of Personality and Social Psychology 1987; 55:1024-1037.

(9) Hersey P, Blanchard KH. Life cycle theory of leadership. Training and Development Journal 1969; 23(5), 26-34

(10) Vermunt J, Lowyck J. Leeractiviteiten en procesgericht onderwijs. In: ten Dam G, van Hout H, Terlouw C, Willems J, red. Onderwijskunde hoger onderwijs: handboek voor docenten. Assen: Van Gorcum, 2000: 30-55.

(11) Rogers T, Kuiper N, Kirker W. Self-reference and encoding of personal information. Journal of Personality and Social Psychology 1977; 35:677-688.

(12) Abraham C, Sheeran P, Johnston M. From health beliefs to selfregulation: theoretical advances in the psychology of action control. Psychology and health 1998; 13:569-591.

(13) Fishbein M, Traindis HC, Kanfer FH, Becker M, Middlestadt SE, Eichler A. Factors Influencing behavior and behavior change. In: Buam A, Revenson TA, Singer JE, editors. Lawrence Erlbaum Assoc, 2001: 3-17.

(14) Leventhal H, Idler EL, Leventhal EA. The impact of chronic illness on the self system. In: Contrada RJ, Ashmore RD, editors. Self, social identity and physical health. Oxford University Press, 1999: 185-208.

(15) Drew S. Moving towards active living: Understanding the contextual nature of barriers to physical activity. Health Psychology Update 1996; 23:10-14.

(16) Dweck CS, Leggett EL. A social-cognitive approach to motivation and personality. Psychological Review 1988; 95:256-273.

(17) Shrauger JS, Schoeneman TJ. Symbolic interactionist view of self-concept: through the looking glass darkly. Psychological Bulletin 1979; 86:549-573.

(18) Higgins ET. Self-Discrepancy: A theory relating self and affect. Psychological Review 1987; 94:319-340.

(19) Bandura A, Cervone D. Self-evaluative and self-efficacy mechanisms governing the motivational effects of goal systems. Journal of Personality and Social Psychology 1983; 45:1017-1028.

(20) Leary MR, Tchividjian L, Raxberger B. Self-presentation can be hazardous to your health: impression management and health risk. Health Psychology 1994; 13:461-470.

(21) Tesser A, Millar M, Moore J. Some affective consequences of social comparison and reflection processes: The pain and pleasure of being close. Journal of Personality and Social Psychology 1988; 54:49-61.

(22) Brewer MB. The social self: on being the same and different at the same time. Personality and Social Psychology Bulletin 1991; 17:475-482.

(23) Pelletier LG, Vallerand RJ. Supervisors' beliefs and subordinates' intrinsic motivation: a behavioural confirmation analysis. Journal of Personality and Social Psychology 1996; 71:331-340.

(24) Andersen SM, Berk MS. Transference in everyday experience: implications of experimental research for relevant clinical phenomena. Review of General Psychology 1998; 2:81-120.

(25) Swann WB. Identity negotiation: where two roads meet. Journal of Personality and Social Psychology 1987; 53:1038-1051.

(26) Locke EA, Latham GP. Building a practically useful theory of goal setting and task motivation: a 35-Year odyssey. American Psychologist 2002; 57:705-717.

(27) Baker SM, Marshak HH, Rice GT, Zimmerman GJ. Patient participation in physical therapy goal setting. Physical Therapy 2001; 81:1118-1126.
(28) Genderen Fv, Meeteren Nv. Patiëntgeoriënteerde diagnostiek en behandeling: introductie van twee meetinstrumenten. FysioPraxis 2001; 10:26-30.
(29) Randall KE, McEwen IR. Writing patient-centered functional goals. Physical Therapy 2000; 80:1197-1203.
(30) Sheldon KM, Kasser T. Coherence and congruence: two aspects of personality integration. Journal of Personality and Social Psychology 1995; 68:531-543.
(31) Sheldon KM, Elliot AJ, Kim Y. What is satisfying about satisfying needs? Testing 10 candidate psychological needs. Journal of Personality and Social Psychology 2001; 80:325-339.
(32) Zimmerman MA, Warschausky S. Empowerment Theory for rehabilitation research: conceptual and methodological issues. Rehabilitation Psychology 1998; 43(1):3-16.
(33) Baumeister RF, Leary MR. The need to belong: Desire for interpersonal attachments as a fundamental human motivation. Psychological Bulletin 1995; 117:497-529.
(34) Carron AV, Hausenblas HA, Estabrooks PA. Social influence and exercise involvement. In: Bull SJ, editor. Adherence issues in sport and exercise. Chichester: John Wiley, 1999: 1-17.
(35) Pyszcynski T, Greenberg J, Solomon S. Why do we need what we need? A terror management perspective on the roots of human social motivation. Psychological Inquiry 1997; 8:1-20.
(36) Leary MR, Tambor ES, Terdal SK, Downs DL. Self-esteem as an interpersonal monitor: the sociometer hypothesis. Journal of Personality and Social Psychology 1995; 68:518-530.
(37) Greenberg J, Solomon S, Pyszcynski T, Rosenblatt A, Burling J, Lyon D et al. Why do people need self-esteem? Converging evidence that self-esteem serves an anxiety-buffering function. Journal of Personality and Social Psychology 1992; 63:913-922.
(38) Taylor SE, Brown JD. Illusion and well-being: a social psychological perspective on mental health. Psychological Bulletin 1988; 103:193-210.
(39) Biddle S, Soos I, Chatzisarantis N. Predicting physical activity intentions using goal perspectives and self-determination theory approaches. European Psychologist 1999; 4:83-89.
(40) Standage M, Duda JL, Ntoumanis N. A model of contextual motivation in physical education using constructs from self-determination and achievement goal theories to predict physical activity intentions. Journal of Educational Psychology 2003; 95:97-110.
(41) Williams GC, Deci EL. Internalization of Biopsychosocial Values by Medical Students: A Test of Self-Determination Theory. Journal of Personality and Social Psychology 1996; 70:767-779.
(42) Baron KE, Harackiewicz JM. Achievement goals and optimal motivation: testing multiple goal models. Journal of Personality and Social Psychology 2001; 80:706-722.
(43) Higgins ET. Beyond pleasure and pain. American Psychologist 1997; 52:1280-1300.
(44) Emmons RA, Kaiser HA. Goal orientation and emotional well-being: linking goals and affect through the self. In: Martin L, Tesser A, editors. Striving and feeling: interactions among goals, affect, and self-regulation. New Jersey: Lawrence Erlbaum, 1996: 79-98.
(45) Elliot AJ, Church MA. Client-articulated avoidance goals in the therapy context. Journal of Counseling Psychology 2002; (49):243-254.
(46) Lockwood P, Jordan CH, Kunda Z. Motivation by positive or negative role models: regulatory focus determines who will best inspire us. Journal of Personality and Social Psychology 2002; 83:854-864.

(47) Cochran W, Tesser A. The 'what the hell' effect: some effects of goal proximity and goal framing on performance. In: Martin L, Tesser A, editors. Striving and feeling: interactions among goals, affect, and self-regulation. New Jersey: Lawrence Erlbaum, 1996: 99-120.

(48) Wenzlaff RM, Wegner DM. Thought suppression. Annual Review of psychology 2001; 51:59-91.

(49) Carver CS, Scheier MF. Origins and function of positive and negative affect: A control-process view. Psychological Review 1990; 97:19-35.

(50) Traue HC, Pennebaker JW. Emotion, inhibition and health. Seattle: Hogrefe & Huber Publishers, 1993.

(51) Emmons AR, King LA. Conflict among personal strivings: Immediate and long-term implications for psychological and physical well-being. Journal of Personality and Social Psychology 1988; 54(6):1040-1048.

(52) Ajzen I, Fishbein M. The prediction of behavior from attitudinal and normative variables. Journal of Experimental Social Psychology 1970; 6:466-487.

(53) Ajzen I. Attitudes, personality, and behavior. Milton Keynes: Open University Press, 1988.

(54) Ajzen I. Nature and operation of attitudes. Annual Review of psychology 2001; 52:27-58.

(55) Shafir E, LeBouf RA. Rationality. Annual Review of psychology 2002; 53(1):491-517.

(56) Wilson TD, Schooler JW. Thinking too much: introspection can reduce the quality of preferences and decisions. Journal of Personality and Social Psychology 1991; 60:181-192.

(57) Kunda Z. The case for motivated reasoning. Psychological Bulletin 1990; 108:480-498.

(58) Damasio AR, Tranel D, Damasio HC. Somatic markers and the guidance of behavior: theory and preliminary testing. In: Levin HS, Isenberg HM, Benton AL, editors. Frontal lobe function and disfunction. New York: Oxford University Press, 1991: 217-229.

(59) Isen AM, Daubman KA, Nowicki GP. Positive affect facilitates creative problem solving. Journal of Personality and Social Psychology 1987; 52:1122-1131.

(60) Bless H, Boher G, Schwarz N, Strack F. Mood and persuasion: A cognitive response analysis. Personality and Social Psychology Bulletin 1990; 16:331-345.

(61) Oatley K, Johnson-Laird PN. The communicative theory of emotions: emperical tests, mental models, and implication for social interaction. In: Martin L, Tesser A, editors. Striving and feeling: interactions among goals, affect, and self-regulation. New Jersey: Lawrence Erlbaum, 1996: 363-380.

(62) Mathews A. Biases in emotional processing. The Psychologist: Bulletin of the British Psychological Society 1993; 6:493-499.

(63) Forgas JP, Bower GH. Mood effects on person-perception judgments. Journal of Personality and Social Psychology 1987; 53:53-60.

(64) Leventhal H, Cameron L. Persuasion and health attitudes. In: Shavitt S, Brock TC, editors. Persuasion: psychological insights and perspectives. Needham Heights: Allyn and Bacon, 1994: 219-249.

(65) Bargh JA, Chartrand TL. The unbearable automaticity of being. American Psychologist 1999; 54:462-479.

(66) Le Doux J. The emotional brain: the misterious underpinnings of emotional life. New York: Simon & Schuster, 1997.

(67) Zajonc RB. Feeling and thinking: Preferences need no inferences. American Psychologist 1980; 35(5):151-175.

(68) Fazio RH, Roskos-Ewoldsen DR. Acting as we feel: when and how attitudes guides behavior. In: Shavitt S, Brock TC, editors. Persuasion: psychological insights and perspectives. Needham Heights: Allyn and Bacon, 1994: 71-93.

(69) Quellette J, Wood W. Habit and intention in everyday life; the multiple processes by which past behavior predicts future behavior. Psychological Bulletin 1998; 124:54-74.

(70) Gollwitzer PM. Implementation intentions: strong effects of simple plans. American Psychologist 1999; 54(7):493-503.

(71) Judge TA, Ilies R. Relationship of personality to performance motivation: a Meta-analytic review. Journal of Applied Psychology 2002; 87:797-807.

(72) Cooper, Scher. When do our actions affect our attitudes. In: Shavitt S, Brock TC, editors. Persuasion: psychological insights and perspectives. Needham Heights: Allyn and Bacon, 1994.

(73) Festinger L, Carlsmith JM. Cognitive consequences of forced compliance. Journal of Abnormal and Social Psychology 1959; 58:203-210.

(74) Rosenthal R. Covert communication in classrooms, clinics, courtrooms, and cubicles. American Psychologist 2002; 57:839-849.

(75) Weiner B. On sin versus sickness: a theory of perceived responsibility and social motivation. American Psychologist 1993; 48:957-965.

(76) Nisbett RE, Caputo C, Legant P, Maracek J. Behavior as seen by the actor and as seen by the observer. Journal of Personality and Social Psychology 1973; 27:154-164.

(77) Sansone C, Harackiewicz JM. 'I Don't feel like it': the function of interest in self-regulation. In: Martin L, Tesser A, editors. Striving and feeling: interactions among goals, affect, and self-regulation. New Jersey.: Lawrence Erlbaum, 1996: 203-227.

(78) Nakamura J, Csikszentmihalyi M. The concept of flow. In: Snyder CR, Lopez SJ, editors. Handbook of positive psychology. New York: Oxford University Press, 2002: 89-105.

(79) Dixhoorn JJ. Modaliteiten van ontspanningsinstructie. Ontspanningsinstructie: principes en oefeningen. Maarssen: ELSEVIER/Bunge, 1998: 27-43.

(80) Baumeister RF, Heatherton TF, Tice DM. Losing control: how and why people fail at self-regulation. London: Academic Press, 1994.

(81) Baumeister RF, Bratslavsky E, Muraven M, Tice DM. Ego Depletion: is the active self a limited resource? Journal of Personality and Social Psychology 1998; (65):317-338.

Inleiding tot hoofdstuk 5 en 6

Deze inleiding licht twee cognitief-gedragsmatige benaderingen in de fysiotherapie toe die in de volgende hoofdstukken besproken worden. Bovendien wordt de onderlinge verhouding verhelderd. Het gaat om de Rational Emotive Behavioral Therapy (REBT) van Albert Ellis die in hoofdstuk 5 besproken wordt en de Problem Solving Therapy van D'Zurila die in hoofdstuk 6 aan bod komt.

Emotie als signaal dat er een centraal belang in het geding is

Emoties ontstaan als er een centraal belang geschaad of juist benaderd of bereikt wordt. Als de huidige situatie meer in de richting van de gewenste situatie gaat ervaren we positief affect. Als de situatie daarentegen zo is (of zich neigt te ontwikkelen) dat de afstand tussen de gewenste situatie en de huidige situatie groter wordt ontstaat er negatief affect[1]. In die zin hebben emoties een signaalwaarde in de zelfregulatie voor het behalen of behouden van belangrijke persoonlijke doelen[2]. Zo ook zal gezondheidsproblematiek van de patiënt tot meer of minder heftige emoties leiden die aanzetten tot het nemen van een correctieve actie. Ook tevredenheid van patiënten wordt vaak geformuleerd als een toestand die overeenkomt met, of beter is dan de verwachte toestand. Hoewel het 'common sense model' van Leventhal stelt dat het vaak vooral de cognitieve ziekterepresentatie is die aanzet tot copinggedrag en niet zozeer de emotie, zal toch duidelijk zijn dat affect ook speelt, maar dan meer in de zin van Damasio[3]. Damasio stelt dat affect (hoe licht ook) wordt gebruikt om rationele beslissingen te nemen[4].

Het zijn uiteindelijk dus vaak de evaluaties en de daaruit voortkomende (geanticipeerde) gevoelsmatige gevolgen die aansporen tot gezondheidsgedrag. Als een patiënt een stoornis in functie, een beperking in vaardigheden/activiteiten of op participatieniveau constateert rondom zijn bewegend functioneren, zal het affect dat daarbij ontstaat de patiënt mede aanzetten tot zijn gang naar huisarts en fysiotherapeut. Een beperking in functie die in het geheel geen negatief gevoel oproept zal hiertoe niet aanzetten. Wat de patiënt uiteindelijk inhoudelijk gaat doen hangt sterk af van de cognitieve representatie die hij van de klacht en de behandeling heeft gemaakt.

Op deze wijze beschouwd staat gezondheidsgedrag in het licht van affectregulatie (of regulatie van welbevinden, kwaliteit van leven). Deze zienswijze biedt een aanknopingspunt om cognitief gedragsmatige methoden te ordenen die te gebruiken zijn in de fysiotherapie. We volgen daarbij het model van Gross[5] (figuur 1). Dit model is ontstaan uit een consensus tussen de belangrijkste theorieën over emotieregulatie.

Figuur 1 Een procesmodel van emotiegeneratie[5].

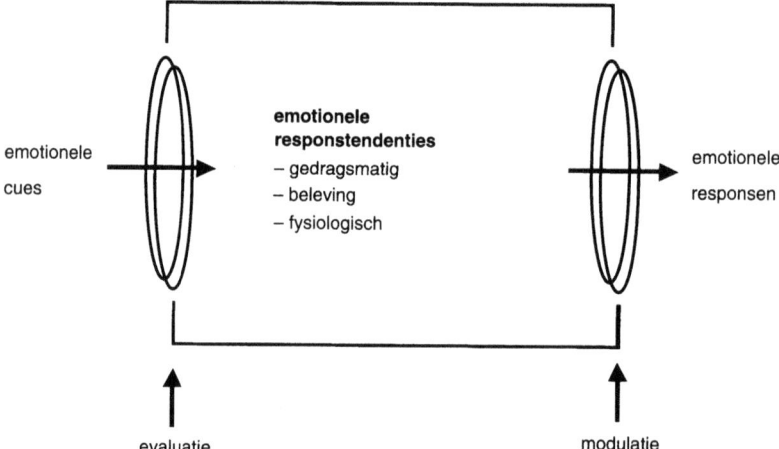

De patiënt neemt een *emotionele cue* waar, zoals pijn, vermoeidheid, slecht slapen, niet meer boodschappen kunnen doen, niet meer kunnen spelen met de kleinkinderen, niet meer in de natuur kunnen wandelen, niet meer de hele avond achter de bar kunnen staan bij de biljartvereniging enzovoort. Na deze evaluatie in termen van bedreigend, schadelijk of bevorderlijk voor persoonlijke belangen ontstaat er een *emotionele responstendentie*. Dit is een relatief aspecifieke geneigdheid om te reageren op een bepaalde emotionele respons. De patiënt krijgt bijvoorbeeld een responstendens naar onvrede, teleurstelling en mogelijk wat geïrriteerd zijn enzovoort. Deze eerste aanzet in de richting van dit beleven gaat vergezeld van fysiologische en gedragsmatige tendensen. In deze fase is de emotionele respons nog niet volledig ontwikkeld. De uiteindelijke vorm van de emotionele respons is namelijk afhankelijk van de *responsmodulerende factoren* die de patiënt inzet. Toont de patiënt zijn emoties of niet? Praat hij er over? Gaat hij er op letten of zoekt hij afleiding?, enzovoort.

Gross werkt dit model fijnmazig uit en daardoor ontstaat inzicht over de plaats van psychologische processen die ook relevant zijn voor de fysiotherapie (figuur 2). In het kort komt het erop neer dat de wijze waarop mensen hun emoties reguleren in twee hoofdgroepen uiteenvallen: antecedentgerichte emotieregulatie en responsgerichte emotieregulatie.

Figuur 2 Een uitgewerkt procesmodel voor emotieregulatie[5].

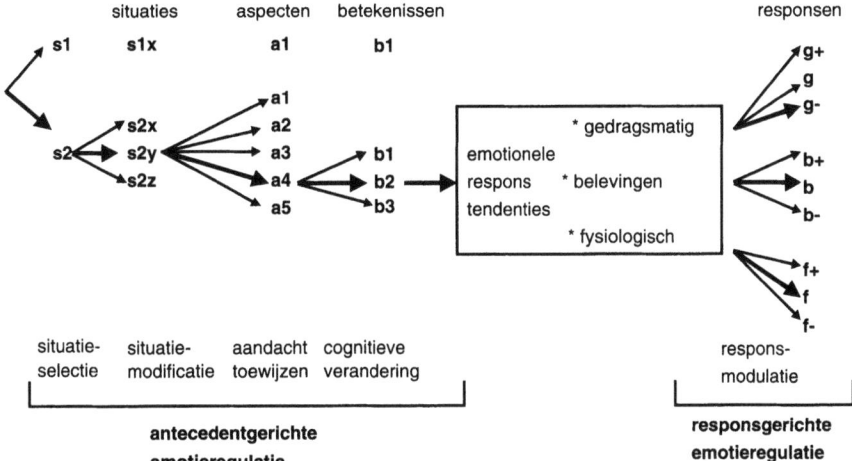

Antecedentgerichte emotieregulatie

De patiënt kan er door *situatieselectie* voor zorgen dat hij bepaalde aversieve situaties kan vermijden. Hij fietst bijvoorbeeld niet meer zodat hij niet geconfronteerd wordt met zijn verminderde vermogen zijn evenwicht te bewaren. Hij loopt niet meer naar het winkelcentrum om te voorkomen dat pijn optreedt. De patiënt verlaat de lotgenotengroep omdat hij vindt dat er te veel geklaagd wordt en gaat bij 'meer bewegen voor ouderen'.

De patiënt kan er ook voor zorgen dat hij een *problematische situatie* verandert in een minder problematische. Dit speelt bijvoorbeeld als hij besluit om wat vaker kortere stukjes te lopen, met voldoende pauze om de gewrichtszwelling en pijn niet op te laten lopen. Of de patiënt besluit met de steun van een stok te gaan lopen, vraagt thuiszorg aan enzovoort. De patiënt kan zo allerlei oplossingen bedenken (of aan de fysiotherapeut vragen) voor problematische situaties die verband houden met zijn gezondheidsprobleem. Deze probleemgerichte coping wordt in hoofdstuk 6 toegelicht onder de noemer *problem solving*.

De patiënt kan met afleiding zorgen dat hij in een problematische situatie *minder aandacht* besteedt aan de negatieve aspecten in die situatie. Blijft de patiënt zich 'blind staren' op de beperkingen die hij ervaart of gaat hij actief op zoek naar facetten die nog wel haalbaar zijn en die hem plezier of betekenis kunnen verschaffen.

De patiënt kan ook leren anders tegen de situatie aan te kijken, bijvoorbeeld minder overdreven, minder catastroferend en minder veroordelend. Deze positieve *cognitieve verandering* die vergezeld gaat van gunstige emotionele en gedragsmatige veranderingen wordt in hoofdstuk 6 besproken onder de noemer REBT.

Responsgerichte emotieregulatie

We volstaan hier kort te verwijzen naar relaxatietraining, het nemen van allerlei soorten 'pillen', fysieke fitheidtraining ter regulatie van 'spanning', tot tien tellen, emoties onderdrukken, enzovoort.

Coping in relatie tot de aangeboden methoden

Het procesmodel van emotieregulatie sluit mooi aan bij de indeling en inzichten uit de copingliteratuur. Onder coping wordt verstaan de pogingen in denken en doen om het hoofd te bieden aan interne of externe omstandigheden waarvan men meent dat die de belastbaarheid dreigen te overschrijden[6, p. 141]. Daarbij kan men *emotiegerichte coping* en *probleemgerichte coping* onderscheiden. Bij emotiegerichte coping probeert de patiënt de emotionele impact te verminderen. Hij probeert zichzelf bijvoorbeeld af te leiden van zorgen of pijn, gaat zijn hart luchten of troost zoeken bij iemand bij wie hij zich prettig voelt, of probeert anders tegen de zaken aan te gaan kijken, leert ze accepteren enzovoort. Bij probleemgerichte coping probeert de patiënt iets aan het probleem zelf te doen. Hij legt ijs op de gezwollen knie, haalt informatie over revalidatie, zorgt voor een grote hendel aan de wasbak, vraagt een douchestoel aan, enzovoort. REBT blinkt vooral uit in emotiegerichte coping. De gedachtegang is dat negatieve emoties in een problematische situatie doorgaans de lijdensdruk bepalen, dat wil zeggen de ervaren last voor de patiënt. Het verminderen van overmatig negatieve emoties doet dan ook de lijdensdruk (het ongemak) afnemen. Bovendien is het zo dat problemen beter op te lossen zijn als men emotioneel niet overstuur is. De probleemgerichte aanpak valt weliswaar ook onder REBT maar is daar minder typerend voor[7]. Die wordt in hoofdstuk 6 besproken (tabel 1).

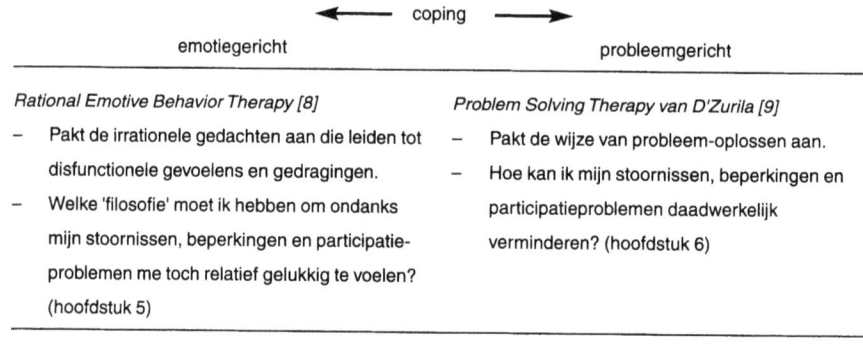

Tabel 1 Coping in relatie tot de cognitief-gedragsmatige methode.

Literatuur

(1) Carver CS, Scheier MF. Origins and function of positive and negative affect: A control-process view. Psychological Review 1990;97:19-35.

(2) Carver SC, Scheier MF. Control Theory: A useful conceptual framework for personality-social, clinical and health psychology. Psychological Bulletin 1982;92:111-35.

(3) Leventhal H, Idler EL, Leventhal EA. The impact of chronic illness on the self system. In: Contrada RJ, Ashmore RD, eds. Self, social identity and physical health. Oxford University Press 1999;185-208.

(4) Damasio AR, Tranel D, Damasio HC. Somatic markers and the guidance of behavior: theory and preliminary testing. In: Levin HS, Isenberg HM, Benton AL, eds. Frontal lobe function and disfunction. New York: Oxford University Press 1991;217-29.

(5) Gross JJ. The emerging field of emotion regulation: an integrative review. Review of General Psychology 1998;2:271-99.

(6) Lazarus RS, Folkman S. Stress, appraisal, and coping. New York: Springer 1984.

(7) Walen SR, DiGiuseppe R, Dryden W. Comprehensive Rational-Emotive Therapy. In: A practitioner's guide to Rational-Emotive Therapy. New York: Oxford University Press 1992;276-300.

(8) Ellis A. Fundamentals of Rational-Emotive Therapy for the 1990s. In: Dryden W, Hill L, eds. Innovations in Rational-Emotive Therapy. London: Sage Publications, 1993;1-32.

(9) D'Zurila TJ, Nezu AM. Problem Solving Therapy: a social competence approach to clinical intervention. New York: Springer Publishing Company, 1999.

Rational Emotive Behavioral Therapy (REBT): anders denken is anders voelen en doen

5-1 Inleiding

Zoals de naam aangeeft richten de cognitief-gedragsmatige benaderingen zich op het veranderen van disfunctioneel denken en gedrag. REBT is daar een bekende vertegenwoordiger van. In dit hoofdstuk wordt uitgewerkt hoe men vanuit REBT tegen disfunctionele emoties en gedragingen aankijkt en wat de centrale rol van het denken daarin is. Daarna wordt stap voor stap de REBT-methodiek toegelicht. Nu wordt eerst het ontstaan van REBT toegelicht.

REBT staat voor Rational Emotive Behavioral Therapy. De eerste artikelen hierover verschenen in 1956 van de hand van de grondlegger, Albert Ellis[1]. Hoewel REBT vanaf die tijd wel een ontwikkeling doormaakte, is die in fundamenteel opzicht opvallend gelijk gebleven[2]. Zoals de naam duidelijk aangeeft is het een psychotherapeutische benadering waarin zowel denken, voelen als doen van de patiënt geanalyseerd en beïnvloed worden. Het is een goed voorbeeld van één van de cognitief-gedragsmatige benaderingen. Deze benaderingen krijgen langzaam maar zeker vaste voet in de fysiotherapie. Dergelijke benaderingen moet men niet opvatten als psychotherapie waar de fysiotherapeut zich verre van dient te houden. Inderdaad behandelt men met succes mensen met REBT die primair een emotionele stoornis hebben, maar ook voor meer alledaags onwelbevinden in denken, voelen en doen kan het bruikbare handvaten bieden. Misschien kan men beter spreken van training in plaats van psychotherapie. Dat de cognitief-gedragsmatige benaderingen in gebruik niet voorbehouden zouden moeten blijven aan psychotherapeuten blijkt onder andere uit de vele zelfhulpboeken die Ellis en anderen schreven. Een aantal daarvan is in het Nederlands vertaald[3; 4]. Ook andere grondleggers van de cognitief-gedragsmatige benadering zijn voor verspreiding van deze aanpak. Meichenbaum schreef in 1997 over 'cognitive behavioral therapy' (CBT):

One of the future directions of CBT will be to 'give CBT away', so nurses, probation officers, coaches, as well as computers, will be able to conduct CBT[5].

Cognitief-gedragsmatige benaderingen, doorgaans in de vorm van REBT of NLP (Neurolinguïstische Programmering), worden in Nederland al met succes toegepast in de fysiotherapie[6]. De effectiviteit van REBT is ondertussen aangetoond. Een meta-analyse met achtentwintig gecontroleerde studies naar de effectiviteit van REBT laat zien dat REBT effectiever is dan een placebobehandeling of geen behandeling[7].

De persoonlijke ervaring van de auteur is dat het gedachtegoed van de REBT door patiënten binnen de fysiotherapie goed geaccepteerd wordt. Bovendien blijkt keer op keer dat patiënten met een reguliere fysiotherapeutische aanpak vaak onvoldoende vooruitgang boeken als er belangrijke cognitieve- of gedragsmatige herstelbelemmerende factoren aanwezig zijn. De auteur heeft de indruk dat de vaardigheden van de reguliere fysiotherapeut op dit moment nog onvoldoende zijn om de cognitieve of gedragsmatige component in het gezondheidsprobleem te beïnvloeden. Een niet onaanzienlijk deel van de 'vastgelopen' of 'lastige' patiënten die de auteur via collega-fysiotherapeuten verwezen kreeg bleek bij een benadering die gebaseerd was op de uitgangspunten van REBT, alsnog te verbeteren. Soms waren deze 'moeilijke' patiënten weer verbazingwekkend snel op het spoor te zetten, soms waren de verbeteringen van klaag- of ander ziektegedrag ook voor de auteur indrukwekkend. Andere keren bleek het disfunctionele denken en doen niet beïnvloedbaar.

De auteur zet REBT doorgaans op impliciete wijze in. Het REBT-gedachtegoed wordt daarbij verweven in de gangbare communicatie met de patiënt. Daardoor lijkt er oppervlakkig beschouwd niet veel verschil te zijn met de reguliere fysiotherapeutische communicatie. Maar een goed waarnemer zal merken dat door de REBT-benadering schijnbaar moeiteloos, snel en met volharding op de disfunctionele opvattingen van de patiënt gefocust wordt. De hier weergegeven klinische impressies die in de loop der jaren in de fysiotherapie gevormd zijn, moeten nog empirisch getoetst worden.

5-2 Het ABC-model van de menselijke emotie

REBT gaat ervan uit dat het niet zozeer de gebeurtenissen zelf zijn die disfunctionele gevoelens of gedragingen doen ontstaan, maar de beschouwing *over* die gebeurtenissen. Ze grijpt daarbij niet alleen terug op een tweeduizend jaar oud adagium van Epictetus, maar sluit daarmee ook aan bij de huidige inzichten over emoties en gedrag. Ellis ontwikkelde een didactisch-therapeutisch model van de menselijke emoties: het ABC-model. De A staat voor de *activerende gebeurtenis* of ervaring. In stressmodellen wordt dit de 'stressor' genoemd. De B staat voor 'belief' of *beschouwing* en *beoordeling*: gedachten, opvattingen, interpretaties, meningen, beelden, uiteenzettingen over of naar aanleiding van de activerende gebeurtenis en wat de patiënt daarvan vindt (zijn emotioneel geladen evaluatie). De C in het model staat voor de emotionele en gedragsmatige *consequenties* van dit denken over de activerende gebeurtenis (figuur 5-1).

Doorgaans gaan patiënten en therapeuten uit van een A-C-verband: 'Door de pijn kan ik niet naar mijn werk.' Terwijl de realiteit is dat de beschouwingen over de pijn voor een belangrijk deel deze emoties en dit gedrag (beperkingen in activiteiten en -participatie) oproepen[8; 9].

Figuur 5-1 Het ABC-model van emoties.

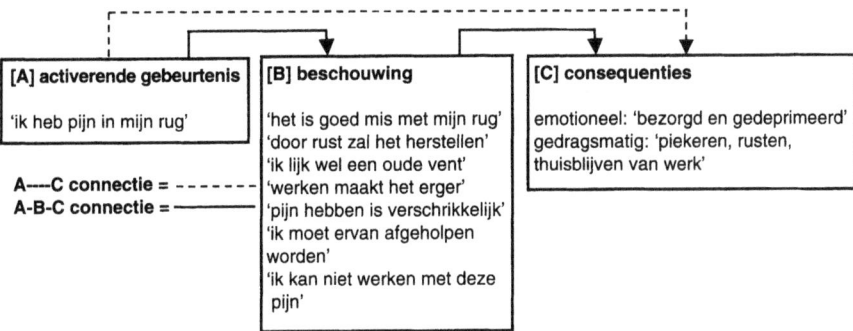

Dit model is goed toepasbaar op denken, voelen en doen van de chronische-pijnpatiënt. De chronische-pijnpatiënt is gefocust op het verminderen van pijn, de activerende gebeurtenis. Op zichzelf is dit al opmerkelijk omdat na maanden of zelfs jaren tevergeefs zoeken naar verlichtende behandelingen hij zou kunnen weten dat dit niet lukt. Hij streeft de utopie 'pijnvrij zijn' na. Dat het najagen van een utopische oplossing de oorzaak vormt voor het voortbestaan en verergeren van menig (pijn)probleem bespraken we al in hoofdstuk 2[10]. Het is nodig dat deze patiënt meer functionele opvattingen over zijn pijn, zijn beperkingen en zijn herstel in functioneren gaat ontwikkelen: zijn gedachten daarover herziet. Men noemt dit *cognitieve herstructurering*. Daartoe introduceerde Ellis nog twee elementen in het model. De D van disputeren en de E van effect. Met *disputeren* wordt bedoeld dat men de irrationele opvattingen van de patiënt ter discussie stelt en vervangt door een meer rationele 'filosofie'. Deze rationele filosofie heeft functionele gevoelens en gedragingen als *effect*. De patiënt kan zijn irrationele opvattingen uitdagen door bijvoorbeeld nadrukkelijk te zoeken naar het bewijs van zijn beschouwingen. 'Helpt rust echt?' 'Wat heeft het rusten me in deze maanden of jaren opgeleverd?' 'En ... ik zeg wel dat pijn hebben verschrikkelijk is, maar is dat wel zo? Ik kan namelijk nog wel veel ergere dingen bedenken; overdrijf ik niet?' Dergelijke gedachten dragen ertoe bij dat de patiënt zich minder bezorgd voelt en bijvoorbeeld meer openstaat voor het ondernemen van meer fysieke activiteiten. Natuurlijk is daar in de praktijk meer voor nodig dan dit korte voorbeeld suggereert, zoals zal blijken als we het ABC-model verder uitwerken.

5-3 De stappen binnen REBT

In REBT is een aantal stappen te onderkennen[11; 12]. De elf stappen die hier genoemd en doorlopen worden moet men niet strikt opvatten, ze vormen geen keurslijf (tabel 5-1). Deze volgorde kan men ook hanteren bij het gebruiken van een rationelele-zelfanalyseformulier. Door middel van dit rationele-zelfanalyseformulier kan de fysiotherapeut de stappen van REBT op expliciete wijze de patiënt bijbrengen. Bovendien kan de patiënt met dit formulier zelfstandig thuis het rationele denken rond zijn klacht of (kleine) levensproblematiek oefenen. Het is de moeite waard de opzet van het rationele-zelfanalyseformulier te bestuderen (figuur 5-2). Normaal gesproken heeft dit formulier A-vierformaat, zodat er ruimte is voor de patiënt om te schrijven.

1	Eerst zal de patiënt of de fysiotherapeut een *probleem* moeten *constateren*, en vaststellen dat verandering gewenst is. Binnen de fysiotherapeutische setting gaat het om emotionele of gedragsmatige problemen die een algemene herstelbelemmerende factor vormen. Deze eerste constatering is nog relatief vaag en wordt in de volgende drie stappen verder geconcretiseerd.
2	De problematische *emoties* en *gedrag* nader verkennen: [Ce] en [Cg].
3	Het verhelderen van de *Activerende gebeurtenis*: [A]. Het maakt bij stap twee en drie niet uit of men eerst de emoties of eerst de activerende gebeurtenis nader verkent.
4	Daarna bepaalt men de *passendheid* van deze emoties en gedrag in relatie tot de activerende gebeurtenis en in het licht van gestelde levensdoelen. Vervolgens moeten de *gewenste* emoties en gedrag geformuleerd worden: [Ee] en [Eg].
5	Voordat men nu verder kan moet men eerst het *ABC-model aan de patiënt uitleggen*, zodat hij begrijpt dat het vooral zijn beschouwingen zijn die de emoties en het gedrag sturen. Daardoor ontstaat de bereidheid te onderzoeken welke irrationele opvattingen aan deze emoties ten grondslag liggen.
6	Vervolgens kan men (samen) op zoek gaan naar de *irrationele beschouwingen* die de oorzaak van de disfunctionele emoties en gedragingen zijn: [iB].
7	*Controleer* of de gevonden iB daadwerkelijk tot de disfunctionele emoties en gedragingen leiden: [iB-C-connectie].
8	Als dit het geval is kan men beginnen met het *disputeren* van de irrationele beschouwingen: [D].
9	Na een geslaagd dispuut volgt het expliciet formuleren van een *rationeel alternatief:* [rB].
10	*Controleer* daarna of rB daadwerkelijk tot de gewenste emoties of gedragingen leidt: [rB-E-connectie].
11	Deze reeks moet vaak geheel herhaald worden om een *nieuwe denkgewoonte* te laten ontstaan.

Tabel 5-1 Overzicht van de stappen in REBT.

In het volgende zullen deze stappen stuk voor stuk besproken worden. Aan het eind van dit hoofdstuk staat een uitgewerkt voorbeeld van een jonge man met pijn en krampen van de m. pectoralis major.

5-3-1 Een probleem constateren: emotionele of gedragsmatige herstelbelemmerende factoren

In tegenstelling tot de setting bij de psycholoog zal in de fysiotherapie de patiënt niet snel aangeven dat hij emotioneel ongemak ervaart of een probleem heeft en daar verandering in wil hebben. Doorgaans klaagt de patiënt primair over stoornissen als pijn, duizeligheid, krachtverlies. Pas in tweede instantie verneemt men dat bepaalde activiteiten beperkt zijn of dat de sociaal-maatschappelijke participatie in het gedrang komt. Klagen houdt evenwel impliciet in dat er negatieve emotionele belevingen aanwezig zijn. Expliciteren kan in sommige gevallen noodzakelijk zijn om de relatief 'objectieve' last [C] die de stoornissen, beperkingen en participatieproblemen [A] met zich meebrengen te onderscheiden van het emotionele lijden [C] dat de patiënt zelf door zijn negatieve of catastroferende kijk [iB] creëert. Hoe ernstiger de activerende gebeurtenis zelf, zoals het meemaken van een ramp, des te groter de directe impact van deze gebeurtenis op emoties en gedrag. De 'A-C'-connectie kan men dus niet verwaarlozen. In zekere zin is de onderlinge verhouding te beschrijven als C = A x B.

Figuur 5-2 De opzet van het rationele-zelfanalyseformulier.

[A] activerende gebeurtenis	
Beschrijf kort en objectief de activerende gebeurtenis die aanleiding gaf tot de emoties of gedragingen [C]	
[iB] beschouwing/bril Beschrijf hier wat je dacht over of naar aanleiding van de activerende gebeurtenis. Denk daarbij aan: – interpretaties, redenaties, conclusies, negatieve voorspellingen enzovoort; – wat je daarvan vond in termen van moetisme, catastroferen, lage frustratietolerantie, en waardeoordelen.	**[D] disputatie** Vat hier de irrationele beschouwingen aan door je het volgende af te vragen: is het waar, logisch gezien? Is het waar als ik me tot de feiten beperk? Helpt het me verder? **[rB] rationeel alternatief** Beschrijf hier op basis van de disputatie een rationeel alternatief. Leidt dit tot de gewenste effecten?
[Ce] emoties Welke emoties had je in termen van de basisemoties: bang, boos, bedroefd, blij, affectie? Wat was de intensiteit en duur?	**[Ee] gewenst emotioneel effect** Hoe zou je je willen voelen wanneer de activerende gebeurtenis zich weer voordoet?
[Cg] gedrag Welk gedrag vertoonde je of vertoonde je juist niet?	**[Eg] gewenst gedragsmatig effect** Welk gedrag wil je vertonen of juist niet?

> 'RET does not see human thoughts, feelings, and behavior as 'pure' or monolithic, but almost always as inextricably merged with each other; and this may be particularly true of disturbed thinking, emoting, and behavior.'[13].

Omdat de patiënt zelf er vaak niet mee komt zal doorgaans de fysiotherapeut zich een indruk vormen over het al of niet aanwezig zijn van algemene herstelbelemmerende emoties, gedachten of gedragingen en de patiënt daarop attenderen. De fysiotherapeut kan de patiënt uitleggen wat de negatieve implicaties van disfunctioneel denken, voelen en doen zijn op het gezondheidsprobleem. Mogelijk groeit daardoor in het gesprek de wens bij de patiënt hiermee iets te doen. Het stappenplan van 'openstaan' tot 'blijven doen' biedt de fysiotherapeut hier houvast in het aansporen van de patiënt om te veranderen. Soms is deze uitleg over de rol van denken, voelen en doen bij de klacht voor de patiënt voldoende omdat hij zelf over de vaardigheden en het zelfregulerend vermogen beschikt om het roer in zijn denken en doen om te gooien, maar vaak moet hij hierin begeleid worden. De wijze waarop deze begeleiding vorm krijgt kan expliciet, systematisch en gestructureerd zijn. Bijvoorbeeld aan de hand van een zelfhulpfolder en door het maken van de nader te bespreken rationele zelfanalyses. Vaak kan de patiënt ook tot een meer functionele manier van 'denken en doen' gebracht worden doordat de fysiotherapeut zelf denkt, spreekt en handelt vanuit het REBT-gedachtegoed. Op deze wijze, mits voldoende herhaald en doorwerkt, kan de fysiotherapeut op meer impliciete wijze veel bij de patiënt bereiken. De fysiotherapeut verschijnt hier als 'wijs mens' zoals in het hoofdstuk over de positieve psychologische benadering werd besproken.

5-3-2 Problematische emoties en gedrag nader verkennen. De [Ce] en de [Cg]

Emoties verhelderen [Ce]

Veelal zijn het ongewenste gevoelens die de patiënt erop attenderen dat er 'iets' moet veranderen. Je gevoelens kennen en ze ook kunnen verwoorden is daarom belangrijk. Immers, als de patiënt kan aangeven hoe hij zich voelt, wordt voor hem en de fysiotherapeut beter zichtbaar wat er mogelijk als activerende gebeurtenis speelt en kan de fysiotherapeut al een hypothese opstellen over de (irrationele) beschouwingen die de patiënt heeft[14]. Een voorbeeld (F = fysiotherapeut, P = patiënt).

F: Hoe voelt u zich daar onder?
P: Vervelend!? [C]
F: Wat bedoelt u precies met vervelend?
P: Ik ben teleurgesteld.
F: Teleurgesteld in ...? [C-A]
P: ... in het resultaat. Ik had er meer van verwacht.
F: Wat had u dan verwacht? [B]
P: Ik dacht dat ik er met twee weken vanaf zou zijn [iB; beschrijvend].
F: Hoe komt u daarbij, als ik vragen mag?
P: Vorige keer was dit ook zo. [iB, onlogische redenatie]

De fysiotherapeut biedt hierna corrigerende informatie aan:
- dat de redenatie niet juist is;
- wat het verschil is ten opzichte van de vorige periode.

Een stukje elementaire educatie van de patiënt over de te onderscheiden dimensies bij emoties kan het verwoorden erg helpen. Een eerste onderscheid is de positieve of negatieve valentie van gevoelens.

F: Hoe voelt u zich?
P: Weet ik niet.
F: Voelt u zich prettig of rot?
P: Rot natuurlijk.

De vraag van de fysiotherapeut lijkt een 'open deur' omdat het duidelijk zichtbaar was dat de patiënt zich rot voelde. Toch kan dit in sommige situaties gebruikt worden om een signaal naar de patiënt af te geven dat de fysiotherapeut het 'lijden' van de patiënt *niet* empathisch zal aflezen of invullen, maar dat hij het expliciet van de patiënt zelf wil horen. Daarmee kan een theatraal *non-verbaal* spel als: 'Kijk hoe ik lijd maar dit zwijgend draag', ontkracht worden. De fysiotherapeut geeft aan dat hij niet meer kijkt of meespeelt, maar alleen nog luistert naar wat feitelijk en volwassen gemeld wordt.

De fysiotherapeut kan een nader onderscheid aanbrengen door de negatieve gevoelens te verdelen in bang, boos of bedroefd. De positieve gevoelens kan hij onderscheiden in blijdschap en/of affectie[15]. Bovendien kan de patiënt proberen de intensiteit en de duur aan te geven. Men kan zich daarbij laten inspireren door variaties op een VAS-schaal, waarbij de fysiotherapeut de polen uitlegt en voorbeelden geeft van het verloop daartussen:

valentie	basisemotie	licht	sterk
negatief	BANG	licht bezorgd	paniek
	BOOS	licht geïrriteerd	woedeaanval
	BEDROEFD	teleurgesteld	depressief/rouw
positief	BLIJ	opgewekt	jubelend van blijdschap
	AFFECTIE	sympathie	hevig verliefd

Voor geïnteresseerden in een nadere uitwerking van de rol van emoties in een fysiotherapeutische setting en de daarbij passende gesprekvormen wordt verwezen naar een serie van vier artikelen uit 2002 [16-19]. De artikelen zijn ook te downloaden vanaf de website www.gezondheidspsychologie.nl

Het gedrag nader verkennen [Cg]
Ook het gedrag moet nader gespecificeerd en geconcretiseerd worden. Aan vage beschrijvingen als: 'Dan doe ik niets meer', heeft men weinig. 'Wat doet u niet meer wat u normaal gesproken wel doet?', zou de fysiotherapeut als start kunnen vragen. De fysiotherapeut geeft in zijn benadering constant een signaal af dat vaagheden niet geaccepteerd worden. Als het nodig is voor begrip of behoud van de werkrelatie kan de fysiotherapeut de patiënt uitleggen waarom hij zo'n nadruk legt op precieze beschrijvingen van situaties, gevoelens en gedragingen en wat de negatieve impact is op zelfsturing en therapie als men vaag blijft.

5-3-3 Het verhelderen van de activerende gebeurtenis [A]

De A bestaat niet alleen uit gebeurtenissen maar kan ook uit gedachten, gevoelens of gedragingen bestaan. De activerende gebeurtenis is dus niet altijd een uitwendige situatie, maar kan ook een 'product' of 'respons' van onszelf zijn, waar we vervolgens over na gaan denken. Bovendien is men zich niet altijd helder bewust van de activerende gebeurtenis. De activerende gebeurtenis wordt dan subbewust waargenomen of beleefd. In dat laatste geval weet men niet goed of niet meteen wát men feitelijk vreest of waarom men boos is. Enkele voorbeelden van vier ver-

	1 situatie	2 lastige beelden	3 rotgevoelens	4 storend gedrag
[A] activerende gebeurtenissen	niet meer kunnen tennissen	ik zie almaar dat motorongeluk voor me hebben	hyperventilatie-/ paniekgevoelens	voorgenomen oefeningen niet regelmatig uitvoeren
[B] beschouwing	tennissen is 'alles' voor me; wat moet ik als ik niet meer kan tennissen?	dat had allang over moeten zijn; ik ben niet normaal	deze gevoelens (benauwdheid, trillen, zweten), zijn verschrikkelijk, niet uit te houden	zie je wel het lukt me nooit, wat ben ik toch een slappeling
[C] consequentie	gedeprimeerd	bezorgdheid/angst	versterking van hyperventilatie- en paniekgevoelens	teleurstelling, opgeven

schillende typen activerende gebeurtenissen met daaronder mogelijke irrationele beschouwingen en emotionele of gedragsmatige consequenties:

Lastig is dat de fysiotherapeut zelden echt zicht krijgt op de feitelijke activerende gebeurtenis. En ook de patiënt ziet nooit de objectieve werkelijkheid. Immers, het waarnemen van een activerende gebeurtenis is geen wetenschappelijk bottum-up proces. Dit komt omdat zo'n gebeurtenis door selectie en filteren in meer of mindere mate vervormd wordt tot subjectief waargenomen activerende gebeurtenis. Het betreft hier de invloed van een top-down proces (hersenwerk). Dit vervormen of creëren van de werkelijkheid geschiedt op basis van de opvattingen die men al had[20]. Het eerder beschreven proces van 'overdracht' is hier een treffend voorbeeld van (zie hoofdstuk 1). Wat de patiënt wel kan leren is zo veel mogelijk zijn subjectieve interpretaties en evaluaties uit de omschrijving van de activerende gebeurtenis weg te laten. Hij moet proberen de activerende gebeurtenis zo feitelijk als mogelijk te beschrijven. De 'camera check' kan hierbij behulpzaam zijn. Hierbij herschrijft de patiënt de activerende gebeurtenis tot een situatie met alleen die feiten die een camera zou kunnen vastleggen[21]. Het gaat hier om het specificeren en het concretiseren, bijvoorbeeld in maat en getal, van de activerende gebeurtenis. Zo kan een camera bijvoorbeeld wel vastleggen wat er niet is of was: 'Ik heb geen bezoek gehad sinds ik thuis ben uit het revalidatie-centrum', maar niet wat er in de toekomst zal plaatsvinden: 'Ik krijg geen bezoek meer'. Zo is ook de omschrijving 'niets helpt' of 'ik kan niets meer' een verwijzing naar de toekomst die nog bewezen moet worden. Andere fouten die men ziet in de omschrijving van de activerende gebeurtenis is dat men globale tellingen introduceert zoals *altijd* of *nooit* die ook niet vast te leggen zijn. Vaak sluipen ook evaluaties de activerende gebeurtenis binnen. 'Ik heb last van verschrikkelijke pijn, vermoeidheid of benauwdheid'. *Verschrikkelijk* is niet met een camera vast te leggen. Andere intensiteitwaarden zijn wat objectiever zoals 'ik heb veel pijn, alsof zonder verdoving een kies getrokken wordt'. Het gebruik van een VAS is natuurlijk nog eenduidiger. Ook omschrijvingen als 'het was een *puinhoop*' bevat een evaluatie, terwijl men feitelijk moet beschrijven welke 'objecten of aspecten' verspreid lagen. Vaak zitten er ook interpretaties in de beschrijving van de activerende gebeurtenis: 'Hij gaf niets om me', 'Hij dacht ...', 'Mijn man durft niet te komen ... ' enzovoort. Men kan dit aan de patiënt omschrijven als 'gedachtelezen c.q. toekomst voorspellen'.

De 'camera check' probeert deze dingen te reduceren. Ook een positie innemen alsof men een goede journalist was, of een detective die feiten boven water moet krijgen kan de patiënt helpen een meer objectieve observerende attitude in te nemen ten aanzien van het beschrijven van de activerende gebeurtenis.

De patiënt moet dus leren het incident kort, bondig en zo objectief mogelijk te beschrijven. De fysiotherapeut kan indien nodig een lange monoloog van de patiënt onderbreken en zelf een bondige samenvatting geven (model staan). Sommige patiënten hebben moeite een activerende gebeurtenis te beschrijven. 'Ik weet niet waarom ik gespannen en met hoofdpijn thuis kwam.' De fysiotherapeut kan de patiënt helpen door het stellen van concrete en gedetailleerde vragen, naar recente voorbeelden te vragen, abstracties te vermijden, de patiënt een logboek te laten bijhouden, de lijn in het verhaal vast te houden en naar recente veranderingen in het leven van de patiënt te vragen.

Bij te veel activerende gebeurtenissen kan men het beste met een klein incident beginnen om de REBT uit te leggen en te demonstreren, een werkrelatie op te bouwen enzovoort. Bij meerdere activerende gebeurtenissen kan men centrale en terugkerende thema's en patronen gaan herkennen. De fysiotherapeut kan hierop reflecteren.

A/C-matrix binnen de fysiotherapeutische setting

Op basis van de specificatie van emoties en activerende gebeurtenissen kan men een matrix samenstellen die kan helpen de discussie over het speelveld van cognitief-gedragsmatige benaderingen, zoals de REBT, in kaart te brengen (tabel 5-2). Zie ook de eerder genoemde artikelenreeks over emotionele gesteldheden in de fysiotherapie[16]. In de A/C-matrix kan men activerende gebeurtenissen die binnen het zorg- of herstelproces plaatsvinden onderscheiden van activerende gebeurtenissen die buiten het zorgproces plaatsvinden maar die wel een potentiële impact kunnen hebben in het zorgproces. Te denken valt aan stressvolle levensgebeurtenissen gerelateerd aan werk- of privé-omstandigheden. Men kan deze activerende gebeurtenissen nader specificeren, bijvoorbeeld door een positionering aan te geven in de tijd; vond de stressvolle gebeurtenis plaats in het verleden, zoals bij een psychotrauma, in het heden of wordt er op geanticipeerd in de vorm van een toekomstige gebeurtenis? Op basis van intensiteit van de stressvolle gebeurtenis kan men dit proberen te plaatsen binnen de polen 'alledaags versus traumatisch'.

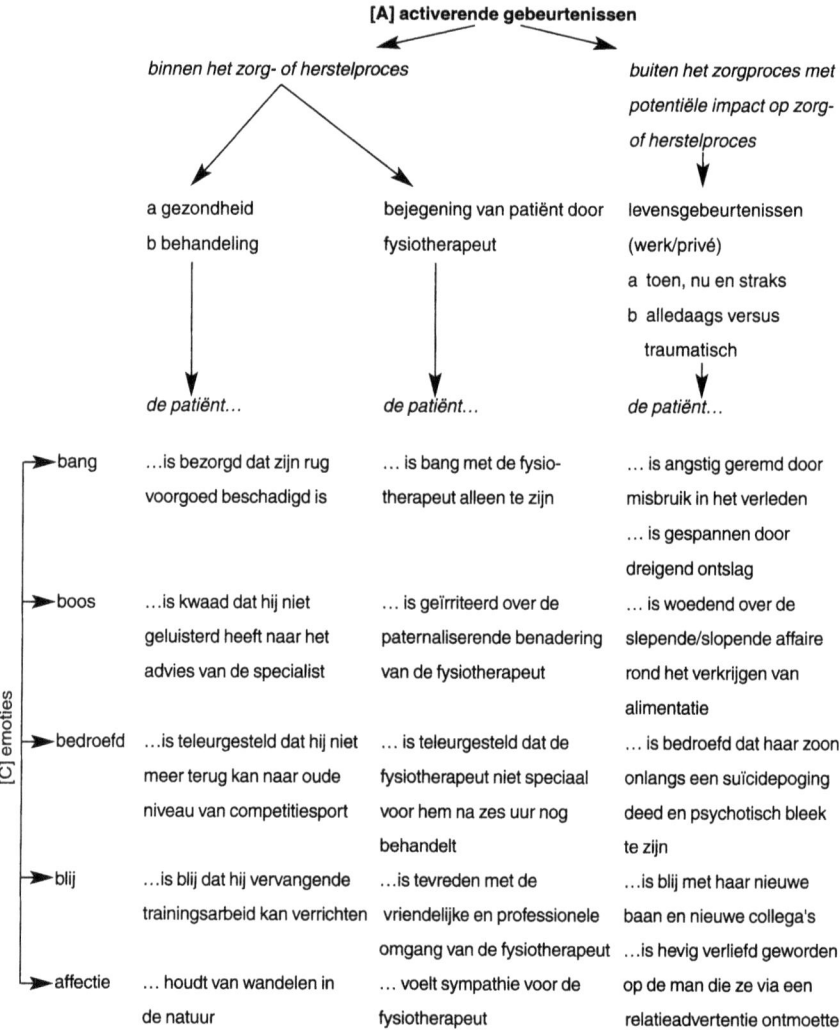

Tabel 5-2 A/C-matrix binnen de fysiotherapeutische setting. (De matrix is hier ingevuld van de patiënt uit bezien maar kan ook vanuit de fysiotherapeut bezien worden ingevuld.)

In de REBT kan men activerende gebeurtenissen ook typeren aan de hand van de vijf meest voorkomende thema's die bij mensen emoties oproepen.

thema	voorbeeld
presteren	Ik kan niet meer zo hard werken als ik vóór het ongeluk kon.
affiliatie (ergens bij horen)	Ik mis mijn collega's enorm nu ik thuis zit.
gemak en luxe	Ik vind die oefeningen stomvervelend.
gerechtigheid	Ik heb absoluut recht op een schadevergoeding.
controle of invloed	Ik vind het vreselijk dat ik overgeleverd ben aan de thuiszorg.

Uit het 'common sense model of illness belief' van Leventhal kan de fysiotherapeut ook een aantal onderwerpen halen die in de A/C-matrix passen onder het cluster *activerende gebeurtenissen gezondheid-/behandelinggerelateerd*[22; 24]. Dit model is goed in het REBT-raamwerk te plaatsen (figuur 5-3).

De stimulus in dit model staat gelijk aan de activerende gebeurtenis in het model van REBT. Deze stimulus kan een symptoom zijn dat men ervaart, een uitspraak die men over zijn eigen gezondheid gehoord heeft, een film die men zag en op zichzelf betrekt enzovoort. Daarna wordt de dreiging via twee routes gerepresenteerd. De bovenste route is cognitief en komt in die zin overeen met de beschouwingen [B] uit het model van REBT. De copingprocedures komen overeen met de gedragsmatige consequenties [C], bijvoorbeeld 'niet meer aan de eczeem krabben'. 'Appraisal' slaat op de evaluatie van het effect van de copingprocedures om de dreiging tegen te gaan en beïnvloedt op zijn beurt weer de perceptie van de stimulus; 'de oefeningen helpen, dus zal het inderdaad relatief onschuldig van aard zijn.'

Figuur 5-3 Uitgebreide versie van het 'common sense model of illness belief' van Leventhal[25].

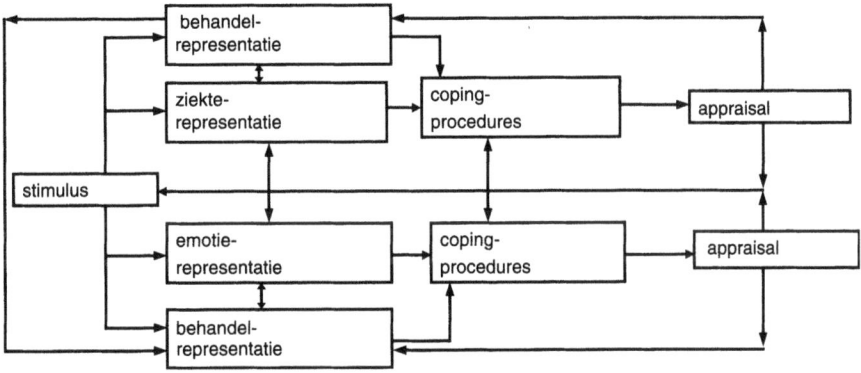

Het blijkt dat de cognitieve ziekterepresentatie altijd uit de volgende vijf elementen bestaat, dit ongeacht de aandoening die men heeft en ongeacht de culturele achtergrond (tabel 5-3). De specifieke inhoud van deze vijf elementen zijn natuurlijk wel sterk cultureel bepaald.

De opvattingen die de patiënt ten aanzien van zijn gezondheidsprobleem en de behandeling heeft kunnen allerlei misvattingen bevatten die het herstel belemmeren of suboptimaal maken. Interessant is te beseffen dat de vijf elementen ook voor de representatie van de behandeling gelden. Ook die heeft in de ogen van de patiënt een etiket, een werkingsmechanisme (oorzaak), een tijdsduur voor werking, nut en bijwerkingen, eigen inbreng en effectiviteit. Het spreekt voor zichzelf dat misvattingen over de inhoud van de behandeling ook negatieve emoties of gedrag kunnen uitlokken die ongunstig zijn voor het herstelproces. Een eenvoudig voorbeeld: als de patiënt meent dat opbouwen van de belastbaarheid alleen kan als het pijnloos is dan zal hij mogelijk niet snel de drempel van een trainingsprikkel bereiken. Als de

representatie	voorbeeld
1 identiteit	
– etiket	dit moet een hernia zijn
– concrete ervaring	zeurende pijn
2 oorzaak	het zware werk dat ik doe
3 tijdlijn	
– acuut	dit is tijdelijk
– chronisch	dit gaat nooit meer over, ik kan mijn oude identiteit niet handhaven
– intimiterend	dit kan me elke moment wéér overvallen
4 consequenties	ik zal een andere baan moeten zoeken. De pijn zal ondragelijk worden
5 beïnvloedbaarheid zelf/therapie	er moet een behandeling voor zijn, een kwestie van verder zoeken alleen rust helpt

Tabel 5-3 De vijf elementen van ziekterepresentatie.

patiënt meent dat de fysiotherapeut hem zal genezen (beïnvloedbaarheid) zal hij zelf geen actieve bijdragen leveren. Als de patiënt geen verband ziet tussen de door hem vermeende oorzaak van zijn gezondheidsprobleem en het werkingsmechanisme (oorzaak) van de therapie dan zal de therapietrouw laag zijn[26].

Zo zien we dat REBT, het 'commons sense model of illness belief' en het stappenplan 'openstaan, begrijpen, willen, kunnen, doen en blijven doen', veel gemeenschappelijke elementen bevatten die, als de fysiotherapeut vaardig is in het hanteren van deze verschillende modellen, sterk richtinggevend kunnen zijn voor zijn communicatie met de patiënt.

5-3-4 Gepastheid en de gewenste emoties en gedragingen omschrijven [Ee] & [Eg]

Het verhelderen van de activerende gebeurtenissen en de daarmee in verband staande ongunstige emotionele en gedragsmatige consequenties is doorgaans niet voldoende om een *intentie* tot veranderen te initiëren. De patiënt moet eerst bepalen of hij deze reacties inclusief intensiteit en duur gepast vindt of juist niet, gegeven de activerende gebeurtenis. In die zin is REBT patiëntgecentreerd, want het is niet aan de fysiotherapeut om te oordelen over de gepastheid of ongepastheid van de emoties en belevingen van de patiënt, laat staan om ze te veroordelen. Het is aan de patiënt zelf deze persoonlijke uitingen te beoordelen op gewenstheid. De fysiotherapeut heeft natuurlijk wel een *mening* over de functionaliteit van de reacties van de patiënt. Op basis van levenservaring en (wetenschappelijke) literatuur over wat, gezien de activerende gebeurtenis, gangbare reacties zijn en wat de mogelijke negatieve impact is van bepaalde emotionele of gedragsmatige reacties voor de patiënt en/of zijn omgeving, kan de fysiotherapeut als 'wijs mens' zich daar wel een mening over vormen. Deze kennis kan spiegelinformatie vormen voor de patiënt.

De patiënt bepaalt echter zelf of hij hier verandering in wenst of niet. De beslissing om te veranderen in de manier van reageren hangt in belangrijke mate af van wat de patiënt zelf van zijn reacties vindt[27]. Hier volgen verschillende mogelijkheden die verandering in de weg kunnen staan:
- de patiënt vindt zijn manier van reageren normaal;
- de patiënt vindt zijn manier van reageren abnormaal;
- de patiënt kan zich geen alternatieve reactie voorstellen;
- een alternatieve reactie is niet haalbaar.

Deze mogelijkheden worden hierna toegelicht.

De patiënt vindt zijn manier van reageren normaal
Als de patiënt meent dat zijn reactie *normaal* is dan zal hij daar niets aan willen veranderen. De patiënt kan bijvoorbeeld menen dat het volledig normaal is dat je boos blijft op iemand die je gekrenkt heeft, of dat het normaal is om je continu ernstig zorgen te maken over lichamelijke sensaties, of hij kan het logisch vinden dat hij gedeprimeerd raakt van pijn.

Een ander probleem ontstaat als de patiënt meent een bepaald disfunctioneel gevoel nodig te hebben. Stress is een algemene herstelbelemmerende toestand, maar sommige patiënten willen deze beleving niet kwijt omdat ze menen deze stressgevoelens nodig te hebben om te kunnen presteren, bijvoorbeeld in het werk.

Als de patiënt zo over zijn emotionele reactie denkt moeten feitelijk eerst de onderliggende irrationele beschouwingen verhelderd en aangepakt worden. De fysiotherapeut kan naar het bewijs vragen voor deze opvattingen waarna vaak duidelijk wordt dat de verstoorde emotie toch niet zo normaal, logisch of functioneel is als de patiënt meende.

De patiënt vindt zijn manier van reageren abnormaal
Als de patiënt juist *erg negatief* is over zijn emotionele reacties ontstaat er ook een barrière voor verandering. Hij kan zich bijvoorbeeld schuldig voelen of schamen voor zijn emoties of menen dat het ongemak van deze negatieve emoties niet te verdragen is. Daardoor ontstaat feitelijk een probleem over het probleem. Het is dan verstandig eerst overmatige kritiek op de eigen manier van reageren wat te reduceren, omdat daardoor ruimte komt om aandacht te schenken aan het feitelijke probleem. Bovendien kan de patiënt leren dat sterke lichamelijke spanningssensaties te dragen zijn, dat zenuwachtig zijn je niet minderwaardig maakt, dat emoties hebben niet betekent dat je zwak bent, dat 'het niet meer zien zitten' een menselijke reactie kan zijn, enzovoort. De fysiotherapeut kan uitleggen dat negatieve emoties normaal zijn, dat ze weliswaar ongemakkelijk zijn maar bij het leven horen en te dragen zijn. Daardoor zakt de secundaire emotie en kan de patiënt rationeler naar het primaire probleem kijken.

De patiënt kan zich geen alternatieve reactie voorstellen
De gewenste emotionele reactie moet voor de patiënt *voorstelbaar* zijn. Hij moet zich kunnen voorstellen dat het mogelijk is om ondanks pijn een relatief opgewekt

gemoed te houden, dat je controleverlies relatief rustig kan ondergaan en niet in paniek hoeft te raken, dat het krijgen van een blijvende functiebeperking niet betekent dat je leven voorbij is, maar dat je weer even gelukkig en soms zelfs gelukkiger kan worden dan daarvoor. Soms kan de patiënt zich dergelijke reacties absoluut niet voorstellen eenvoudigweg omdat hij dergelijke emoties zelf *nooit ervaren* heeft of omdat hij ze bij een ander *nooit gezien* heeft. Als kind heeft hij bijvoorbeeld nooit gezien dat men pijn relatief rustig kan ondergaan. Misschien is zijn *emotionele intelligentie* niet groot en kan hij daarom moeilijk op een alternatieve emotie komen[28]. Mogelijk spelen er ook *stereotiepe* opvattingen, bijvoorbeeld een man mag geen 'zachte' gevoelens hebben, of een vrouw 'harde'. *Cultuur* speelt ook een belangrijke rol in het definiëren in welke emoties men kan, mag of behoort te ervaren en wanneer en hoe men deze emoties kan uitdrukken. In sommige culturen wordt 'lijden' meer verbonden met 'nobel worden', dan in andere. En in Japan bijvoorbeeld hoort rouwen meer bij het leven dan in Amerika[29]. In mediterrane landen zijn dramatische pijnuitingen meer geaccepteerd dan in Noord-Europese landen.

De alternatieve reactie is niet haalbaar
De gewenste emotie moet niet alleen voorstelbaar zijn maar ook reëel *haalbaar*. Een belangrijk verlies ervaren en dit 'leuk' vinden is niet reëel, niet haalbaar en niet wenselijk. Of het nu gaat om verlies van lichaamsfuncties, om beperkingen, vermindering van sociaal-maatschappelijke participatie, of om het verlies van een dierbaar persoon, een ingrijpend verlies gaat per definitie gepaard met negatieve emoties. Deze emoties maken deel uit van de aanpassing aan het verlies, het leidt tot bezinning over de identiteit en de toekomst. Zo is ook nooit meer zenuwachtig, bezorgd of boos zijn onmogelijk en ongewenst. Ongewenst, omdat negatieve emoties aanleiding kunnen zijn voor correctieve acties.

5-3-5 Educatie over het ABC-model van de emotie

Veranderen gaat niet zomaar, de patiënt moet eerst enkele randvoorwaarden leren kennen, zoals de basisassumptie van REBT: het is niet de gebeurtenis zelf die onze emoties creëert, maar onze kijk daarop. Een aantal zaken over REBT kan de fysiotherapeut direct bij aanvang verhelderen, maar doorgaans zal men het aanleren van inzicht niet tot één vast moment beperken. Het is beter dit te spreiden. De fysiotherapeut begint met voorlichten als hij misvattingen over de aanpak verwacht die een algemene herstelbelemmerende factor gaan vormen[30]. Hier volgt een aantal aandachtspunten waarover de patiënt geïnformeerd kan worden.

Voordat de fysiotherapeut irrationele gedachten kan achterhalen en daar een rationeel alternatief voor laat bedenken, moet de patiënt de gangbare opvatting loslaten 'dat de activerende gebeurtenis zijn emoties veroorzaakt'. Hij moet beseffen dat het vooral zijn beschouwingen zijn over of naar aanleiding van de activerende gebeurtenis die het emotionele- of gedragsmatige ongemak veroorzaken. De fysiotherapeut kan daartoe het beste een aantal sprekende voorbeelden geven. Misschien eerst veilig op neutraal gebied: 'Hoe komt het dat mensen op één en dezelfde gebeurtenis, in een file staan bijvoorbeeld, zo verschillend reageren? Hoewel we zeggen dat de file de reden is van onze geïrriteerdheid en dat ook logisch vinden, blijkt dus dat het meer onze persoonlijke kijk is die bepaalt hoe we reageren'. Een voorbeeld op het terrein van gezondheidsproblematiek: 'Ik ken een patiënt met ernstige reuma die fier en opgewekt boeken schrijft en op latere leeftijd psychologie ging studeren. Ik ken een andere patiënt met minder ernstige reuma die zijn stoel bijna niet meer uitkomt en de hele dag klaagt en kreunt van de pijn. Is het dan de reuma die dit verschil verklaart in reageren of speelt er nog iets anders mee?'

De fysiotherapeut moet ervoor waken de indruk te wekken dat de activerende gebeurtenis helemaal géén rol speelt. Dat is niet reëel en de patiënt kan dat als krenkend ervaren. Ook moet men ervoor waken de emoties te negeren, wat verontwaardiging en boosheid kan uitlokken.

Naast dit verhelderen van de centrale stelling in REBT is het verstandig ook de aanpak toe te lichten. Minimaal moet duidelijk worden dat niet alleen de fysiotherapeut maar ook de patiënt bepaalde dingen zal moeten doen om het gezondheidsprobleem op te lossen. Een stap verder gaat de fysiotherapeut als hij ook toelicht dat zijn aandeel vooral begeleidend zal zijn, zeker voor wat betreft de cognitieve of gedragsmatige aspecten van het gezondheidsprobleem. Gaandeweg kan de fysiotherapeut eventueel ook duidelijk maken dat hij een tamelijk directe manier van benaderen hanteert, weliswaar met respect voor de patiënt en natuurlijk met de intentie de patiënt te helpen. Als de patiënt aandacht gaat schenken aan zijn manier van denken over bepaalde zaken, kan de fysiotherapeut hem waarschuwen dat dit eerst wat meer ongemak kan geven. Hij kan namelijk tot zijn schrik merken dat hij veel vaker irrationeel denkt dan hij vermoedde. Dit vraagt enige aanpassing in het zelfbeeld. De fysiotherapeut moet goed opletten dat hij de patiënt niet overlaadt. De patiënt wordt daarom aangemoedigd aan te geven als het proces te snel gaat. Geef ook aan dat het disputeren motivatie vraagt. Stel de patiënt gerust dat hij niet zijn identiteit zal verliezen met het verlaten van irrationele beschouwingen (de iB's) en geef aan dat niet elke disputatie de spijker op de kop raakt. De fysiotherapeut kan de patiënt ook informeren over het veranderingsproces. Veranderen betekent hard werken. De patiënt zal veel rationeler kunnen worden, maar nooit volledig rationeel. Geef ook aan dat je je eerst op irrationele beschouwingen richt die niet al te veel emoties oproepen anders lukt het disputeren niet. Belangrijk is ook te melden dat men soms het oude (negatieve) zelf- en wereldbeeld kan gaan missen en dat dat tijdelijk pijnlijk kan zijn.

5-3-6 Irrationele beschouwingen achterhalen [iB]

In deze paragraaf wordt achtereenvolgens aandacht geschonken aan het typeren van de verschillende cognities van de patiënt, daarna worden de kenmerken van irrationeel denken toegelicht. Deze paragraaf eindigt met het beschrijven van strategieën om de irrationele opvattingen te achterhalen.

Verschillende typen beschouwingen

In het denken van de patiënt kan de fysiotherapeut verschillende typen cognities onderkennen[31] (tabel 5-4). Centraal in REBT staat het doorvoeren van een filosofische verandering, dat wil zeggen van de generieke, vaak onbewuste irrationele evaluaties. Waarbij het toewerken naar onvoorwaardelijke zelfacceptatie en het accepteren en tolereren van ongemak dat niet te veranderen is, een belangrijk streven is. REBT richt zich op deze evaluaties omdat ze vaak de bron zijn van negatieve emoties en disfunctioneel gedrag en aanleiding geven voor een vertekende kijk op de wereld. Vaak is een ingrijpende filosofische verandering in de fysiotherapeutische setting niet haalbaar (en noodzakelijk) en moet men een compromis zoeken[32]. De fysiotherapeut moet dan putten uit mogelijkheden die meer kenmerkend zijn voor andere cognitief-gedragsmatige benaderingen zoals het aanpakken van denkfouten in beschrijvingen, interpretaties en redenaties. Ook het gedrag zelf kan men rechtstreeks als aangrijpingspunt kiezen, of bijvoorbeeld door via 'problem solving' toch de activerende gebeurtenis zelf veranderen.

soorten cognities	omschrijving
beschrijvend versus evaluerend	Gedachten kunnen beschrijvingen, interpretaties en redenaties over de activerende gebeurtenis zijn. Andere gedachten zijn meer evaluatief van aard en bevatten de beoordeling van de patiënt.
rationeel versus irrationeel	Gedachten kunnen gebaseerd zijn op feiten en logica, en functioneel zijn voor de persoon. Andere gedachten zijn dit juist niet.
generiek versus specifiek	Gedachten kunnen breed en filosofisch van aard zijn. Andere gedachten hebben alleen betrekking op één bepaald incident.
bewust versus onbewust	Het bewuste deel van de gedachten is gemakkelijk te achterhalen en te verwoorden, het andere deel, aanwezig in het onderbewuste, vergt van de fysiotherapeut een specifieke strategie om ze te laten achterhalen.

Tabel 5-4 Overzicht van de verschillende typen cognities.

Beschrijvingen, interpretaties en redenaties versus evaluaties
Een eerste onderscheid is er te maken tussen 'beschrijvingen' van situaties (interpretaties, attributies en gevolgtrekkingen) enerzijds en evaluaties van die beschrijvingen anderzijds (tabel 5-5): 'Wat dacht je dat er plaatsvond?', versus: 'Wat vond je daarvan?' Qua onderwerpen van de beschrijvingen kan men de eerdergenoemde algemene thema's voor ogen houden en de gezondheidsgerelateerde thema's uit het 'common sense model of illness representation' van Leventhal (zie tabel 5-3). De patiënt kan in het beschrijven, interpreteren en redeneren over het onderwerp irrationeel zijn doordat hij denkfouten maakt. Hij kan tot onjuiste conclusies komen ten aanzien van bijvoorbeeld zijn gezondheid doordat hij de informatie verkeerd verzamelt of deze informatie verkeerd verwerkt. Naast de beschrijving van wat er plaatsvond, wat plaatsvindt of wat plaats zal vinden, heeft de patiënt daar ook een mening over zijn evaluatie. Hij kan bijvoorbeeld menen dat het *nooit* had *mogen* plaatsvinden of dat het *verschrikkelijk* is dat het zo gelopen is.

Beschrijvingen van situaties zijn niet voldoende om emoties te genereren, daar zijn altijd evaluaties bij nodig[14]. De patiënte interpreteert de sensaties van psychologische spanning als lichamelijke vermoeidheid, attribueert dit aan een nog onbekend sluimerend virus en trekt de conclusie dat ze maar beter in bed kan kruipen. Deze beschrijvingen en redenaties worden 'cold cognitions' genoemd omdat ze alleen maar cognitief-intellectueel van aard zijn. Op zichzelf zijn deze gedachten al disfunctioneel (irrationeel), maar dat wordt nog sterker als er ook overdreven negatieve evaluatieve cognities verschijnen. Kortom, wat de patiënt hiervan vindt: 'Ik vind het vreselijk zo'n virus te hebben en als jonge vrouw 's middags in bed te moeten liggen. Anderen hebben niets meer aan me, ik ben niets meer waard'. De consequenties in gedragsmatige maar nu ook in emotionele zin mogen duidelijk zijn.

Deze evaluatieve cognities worden onderscheiden in voorkeuren ('warm cognitions') en absolutismen ('hot cognitions')[13]. *Voorkeuren* creëren zelden een probleem: 'Ik wou dat ik minder benauwd was, dan zou het leven gemakkelijker voor me zijn'. Ze leiden vaak tot begrijpelijke en gepaste negatieve emoties. Absolutismen leveren altijd emotionele of gedragsmatige problemen op: 'Ik moet absoluut van die benauwdheid af, het is geen leven zo!'

I beschrijvingen, interpretaties, attributies, redenaties	II evaluaties
Wat vond, vindt of zal er plaatsvinden?	*Wat vindt de patiënt daarvan?*

onderwerpen
– algemeen
    presteren, affiliatie (ergens bij horen), gemak en luxe, gerechtigheid, controle en invloed
 	
– met gezondheid gerelateerd
    identiteit, oorzaak, tijdlijn, consequenties, beïnvloedbaarheid
	rationele evaluaties (warm cognitions)
	'Ik streef ernaar om ondanks het ongemak van de pijn toch de dingen die ik belangrijk vind te blijven doen; soms lukt dat niet, wat natuurlijk jammer is. Zo kon ik ook niet meer terugkomen op mijn oude werkplek; maar ik laat me daardoor niet uit het veld slaan, het is geen ramp. Ik kan in dat opzicht best wat hebben, ik kan geduldig zijn, het hoeft niet altijd goed te zijn. Ik acht mezelf waardevol en gedraag me daarnaar. Pijn is slechts één ding, daarnaast valt er nog zo veel te ontdekken en te doen.

irrationele denkprocessen (zie denkfouten 5.3.8) – fouten in *dataverzameling*: selectief abstraheren, uitvergroten en minimaliseren – fouten in *dataverwerking*: willekeurig concluderen, overgeneraliseren, personifiëren	*irrationele evaluaties (hot cognitions)* – moetisme – catastroferen – lage frustratietolerantie – waardeoordelen (zelf, ander en wereld) 'Ik moet van die pijn af! Ik kan daardoor niets meer doen, het irriteert me geweldig. Ik kan er nu eenmaal niet tegen als de dingen niet gaan zoals ik wil, ik heb mijn bewegen (sport) absoluut nodig, het zou een ramp zijn niet meer terug te kunnen komen op mijn oude werkplek. Wat ben ik nog waard, wat is het leven nog waard? Ik vind er zo niets meer aan!'

Tabel 5-5 Beschrijvende versus evaluatieve cognities, in combinatie met irrationeel denken.

Rationeel versus irrationeel denken

In het voorgaande stond al een verwijzing naar rationeel denken en irrationeel denken. Men kan zowel in de beschrijvingen als in de evaluaties irrationeel denken. Met *irrationeel* bedoelt Ellis elk gevoel, gedachte of gedrag dat zelfverlagend en zelfdestructief is en zo het geluk en het overleven van het individu in gevaar brengt[1]. Het gaat om gedachten die niet overeenkomen met de werkelijkheid of die disfunctioneel zijn. Zoals herhalende gedachten waarin men zichzelf neerhaalt, afkeurt of anderszins niet accepteert. Irrationele gedachten die ervoor zorgen dat men veel ongewenste problemen creëert in de omgang met (belangrijke) anderen, of gedachten die ervoor zorgen dat ze de productiviteit ondermijnen.

Ellis[1] beschrijft vier categorieën evaluatieve cognities die de emotionele- en gedragsmatige reactie op een activerende gebeurtenis opstuwen tot disfunctioneren: 'moetisme', catastroferen, lage frustratietolerantie en waardeoordelen.

evaluatiecategorie	voorbeeld
moetisme	
– Ik moet...	Ik moet het goed doen en goedkeuring winnen.
– Jij moet...	Jij moet me netjes behandelen, anders ben je niets waard.
– De omstandigheden/ wereld moet...	De levensomstandigheden moeten me geen ongemak geven, geen inspanning opleggen, en ik moet krijgen wat ik wil.
catastroferen	Het is verschrikkelijk of rampzalig als het niet loopt zoals ik wil.
lage frustratietolerantie	Ik kan daar niet tegen, ik heb nu eenmaal ... nodig.
waardeoordelen	Daarom ben ik, of jij, of zijn de omstandigheden niets waard.

Om de rationaliteit van bepaalde gedachten of beelden te toetsen kan de patiënt leren zich een aantal vragen te stellen. Voor de fysiotherapeut zijn deze vragen diagnostisch voor de mate waarin de opvattingen functioneel zijn voor de patiënt, maar bovendien geven ze een handvat om irrationele beschouwingen in een later stadium te disputeren (tabel 5-6).

type argumenten		vraag
logisch	1	Is het waar? Is het logisch wat ik denk?
empirisch	2	Is het waar? Komt het overeen met wat er in de werkelijkheid plaatsvindt? Hoe weet ik dat? Waar is het bewijs?
heuristisch of pragmatisch	3	Helpt deze denkwijze me te beschermen?
	4	Helpt dit denken mijn doelen te bereiken?
	5	Houdt dit denken me uit significante moeilijkheden met anderen?
	6	Helpt dit denken de emoties te voelen die ik wens?

Tabel 5-6 Rationaliteit toetsen naar type argument en vraag[33; 21].

Generiek versus specifiek

De 'cold', 'warm', en 'hot cognitions' kunnen specifiek op één facet van de situatie betrekking hebben, maar kunnen ook breder verankerd zijn in het denksysteem.

Het laatste betreft dan zeer algemene uitspraken als 'een mens krijgt wat hij verdient'. Deze algemene denkwijze zal in vele situaties negatief doorwerken in een verminderde neiging hulp te willen bieden. Hoe algemener de opvatting des te meer maakt ze onderdeel uit van de levensfilosofie of het wereldbeeld van de patiënt, en des te meer werkt ze door op allerlei gebieden. REBT heeft als uiteindelijk doel deze disfunctionele levensfilosofieën te veranderen. Ook ten aanzien van gezondheid kent men meer algemene en meer specifieke opvattingen. De meer specifieke opvattingen over een rugpijnepisode zijn gemakkelijker te veranderen dan de opvattingen over rugpijn in het algemeen[8]. Men kan de dimensie van algemeen naar specifiek ordenen in levensposities, waarden, interpretatieve gewoonten en de actuele situationele cognities[20] (figuur 5-4).

Figuur 5-4 Inbedding van cognities van algemeen naar specifiek.

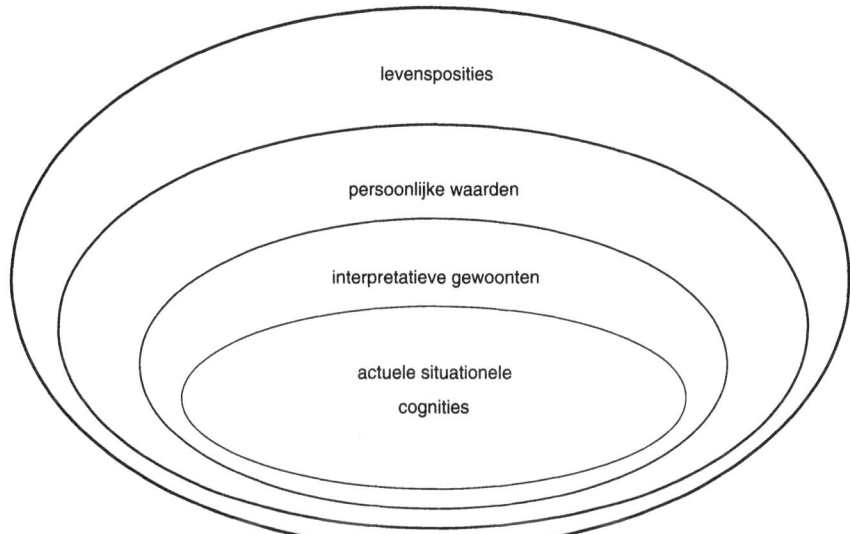

Levensposities
Levensposities zijn zeer globale stellingnamen die een brede werking hebben op denken, voelen en doen.
- *Eisen of affirmeren*: gaat de patiënt er bijvoorbeeld van uit dat men in het leven van alles kan eisen of dat men het leven zal moeten nemen zoals het *nu* is om er vervolgens wel wat mee te doen.
- *Object of proces*: ziet hij mensen en de wereld doorgaans als objecten met relatief vaste eigenschappen of meer ingebed in processen die veranderen. In het eerste geval neigt hij eerder tot het beoordelen en veroordelen van prestaties en kenmerken en tot passiviteit ('zo ben ik nu eenmaal'), in het tweede geval streeft hij meer een 'groeimodel' na: 'Men is nooit te oud om te leren'[34].
- *Filosofisch of psychologisch leven*: in het eerste geval leeft hij naar de voornemens en ideeën die hij heeft, in het tweede geval laat hij zich volledig domineren door het gevoel. In dat geval luistert hij naar de pijn en de vermoeidheid en gaat hij rusten. In het eerste geval neemt hij zichzelf iets voor en houdt zich daar vervol-

gens aan ook al geeft dit psychologisch ongemak. Dat geeft vrijheid en groei. Vergelijk dit met 'quotacontingent' versus 'pijncontingent' werken.
- *Intern of extern gedetermineerd*: beschouwt hij zichzelf of anderen als zelfverantwoordelijk of als bepaald door de omstandigheden. Wij zagen reeds in het hoofdstuk over motivatie wat het gunstige effect is van een zelfgedetermineerde visie.

Persoonlijke waarden
Ellis stelt dat er twee hoofdwaarden zijn die mensen nastreven: overleven en relatief gelukkig worden. In hoofdstuk 4 zagen we dat mensen de volgende basisstrevingen hebben: Autonomie, Competentie, Verbondenheid en Eigenwaarde. Natuurlijk kan ieder mens daarnaast nog een scala van andere waarden nastreven die zijn denken, voelen en doen in belangrijke mate richting geven. Rond gezondheid kan men zich voorstellen dat wanneer waarden zoals comfort, gemak, veiligheid en controle overmatig belangrijk zijn voor de patiënt.

Interpretatieve gewoonten
Mensen verschillen in de cognitieve stijl of strategie die zij hanteren. Sommige mensen zijn meer optimistisch, hoopvol, denken zeer genuanceerd en feitelijk, schrijven succes aan zichzelf toe en falen aan uiterlijke omstandigheden. Anderen neigen meer pessimistisch te denken, zien het snel niet zitten, denken in zwart-wit termen, overdrijven sterk, schrijven succes toe aan toeval of omstandigheden en betrekken falen op zichzelf.

Actuele situationele cognitie
Het gaat hier om het denken over een specifieke actuele gebeurtenis in heden of verleden of een gebeurtenis waarop men anticipeert. Het gaat om het denken rondom déze rugpijnepisode, déze opmerking en dít voorval enzovoort. Dergelijke gedachten zijn het gemakkelijkst te achterhalen en te beïnvloeden.

Bewust versus onbewust
REBT legt het meest accent op het achterhalen en veranderen van algemene cognities. Maar juist van deze algemene 'cold' of 'hot cognition' is de patiënt zich vaak niet bewust. De levensposities zijn vaak aangeleerd en hebben hun invloed op automatisch niveau. Maar ook van persoonlijke waarden en interpretatieve gewoonten is men zich vaak niet bewust. In de dialoog met de fysiotherapeut kunnen die verhelderd worden, indien nodig.

Cognities kunnen aan elkaar gekoppeld zijn tot een ketting, waarbij de eerste cognities vaak wel min of meer bewust zijn, maar de laatste niet. Terwijl dit eind juist vaak de meest definitieve uitspraak over de situatie bevat. De evaluatie van deze laatste stap veroorzaakt doorgaans juist de emotionele respons[31].

Biologische basis voor irrationeel denken en handelen
In de REBT neemt men aan dat mensen biologisch gepredisponeerd zijn om zowel rationeel, maar zeker ook irrationeel te denken en handelen. Ellis schrijft:

> Mensen handelen overal en altijd in vele opzichten irrationeel. Bijna iedereen doet dat gedurende zijn gehele leven, hoewel sommigen aanmerkelijk meer dan anderen. Er is daarom reden aan te nemen dat ze dit gemakkelijk en van nature doen, vaak tegen de leer van hun families en cultuur, frequent tegen hun eigen bewuste wensen en voornemens. Hoewel ze in aanzienlijke mate te veranderen zijn, lijken de irrationele tendenties grotendeels onuitroeibaar en komen ze mee met hun biologische (evenals sociologische) natuur.[35]

In hoofdstuk 1, over persoonlijkheid, leerden we al dat de basistendenties van persoonlijkheid, de 'Big Five', biologisch bepaald zijn[36]. Deze basistendenties kunnen afhankelijk van de mate van extremiteit en van de context tot irrationeel gedrag leiden.

Enkele voorbeelden. Een patiënt die hoog scoort op neurotisme is ertoe geneigd zich irrationeel zorgen te maken over onbeduidende lichamelijke sensaties. De introverte patiënt zwijgt soms waar hij beter kon spreken. De onvriendelijke patiënt jaagt ongewild hulpverleners tegen zich in het harnas. De patiënt die weinig nauwgezet is oefent tegen beter weten in veel te weinig. De patiënt die laag scoort op openheid staat niet open voor een rationelere kijk op zijn klachten.

Bovendien zagen we in hoofdstuk 4 dat volledige rationaliteit een illusie is. Voor een deel is de mens rationeel en voor een deel irrationeel. Patiënten hebben daardoor vaak moeite met eenvoudig logisch redeneren, maken geen reële inschattingen over bijvoorbeeld risico's, kunnen slecht een objectief oordeel geven, en nemen uiteindelijk vaak onlogische beslissingen[37]. Hiermee in overeenstemming besluit Ellis met:

> Mensen handelen van nature en gemakkelijk rationeel en zelfvervullend (Maslow, Rogers). Anders zouden ze niet overleven. Maar ze handelen ook van nature en gemakkelijk tegen hun eigen bestwil in.[35]

Irrationeel denken is dus een menselijke trek, jezelf of de patiënt als persoon daarop negatief beoordelen is onzin. Hard eraan werken is desalniettemin gewenst.

Zes strategieën om de irrationele beschouwingen te achterhalen
Zoals beschreven liggen irrationele beschouwingen vaak buiten het directe bewustzijn. Ze zijn in het onderbewuste aanwezig en met enige inspanning vaak wel toegankelijk. Er zijn zes strategieën die de fysiotherapeut kan gebruiken om de patiënt te helpen zijn disfunctionele opvattingen te verhelderen[38] (tabel 5-7).

Inductieve bewustwording
Als de fysiotherapeut de patiënt vraagt wat hij denkt krijgt hij meestal de beschrijvende cognities te horen zoals redenaties of attributies. Zoals we eerder stelden zijn deze 'cold cognitions' niet de belangrijkste gangmakers voor emotionele reacties, daar zijn de evaluatieve ('hot') cognities voor nodig. Toch kan de fysiotherapeut de patiënt via disputatie van die beschrijvende cognities leiden naar de onderliggende irrationele evaluatieve beschouwingen. Zo kan de patiënt er uiteindelijk zelf achter

komen dat hij bijvoorbeeld in allerlei situaties gemak *eist*, of dat de dingen *moeten* verlopen zoals hij dat wenst en dat hij, als dat niet lukt, dat als *verschrikkelijk* ervaart.

strategie	kernomschrijving
inductieve bewustwording	De therapeut laat via disputeren de patiënt zelf de irrationele beschouwing ontdekken.
inductieve interpretatie	De therapeut deelt de irrationele beschouwing die hij in de informatie ontdekt heeft als hypothese mee.
stel-dat-het-waar-is?	De therapeut laat de patiënt even aannemen dat een angstige gedachte waar is. Zo kan de patiënt ontdekken voor welke gevolgen hij bang is, en of deze reëel zijn.
zin-laten-afmaken	Mensen denken vaak in halve zinnen; de patiënt zijn zin laten afmaken kan een irrationeel tweede deel onthullen.
deductieve interpretatie	De therapeut anticipeert op basis van kennis op een aantal irrationele beschouwingen en legt deze aan de patiënt voor.
disputeren als onderzoek	De therapeut laat via disputeren van een irrationele beschouwing de patiënt achter andere irrationele beschouwingen komen.

Tabel 5-7 Strategieën om in het onderbewuste aanwezige beschouwingen te achterhalen.

Inductieve interpretatie
Dit proces lijkt op inductieve bewustwording bij de patiënt. Het verschil is dat de fysiotherapeut nu de informatie verzamelt die een aanwijzing is voor een onderliggende irrationele beschouwing. Als de fysiotherapeut dit herkent in het patroon van informatie deelt hij dit aan de patiënt mee. Als de patiënt zich hierin herkent kan het disputeren van de betreffende opvatting beginnen. Deze werkwijze is veel efficiënter dan de vorige omdat de fysiotherapeut, op basis van kennis en ervaring, al veel eerder in het proces door heeft welke irrationele beschouwing de uitingen van de patiënt voedt.

Stel dat het waar is? (inference chaining)
Om achter de diepergelegen evaluatieve irrationele beschouwingen te komen kan de fysiotherapeut de patiënt vragen als experiment aan te nemen dat de gevolgen die hij verwacht zullen optreden. Vervolgens stelt de fysiotherapeut 'en dan...'-vragen of 'stel dat het waar is'-vragen om te komen tot de finale conclusie van de patiënt. De therapeut pelt zo laag na laag van de oorspronkelijke automatische gedachte af om bij de irrationele evaluatieve beschouwing te komen. Als de patiënt op een 'en dan...'-vraag met een beschrijving van gedrag of emotie komt (de [C]) waardoor het onderzoek naar de gevolgtrekkingen geblokkeerd wordt, dan kan de fysiotherapeut de patiënt met een 'waarom'-vraag terug naar de keten van gevolgtrekkingen leiden. Als de patiënt even geen antwoord weet op een 'en dan'-vraag kan de fysiotherapeut hem door het inbrengen van de emotionele episode weer op het spoor brengen[39]. Een voorbeeld.

F: Stel dat het inderdaad waar is dat de pijn zou blijven....wat zou er dan gebeuren?'
P: Daar zou ik niet mee kunnen leven'
F: Waarom zou je daar niet mee kunnen leven?
P: Dat zou verschrikkelijk zijn, wat is het leven dan nog waard?

Nog een voorbeeld.

F: Stel dat je inderdaad weer moet gaan werken, wat dan?
P: Dan ben ik bang dat de pijn weer terugkomt
F: Waarom?
P: Dan raak ik weer uitgeschakeld
F: Stel dat dat gebeurt?
P: Dan zullen ze me ontslaan
F: ...en dan?
P: Dan wordt ik nergens meer aangenomen
F: Stel dat dat waar is, wat dan?
P: ...
F: Stel dat je nergens meer wordt aangenomen, wat betekent dat voor jou?
P: Dan is het afgelopen met me, wat ben ik dan nog waard?

In dit voorbeeld zien we uit het verkennen van de geanticipeerde gevolgen allerlei irrationele pessimistische gevolgtrekkingen komen van de patiënt waar hij geen feitelijk bewijs voor heeft; bovendien verschijnt uiteindelijk een negatief waardeoordeel over hemzelf. De fysiotherapeut kan dit samenvatten voor de patiënt zodat deze terughoort wat hij denkt. In termen van het common sense model van Leventhal ziet men dat van de ziekteopvatting het element 'gevolgen' hier nader verkend wordt[40]. Het kan voor fysiotherapeuten te ver lijken te gaan om naar deze eindconclusies en zelfevaluaties toe te werken. Toch kan dit uiterst zinvol zijn, omdat voor de patiënt werkhervatting ten onrechte beladen is met gevoelens van angst. Hij associeert werkhervatting subbewust met blijvend werkverlies en uiteindelijk verlies van zelfwaarde. De patiënt wijzen op de grote en wilde sprongen die hij hier in het denken maakt creëert mogelijk ruimte voor nadenken over meer functionele beschouwingen en ruimte om stap voor stap aan de opbouw van de fysieke belastbaarheid te gaan denken.

Zin laten afmaken (conjunctive phrasing)
De zin-laten-afmaken is een strategie die verwant is aan de stel dat het waar is-strategie. Op de vraag wat men dacht toen men van streek raakte antwoordt de patiënt vaak met een gevolgtrekking. Ellis stelt dan vaak geen vraag of uitdaging, maar formuleert een conjunctieve zin als 'en dan...?', of 'en dat betekent...?', of 'en als dat waar was...?', of 'en dat betekent dat ik...?'. Het nodigt uit de gedachten af te maken. Het voordeel is dat het de patiënt bij zijn gedachtespoor houdt. Het legt de nadruk op het blootleggen van betekenissen. Het is de meest elegante en efficiënte wijze om irrationele beschouwingen te achterhalen. Vaak is het eerste, uitgesproken deel van de zin rationeel, maar de onuitgesproken rest niet.

P: Ik houd van mijn werk...
F: Ja...en...?
P: Daarom zou ik het een ramp vinden als ik niet meer terug zou kunnen.

Deductieve interpretatie
Ellis begint zelf altijd met 'stel dat het waar is' en 'zin laten afmaken', zodat de patiënt zelf de irrationele beschouwingen kan ontdekken. Hij wacht echter niet (pijnlijk) lang met het geven van zijn eigen hypothese over wat de patiënt mogelijk dacht om zichzelf van de kaart te brengen of disfunctioneel gedrag te vertonen. Vaak kloppen deze hypothesen omdat vele irrationele beschouwingen op hetzelfde neerkomen; er is vaak al op te anticiperen als men de activerende gebeurtenis kent en de daarbij vertoonde emoties en gedrag. Soms is het een 'near hit' en kan de patiënt het zelf afmaken. Soms weet de therapeut dat hij redelijk goed zit en verfijnt hij het samen met de patiënt.

F: Kan het zijn dat je dacht 'ik red het nooit'?
P: Ja. 'Ik red het nooit' en 'proberen is zinloos'.

Disputeren als onderzoek
Als de fysiotherapeut de irrationele beschouwing gaat disputeren komen er mogelijk ook andere irrationele beschouwingen boven die te maken hebben met het emotionele probleem.

Gedachteketens
De gedachten en evaluaties van de patiënt zijn vaak aan elkaar geketend[39].

Deze vaak complexe ketens van op elkaar volgende gedachten, emoties en gedragingen worden door de patiënt erg snel doorlopen en vaak subbewust. Het begin van de keten is vaak nog relatief 'koel', het einde 'heet' door de vele 'hot cognitions'. De fysiotherapeut kan met de hierboven beschreven strategieën de gehele keten onderzoeken en doorlopen. De patiënt krijgt daardoor inzicht in de algemene herstelbelemmerende gedachtereeksen. Het laat ook aangrijpingspunten zien. Het is verstandig aan het begin van de complexe keten te beginnen. De keten is dan nog relatief 'koel' en de patiënt is daardoor nog relatief rationeel en in staat tot disputeren. Als hij verder in de keten almaar meer geëmotioneerd raakt of telkens meer disfunctioneel (vermijdings)gedrag gaat vertonen wordt correctief disputeren steeds moeilijker. Sterke emoties tasten immers de verwerkingscapaciteit van de hersenen aan. Omdat de keten door de patiënt snel doorlopen wordt kan het erg verhelderend voor hem zijn als de fysiotherapeut in slowmotion stap voor stap de gehele gedachteketen doorloopt. De patiënt leert zo de eerste signalen van een disfunctionele gedachtereeks te kennen. Daardoor kan hij vroeger in de irrationele gedachtereeks ingrijpen en een rationeel alternatief formuleren[39].

> F: Als ik je zo hoor dan denk je als volgt als je je even wat benauwd voelt. 'Ik word benauwd! Mijn bronchitis speelt weer op. Ojé, als ik maar niet weer gevloerd raak' Vervolgens denk je... en doe je..., waarna je....enzovoort. Klopt dat? Zie je het enorme effect van je denken op je klacht?

5-3-7 Controle of de gevonden irrationele beschouwing de disfunctionele emoties of gedragingen veroorzaakt [iB-C-connectie]

Controleer met de patiënt samen of de gevonden irrationele beschouwingen inderdaad de negatieve gevoelens en gedragingen die de patiënt toont verklaren. Dit is een belangrijke stap omdat voorkomen wordt dat onnodig energie verspild wordt met het disputeren van niet relevante rationele en irrationele opvattingen.

5-3-8 Disputeren van de irrationele beschouwingen [D]

Wat is disputeren?
Disputeren is een combinatie van discrimineren, definiëren en debatteren (1).

Discrimineren
Hoe beter de patiënt leert discrimineren tussen de verschillende elementen van zijn gezondheidsprobleem, des te beter wordt het geheel voor de patiënt (be)grijpbaar. De patiënt kan leren discrimineren:
- tussen de situatie, denken, voelen en doen;
- wat relatief feitelijk in de situaties is en wat hij zelf inkleurt;
- wat een beschrijvende beschouwing is en wat een evaluatie;
- welke beschouwingen rationeel en welke irrationeel zijn;
- welke emoties aanwezig zijn;
- welke emotie gepast is en welke niet;
- wat het verschil is tussen wensen en eisen;
  en zo meer.

Definiëren
De patiënt moet leren om duidelijk te zijn met wat hij bedoelt door veelvuldig en precies te concretiseren.

Debatteren
De patiënt kan leren met argumenten zijn oorspronkelijke irrationele beschouwingen aan te vallen, omver te werpen en er een nieuw rationeel alternatief voor in de plaats te stellen.

Krachtig disputeren
De patiënt moet op een gegeven moment niet alleen maar rationeel weten hoe emotionele en gedragsmatige algemene herstelbelemmerende factoren binnen hem ontstaan, hij moet dit ook hebben doorleefd en zich eigen gemaakt. Hetzelfde geldt

voor het zich eigen maken van mogelijke alternatieve oplossingen, zodat het niet een intellectueel inzicht blijft, maar ook een doorleefd emotioneel inzicht wordt. Als dit niet plaatsvindt blijft de patiënt hangen in:
- 'ik weet het wel maar het voelt niet zo';
- 'ik weet het wel, maar ik doe het niet';
- 'ik weet het maar het is gemakkelijker gezegd dan gedaan'.

Hier past de constatering 'er gaapt een kloof tussen weten en doen'.

Van intellectueel inzicht in de problematiek komen tot een persoonlijk doorwerkt inzicht heeft meer te maken met hard werken en veel oefenen dan met intellect[41]. De patiënt kan intellectueel inzien dat hij zelf (voor een deel) het probleem veroorzaakt of onderhoudt, en dat hij moet veranderen. En mogelijk probeert hij dit ook. Vaak is dit echter onvoldoende omdat hij er veel te weinig aan werkt en met te weinig kracht. Slechts af en toe denkt hij er een beetje aan. Eraan denken is slechts één eerste stap. De volgende, noodzakelijke stappen zijn het keer op keer zoeken, vinden en hard uitdagen van de irrationele beschouwingen en hier een krachtig rationeel alternatief voor in de plaats stellen. Bovendien moet hij zich vaak en met kracht dwingen ander gedrag te tonen, ook al gaat dat aanvankelijk nog tegen zijn gevoel (gewoonte) in.

Diepe of breed doorwerkende veranderingen in denken, voelen of doen kosten veel inspanning. Daar is geen ontkomen aan. Gemakkelijke veranderingen wensen is niet reëel en zijn feitelijk een gevolg van een lage frustratietolerantie: jezelf wijsmaken dat het anders te zwaar is, je het niet kan volhouden enzovoort. Men meent niet tegen ongemak te kunnen en kiest vervolgens de weg van de minste weerstand. Maar die leidt niet tot positieve veranderingen. Integendeel, die leidt juist tot verdere ondermijning van het vermogen af te zien en door te zetten. Daardoor worden verder liggende 'hogere' doelen, zoals een betere conditie, een betere baan, een groter sociaal netwerk, minder beperkingen in activiteiten en sociaal maatschappelijke participatie, kortom een hogere levenskwaliteit met meer levensgeluk, niet bereikt.

Voorbeelden van het zoeken naar gemakkelijke, vluchtige successen zonder duurzaam effect zijn naar een aflezer gaan, een muntje in een wensput gooien, bidden om verandering, aandringen op een zoveelste operatie in plaats van een intensief reconditioneringsprogramma aanvaarden enzovoort. Niets zal helpen als een mens niet keihard werkt aan eigen verandering. De patiënt kan om tot doorleefd inzicht te komen en daarnaar te gaan handelen gebruik maken van de later te bespreken rationele verbeeldingsoefeningen. Deze verbeeldingsoefeningen kan de fysiotherapeut mooi opnemen in een ontspanningsoefening[42]. Ook deze verbeeldingsoefeningen moet de patiënt vaak en krachtig uitvoeren. Hij moet er zo aan werken de rationele beschouwing vaker en krachtiger te denken dan de irrationele beschouwing[41]. Verzachtende methoden als ontspanning bieden niet dé oplossing, maar zijn voorwaardenscheppend: om bij te tanken en zo de kans op rationeel denken te verhogen. Uit een onderzoek onder honderd patiënten bleek dat 'geen therapeutisch werk verzetten' en tekenen van 'lage frustratietolerantie' (zich uitend in gemakkelijk boos worden, onaardig tegen anderen zijn, koppig en rebels zijn) een slecht therapieresultaat voorspellen. Andere voorspellers waren psycho-organische en psychotische stoornissen. Neurotische stoornissen bleken juist wel door REBT te beïnvloeden[43].

Overzicht van de disputatiestrategieën
Allereerst kan men een onderscheid maken tussen het uitdagen van denkfouten (fouten in interpretatie, redenaties en attributies) enerzijds en de evaluaties anderzijds (zie tabel 5-5). Deze laatste zijn het belangrijkste aangrijpingspunt voor therapie in het kader van REBT. Het aanpakken van denkfouten ziet men meer bij andere benaderingen zoals de cognitieve therapie van Beck[44; 45]. Toch ziet men in het latere werk van Ellis ook meer oog voor het disputeren van denkfouten ten aanzien van de activerende gebeurtenis[46].

Voor de fysiotherapeut zijn beide benaderingen belangrijk. Wanneer de fysiotherapeut zich alleen op de irrationele evaluatieve beschouwingen van de patiënt zou richten kan hij weliswaar de 'emotionele last' verminderen, maar kan deze toch onnodig hoog blijven. Stel dat de patiënt meent dat zijn rug blijvend beschadigd is en dat hij daardoor niet meer zal kunnen werken, of stel dat hij meent dat de pijn in zijn borst door hartlijden wordt veroorzaakt en hij potentieel gevaar loopt op een infarct en overlijden. De REBT van Ellis richt zich dan vooral op het moetisme, het catastroferen, de lage frustratietolerantie en de waardeoordelen ten aanzien van de vermeende gevolgen van een blijvende beschadigde rug of de mogelijkheid van overlijden aan een hartinfarct. Inderdaad kan men zo de paniek bij de patiënt verminderen als het lukt hem zover te krijgen dat 'gehandicapt zijn' of 'overlijden aan een hartinfarct' weliswaar erg onplezierig is, maar geen onmenselijke en on(ver)dragelijke ramp. Doodsangst kan zo verminderen. In termen van Leventhals common sense model of illness probeert de fysiotherapeut dan de emotionele beleving van de vermeende gevolgen van de aandoening te verminderen (zie tabel 5-3). Daarmee blijft buiten schot dat de vermeende gevolgen zelf niet reëel zijn. Zo ook de conceptualisatie van etiket, oorzaak, tijdlijn, en de invloed die men kan uitoefenen. Dit alles kan men plaatsen onder de noemer 'activerende gebeurtenissen' en de denkfouten die men hierover heeft. Als de fysiotherapeut deze denkfouten niet corrigeert is de patiënt weliswaar minder bang of bezorgd over zijn invaliditeit of kans op overlijden, maar draagt hij deze potentiële last nog wel onnodig met zich mee. Bovendien kan door de onjuiste ideeën over zijn aandoening disfunctioneel gedrag ontstaan, zoals overmatig veel rusten. De fysiotherapeut moet daarom niet alleen werken aan 'stel dat het waar is', maar ook aan 'hoe kom je erbij dat het waar is?'.

In essentie kan de patiënt ten aanzien van de activerende gebeurtenis fouten maken in het verzamelen van de informatie (bewijsmateriaal) en in het trekken van conclusies[46].

Denkfouten in informatie verzamelen
Beck stelt dat er twee primaire (cognitieve) fouten zijn die mensen maken in het verzamelen van informatie[44]:
- *Selectieve abstractie*: één aspect uit de context lichten en erop voortborduren, en de rest negeren. De patiënt noemt of ziet alleen het feit dat hij nog dezelfde pijn heeft maar negeert het gegeven dat hij ondertussen veel méér doet. De fysiothe-

rapeut kan selectieve abstractie verminderen door met de patiënt goed af te spreken welke gedragingen allemaal geobserveerd moeten worden om conclusies te kunnen trekken over het effect van de behandeling.
- *Uitvergroten of minimaliseren*: de patiënt vertekent het gewicht of de evaluatie. De patiënt zegt bijvoorbeeld dat hij altijd pijn heeft, niets meer kan enzovoort. Uitvergroten en minimaliseren kan men aanpakken door frequentietellingen te vragen van de observaties. In dit geval kan men vragen om meerdere keren per dag de pijnintensiteit te scoren zodat de fluctuaties zichtbaar worden[47].

Denkfouten in conclusies trekken
- *Willekeurig concluderen*: men komt tot een conclusie zonder bewijs of zelfs aanwezig bewijs van het tegendeel. De patiënt concludeert uit de fronsende blik van de orthopeed bij de röntgenfoto van zijn nek dat werken in de toekomst niet meer mogelijk zal zijn.
- *Overgeneraliseren*: tot een algemene conclusie komen op basis van één specifieke observatie. De patiënt heeft bij zijn oma gezien hoeveel pijn en ellende reuma kan geven en denkt nu dat het hem net zo zal vergaan.
- *Personaliseren*: externe gebeurtenissen zonder aanleiding/bewijs persoonlijk opvatten. De patiënt meent ten onrechte dat de huisarts iets tegen hem heeft omdat hij zo kortaf is, terwijl de huisarts zo reageert omdat zijn spreekuur zo uitgelopen is.

In de voorbeelden die gegeven worden wordt duidelijk dat men de patiënt ook moet vragen duidelijk te specificeren wat hij bedoelt met 'vaak' of 'altijd', met 'niets meer kunnen', met 'ellende', met 'iets tegen me hebben' enzovoort. Bovendien dat men moet weten aan welke norm men zich toetst. Wie meent ergens slecht in te zijn, moet zich niet vergelijken met de top van de wereld. Wat betreft het concluderen kun je het beste vragen: 'wat bedoel je' en 'hoe kom je daarbij?'.

Ongeacht of de fysiotherapeut zich nu richt op de denkfouten ten aanzien van de activerende gebeurtenis of de evaluatie daarvan, het disputeren is in vier categorieën onder te brengen[33]:
1. aard van het bewijs (logisch, empirisch, heuristisch enzovoort);
2. retorische stijl (didactisch, socratisch, metaforisch enzovoort);
3. niveau van abstractie;
4. centraliteit van de irrationele beschouwingen.

Aard van het bewijs
De patiënt moet leren het waarheidsgehalte van zijn opvattingen te toetsen volgens de wetenschappelijke aanpak. Hij moet leren om niet klakkeloos aan te nemen wat anderen (autoriteiten) zeggen dat waar is of wat hij zelf vindt dat waar is. Hij moet ook leren dat de 'waarheid' voor een deel subjectief is, maar dat dit niet wil zeggen dat daarmee alles wat men denkt even waar is.

Is het logisch? (logisch disputeren)
De fysiotherapeut kan de patiënt tonen of laten ontdekken dat zijn opvattingen of conclusies niet logisch samenhangen: dat iets (on)wenselijk is wil niet zeggen dat het dan (niet) moet plaatsvinden. Dat je gelijk hebt wil niet automatisch zeggen dat je ook gelijk moet krijgen. En ook recht hebben en recht krijgen zijn twee relatief onafhankelijke gebeurtenissen. Zo ook is het onlogisch om met twee maten te meten: een voor jezelf en een voor de rest.

Waar is het bewijs? (empirisch disputeren)
De fysiotherapeut toetst de irrationele beschouwingen (beschrijvingen en evaluaties) aan de realiteit. Kun je bewijzen dat je pijn niet te beïnvloeden is? Is het werkelijk waar dat iedereen met een fysieke beperking ongelukkig is? Uit onderzoek blijkt tenslotte dat de meesten van die mensen gewoon een gelukkig leven leiden! Hoe weet je dat je werkgever je om de klachten eruit wil werken? Waar staat geschreven dat je (menselijke) tekortkomingen bewijzen dat je niets waard bent?

Ook kan de fysiotherapeut zelf conclusies afleiden uit de irrationele beschouwingen en laten zien dat die empirisch niet houdbaar zijn: 'Als het waar is dat je nergens meer toe in staat bent, dan verwacht je ook dat je het niet haalt tot de therapie' enzovoort. Feit is dat de patiënt wel gekomen is. En meer dan dat, hij heeft zichzelf uit- en aangekleed. De patiënt kan hierop reageren dat hij bedoelt dat kleine stukjes lopen of aan- en uitkleden niets voorstellen. De fysiotherapeut kan dit aangrijpen om uit te leggen dat de woordkeuze enorm belangrijk is voor hoe je je zult voelen en wat je zult doen, en dat als de patiënt zich beter wil voelen hij voorzichtig en nauwkeurig moet worden in hetgeen hij denkt en zegt. De fysiotherapeut kan aanbieden hem daarbij te helpen door hem erop te wijzen als hij bijvoorbeeld negatiever denkt dan feitelijk nodig is. Het scheelt al te zeggen 'ik kan wel het een en ander, maar niet alles wat ik belangrijk vind; in plaats van daarover te klagen neem ik mij voor daaraan te werken'.

Wat helpt het je? (heuristisch disputeren)
Het gaat hier om de vraag of de patiënt met zijn manier van denken bereikt wat hij wil bereiken of dat zijn manier van denken daarvoor juist averechts werkt. Ga je je er beter door voelen als je almaar denkt dat je door de pijn niets meer waard bent? Helpt het je om rustig met je werkgever te overleggen als je voortdurend zonder bewijs denkt dat hij je eruit wil werken? Deze wijze van disputeren is erg overtuigend omdat die dicht bij voor de patiënt direct merkbare consequenties komt.

Rationeel alternatief
Bewijzen dat de irrationele opvattingen van de patiënt onlogisch en empirisch gezien onwaar zijn, en bovendien vele nadelen kennen, is vaak niet voldoende om de patiënt dergelijke opvattingen te doen loslaten. Doorgaans kan de patiënt dat pas als hij er iets voor in de plaats kan stellen: een rationeel alternatief. Dit moet expliciet geformuleerd gebeuren. De fysiotherapeut leert de patiënt niet alleen zijn irrationele beschouwing te herkennen en aan te vallen, maar leert hem ook een

rationeel alternatief te formuleren. Afhankelijk van de vaardigheden van de patiënt kan deze dit geheel zelf formuleren of met hulp van de fysiotherapeut.

Retorische disputatiestijlen van de fysiotherapeut
Patiënten zijn niet alleen met bewijzen en logica te overtuigen maar ook door de manier waarop de argumenten gepresenteerd worden, zoals een doceerstijl of een meer socratische stijl, gebruik maken van metaforen, humor enzovoort.

Doceerstijl versus socratische stijl
REBT is bovenal een psycho-educatieve interventie: de bedoeling is de patiënt de kennis, vaardigheden en attitude bij te brengen om zelf het eigen emotioneel en gedragsmatig reageren bij te sturen. De didactische werkvorm die daarbij hoort is in aanvang overwegend fysiotherapeutgestuurd: de fysiotherapeut geeft uitleg en minicolleges. REBT streeft er echter naar de patiënt zelf inzichten te laten ontdekken. In die zin streeft ze activerende werkvormen na die aanzetten tot diepe verwerking via zelf analyseren, relateren, redeneren en concluderen. In REBT gebeurt dit via de socratische dialoog. De patiënt wordt door de vragen die de fysiotherapeut stelt ertoe aangezet om kritisch na te denken en zo nieuwe inzichten te ontdekken. De eerder beschreven logische, empirische en heuristische vragen 'waar is het bewijs?', 'wat zal het gevolg zijn als je zo denkt?', zijn daar voorbeelden van. De fysiotherapeut moet de patiënt daarbij voldoende tijd geven om deze vragen te beantwoorden: het zijn moeilijke vragen waar de patiënt waarschijnlijk nog nooit over nagedacht heeft. De therapeut moet echter ook weer niet (pijnlijk) lang wachten. Mensen met een beperkte intelligentie en/of creativiteit of met extreme emotionele verstoringen komen zelf niet op het juiste antwoord.

Als vuistregel geldt dat men bij aanvang van de behandeling relatief veel moet doceren, vertellen en uitleggen, terwijl men gaandeweg, als de patiënt de benadering accepteert en er een goede werkrelatie is ontstaan, meer socratisch te werk gaat.

In tabel 5-8 staan enkele overredingstechnieken beschreven die veel in REBT gebruikt worden.

didactische overredingstechniek	toelichting
therapeutische rationale uitleggen: het ABC-DE-model	De patiënt leert een paradigma kennen waarbinnen hij zijn problemen kan plaatsen, analyseren en communiceren. De rationale maakt ook duidelijk wat de rol is van de fysiotherapeut en dat de patiënt zelf verantwoordelijk is voor zijn vooruitgang. In die zin past het in een aanpak die de zelfregulatie van de patiënt bevordert.
logische en/of empirische analyse en evaluatie	De fysiotherapeut laat het onlogische van sommige opvattingen en gedragingen zien en zet dit af tegen de realiteit.
humor	Hier gelden enkele regels[49]: maak nooit een grap ten koste van of over de patiënt en betrek er alleen gedachten of gedragingen in. Ellis isoleert de gedachte vaak expliciet voordat hij er grapjes over maakt en kiest zijn woorden zorgvuldig om te laten zien dat het niet om de patiënt zelf gaat (zie hoofdstuk 3).

tot absurditeit reduceren	De fysiotherapeut neemt tijdelijk aan dat de irrationele beschouwing waar is en redeneert die dan door tot in het (logische) extreem zodat het absurde ervan duidelijk wordt. 'Stel dat het waar is dat je niet tegen afkeuring kunt, wat zou dat dan betekenen... dat je alles moet doen wat anderen wensen, je zou je op een bepaalde manier moeten kleden' enzovoort, 'maar dan moet je natuurlijk ook precies weten wat anderen van je willen' enzovoort.
contradictie met een belangrijke waarde creëren	'Je bent veel te *intelligent* om te geloven dat je het iedereen naar de zin kunt maken. Je vindt dat je *altijd* en voor *iedereen* klaar moet staan, op zich een lovenswaardige opstelling tegenover de mensheid. Alleen doe je daarmee minstens één mens op deze aardbol onrecht aan: jezelf'. De dissonantie die de therapeut zo creëert kan ertoe leiden dat de patiënt de *kracht* van zijn irrationele beschouwingen reduceert.
ongeloof in de respons van de therapeut	'Je gelooft toch zelf niet dat ze op elke knip van je vinger reageert?' Om weerstand te voorkomen richt de fysiotherapeut zich (natuurlijk) alleen op de attitude van de patiënt.
negatieve consequenties benadrukken	De therapeut laat zien tot welke emotionele en gedragsmatige ellende dergelijke irrationele cognities leiden, ellende die voorkomen kan worden door de irrationele beschouwingen bij te stellen. 'Als je jezelf almaar als incompetent bestempelt word je nerveus en zul je juist slechter presteren'.
disputeren in metaforen en analogieën	De therapeut presenteert de patiënt de metafoor en controleert didactisch of socratisch of de patiënt het begrepen heeft. Hij vraagt de patiënt tot slot hoe hij de metafoor kan gebruiken als steun in het disputeren. Hij instrueert de patiënt dat hij de metafoor moet oproepen als hij emotioneel aangeslagen raakt: de metafoor kan zijn dispuut helpen (zie hoofdstuk 2). Een negatieve analogie (beeld bijvoorbeeld) is ook bruikbaar. Daarbij wordt de analogie gekoppeld aan de irrationele cognitie. Bij moetisme kan de fysiotherapeut grappend een boos stampend kind imiteren dat zijn zin niet krijgt. Of vragen: 'hoe zou je terugkijken als je zestig jaar zou zijn? Zou je dan constateren: ik heb gedaan wat ik belangrijk vond?' (zie ook hoofdstuk 2).
positieve consequenties van veranderen benadrukken	Therapeut en patiënt werken samen aan het benoemen van de voordelen van verandering. De therapeut benadrukt de directe positieve gevolgen van rationele beschouwingen voor affect en gedrag en ook de langetermijneffecten. 'Stel dat het je lukt meer vertrouwen te krijgen en ontspannen te zijn in die specifieke situaties, wat zou dat opleveren? Je zou meer uit kunnen gaan, meer vrienden ontmoeten, en uiteindelijk de sociale situatie creëren die je prettig vindt.' Deze voorspelling moet wel met geleidelijke (huiswerk)stapjes gevalideerd (verwerkelijkt) worden.

Tabel 5-8 Enkele overredingstechnieken in REBT[33; 48].

Niveaus van abstractie en centraliteit van de irrationele beschouwing
Hoe hoger het abstractieniveau van de irrationele beschouwing is, des te meer situaties kunnen de negatieve emoties uitlokken. Omgekeerd geldt ook dat hoe abstracter (filosofisch niveau) de rationele beschouwing is, des te effectiever die door-

werkt in verschillende situaties. Daar streeft REBT dan ook naar. Het is echter verstandig het disputeren op een hoog abstractieniveau te houden, maar tegelijkertijd voorbeelden te geven die concreet bij de situatie van de patiënt passen. Het werkt vaak goed om eerst het concrete niveau aan te pakken en daar eerst wat vaardigheid in te tonen, en vervolgens wat 'hogerop' te gaan. Om zowel concreet relevant te zijn, maar ook te laten generaliseren naar andere potentiële situaties, moet men heen en weer gaan tussen specifieke en algemene beschouwingen: tussen déze rugpijnepisode en pijn in meer algemene zin.

Ook *centraliteit* is een aspect. Soms is het handig eerst een probleem te tackelen dat minder persoonlijk ligt om vervolgens meer centraal te gaan werken.

(Andere) disputatietechnieken
Behalve van de eerdergenoemde cognitieve disputatietechnieken maakt REBT ook gebruik van emotieve en gedragsmatige technieken[2].

Emotieve technieken
REBT maakt gebruik van schaamte-oefeningen. Door datgene te doen waar men zich aanvankelijk voor schaamt, hulp vragen bijvoorbeeld of afspraken die men gemaakt heeft afzeggen omdat het door de vermoeidheid vanwege de reuma niet mogelijk is, leert de patiënt dat dit minder nare gevolgen heeft dan zijn irrationele vermoeden was. REBT moedigt ook het gebruik van kant-en-klare copinguitspraken aan. Mogelijk zijn deze rationele uitspraken door de patiënt zelf gecreëerd, maar ze kunnen ook aangedragen zijn door de fysiotherapeut of opgedaan zijn uit een boek. Een voorbeeld ten aanzien van de aandoening is: 'ik ben meer dan mijn beperkingen'. Ten aanzien van fysieke training: 'diepgaan maakt me sterk'. Verder maakt REBT gebruik van rollenspel. Fysiotherapeuten die met patiënten in groepen werken, bijvoorbeeld met chronisch zieken, kunnen hier gebruik van maken. Men oefent dan rationeel te denken, voelen en doen terwijl men de activerende gebeurtenis in een rollenspel nabootst: de fysiotherapeut speelt een norse specialist met weinig tijd, de patiënt kan als tegenspeler oefenen in het vragen wat hij wil. Een rolwisseling kan voor de patiënt ook leerzaam zijn. De fysiotherapeut speelt dan de patiënt met zijn irrationele opvattingen, de patiënt moet deze als een 'therapeut' bedisputeren. Daardoor raakt hij al doende nog sterker overtuigd van de rationele alternatieven.
Als laatste worden hier de rationele verbeeldingsoefeningen genoemd. Gezien het belang en de toepasbaarheid ervan in de fysiotherapie worden deze na het beschrijven van de gedragsmatige technieken in een aparte paragraaf beschreven.

Gedragsmatige technieken
Irrationeel denken, voelen en doen is ook via het gedrag te beïnvloeden. REBT maakt daartoe gebruik van 'in vivo desensitisatie'. De patiënt krijgt daartoe de opdracht in het werkelijke leven dat te doen waar hij bang voor is of waar hij tegenop ziet. In de fysiotherapie kennen we dit als 'graded exposure'.

REBT beveelt ook aan in de vervelende situatie te blijven totdat men er emotioneel mee om kan gaan. Anders 'vlucht' men weg voordat men iets over de eigen irrationele beschouwingen geleerd heeft en loopt daar mogelijk in een andere situatie weer tegenaan. Daarom stelt REBT soms voor nog wat langer bij een moeilijke werkgever te blijven.

REBT leert de patiënt ook om disfunctionele responsen te voorkomen. Men kan deze 'responspreventie' bereiken door bijvoorbeeld het eten, de sigaretten, het korset, de auto buiten het zicht te houden, zodat men ook niet in verleiding kan komen ze te gebruiken.

REBT ontmoedigt ongewenst gedrag door daar in overleg met de patiënt negatieve consequenties aan te verbinden: straf. Als de patiënt zich bijvoorbeeld niet heeft gehouden aan de afspraak drie keer per week hard te lopen, kan de afspraak gemaakt worden de volgende week vier keer te lopen.

REBT leert ook meer algemene psychologische kennis en vaardigheden aan zoals goed communiceren, assertief opstellen, en probleemoplossingsvaardigheden. Ook hier kan de fysiotherapeut van dienst zijn, bijvoorbeeld de patiënt leren 'nee' te leren zeggen tegen ongewenste verzoeken die hem overbelasten.

Rationele verbeeldingsoefeningen

Een belangrijk hulpmiddel om de nieuwe filosofie werkelijk doorvoeld eigen te maken is deze te oefenen in de verbeelding. Maultsby beschrijft de volgende methode[50]. Eerst werkt men een complete rationele zelfanalyse uit. Men moet zich daarbij de gewenste emotionele- en gedragsmatige reacties [E] op de geconstrueerde alternatieve rationele beschouwing [rB] goed voor de geest halen. Daarna ontspant men zich. Door ontspanning kan men zich gemakkelijker iets verbeelden en kunnen de hersenen meer openstaan voor een suggestieve beïnvloeding door het rationele alternatief[42]. Als men ontspannen is verbeeldt men zich levendig de activerende gebeurtenis; de habituele disfunctionele emotionele of gedragsmatige reactie die daarbij automatisch ontstaat buigt men om naar een meer gepaste (negatieve) reactie door zich op de gewenste reactie te concentreren en gelijktijdig het rationele alternatief krachtig voor zich te zien. Dit moet minstens tien minuten; een half uur is ideaal voor deze mentale herprogrammering. Als men juist van de kaart raakt moet men stoppen en zich beter concentreren, of de rationele zelfanalyse erop controleren of er toch nog irrationele sporen inzitten. Doet men dit niet, dan oefent men juist de irrationele responsen in.

5-3-9 Het formuleren van een alternatieve rationele beschouwing [rB]

Zoals eerder gesteld moet de alternatieve rationele beschouwing expliciet geformuleerd worden.

5-3-10 Controleer of rB daadwerkelijk tot de gewenste emoties of gedragingen leidt [rB-E-connectie]

Als de rationele beschouwing goed geformuleerd is moet die verwijzen naar positieve emotionele of gedragsmatige effecten. Een effect kan zijn dat de patiënt zich minder bezorgd voelt over een bepaalde klacht of zijn lage frustratietolerantie overwonnen heeft en daardoor meer gemotiveerd is geraakt om bepaald noodzakelijk maar saai gezondheidsgedrag te vertonen en vol te houden. Op het gebied van algemene herstelbelemmerende factoren die in het domein van de levensproblematiek liggen kan het effect ontstaan zijn dat de patiënt nu wel zijn werkgever durft te vragen om een aangepaste stoel of dat hij besluit van baan te veranderen. Een effect dat nagestreefd werd voor een chronisch zieke kan zijn dat hij enerzijds beter zijn grenzen durft op te zoeken en op te rekken (= trainen), en tegelijkertijd ook beter zijn grenzen weet te bewaken door aan anderen te kennen te geven waar die liggen. De partner van de chronisch zieke kan geleerd hebben meer tijd voor zichzelf te reserveren en zonder angst of schuldgevoel gezelligheid buitenshuis te zoeken.

In tabel 5-9, aan het eind van dit hoofdstuk, zijn alle stappen uitgewerkt ten aanzien van een jonge man met pijn en krampen van de m. pectoralis.

5-3-11 Een nieuwe denkgewoonte laten ontstaan

Maultby onderscheidt vijf fasen om de nieuwe rationele filosofie tot een nieuwe gewoonte te laten worden in denken, voelen en doen[21]. De fysiotherapeut dient inzicht te hebben in deze fasen, omdat een deel van de 'weerstand' van de patiënt tegen verandering hierop gebaseerd is.

Intellectueel inzicht
De patiënt moet de basis begrijpen: dat het niet de gebeurtenissen zelf zijn die de gevoelens creëren, maar het denken over die gebeurtenissen. Dat kan op zichzelf al lastig zijn, omdat patiënten vaak aangeven: '...maar ik denk niets!?'. Bovendien moet hij zijn irrationele beschouwingen leren onderkennen en uitdagen en leren een rationeel alternatief te formuleren. Als hij dit ook als huiswerk wil oefenen kan dit het beste met behulp van de 'rationele zelfanalyse'. De patiënt ontdekt in deze bewustwordingsfase dat hij 'veel meer denkt dan hij dacht'!

In praktijk brengen
Nu moet de patiënt zeer frequent gaan handelen naar de nieuwe inzichten en de oude gedragingen en inzichten onderdrukken. Dit kan in de verbeelding via rationele verbeeldingsoefeningen, of door het oefenen in het dagelijks leven. Het is letterlijk het leren van een nieuwe taal.

Cognitief-emotieve dissonantie
De patiënt weet ondertussen wel waarom bepaalde beschouwingen van hem irrationeel zijn, maar het rationele alternatief voelt nog onnatuurlijk aan. Dit komt omdat de rationele beschouwing en de daarbij behorende functionele gevoelens en gedragingen nog nieuw en daardoor vreemd aanvoelen ten opzichte van de irrationele gewoonten en gevoelens. In termen van informatieverwerking: het rationele aandachtsvolle cognitieve proces bestaat nu naast de snelle onbewuste irrationele automatische processen[51].

Patiënten zijn soms bang hun oude vertrouwde disfunctionele gevoelens los te laten. Bijvoorbeeld omdat zij het gevoel hadden dat de (overmatige)bezorgdheid hen beschermd heeft tegen allerlei ellende. De patiënt moet dus in zekere zin moedig zijn om zijn oude negatieve gevoel kwijt te willen en beseffen dat normaal denken in het begin abnormaal aanvoelt. De dissonantie zal op den duur minder worden als de patiënt doorgaat met het zich eigen maken van de nieuwe functionele filosofie en ernaar handelt. Ernaar handelen is belangrijk omdat, zoals we in hoofdstuk 4 zagen, mensen de neiging hebben hun denken in overeenstemming te brengen met hun handelen[52]. Nieuwe gewoonten ontstaan alleen maar door veel herhalen[53]. Daarom moet de patiënt het nieuwe rationele denken, voelen en doen zo vaak mogelijk oefenen. Het valt te adviseren minimaal driemaal daags (bij het ontwaken, het avondeten, en voor het slapen gaan) tien minuten te besteden aan het doorlezen van de rationele overwegingen en deze in rationele verbeeldingsoefeningen levendig te verbeelden. Tussendoor kan men in pauzes daar twee à drie minuten aan besteden voordat men iets anders gaat doen[21].

Emotioneel inzicht
Nu voelt het 'nieuwe denken' wel eigen en natuurlijk aan.

Persoonlijkheidstrek
Dit ontstaat als men een en ander nog verder automatiseert en daardoor opneemt in de persoonlijkheidsstructuur. Men is van extrinsiek naar intrinsiek gemotiveerd gegroeid in het toepassen van de rationele filosofie[54].

5-4 Besluit

Fysiotherapeuten die zich verder willen bekwamen in het in positieve zin beïnvloeden van algemene herstelbelemmerende factoren in het denken, voelen of doen van de patiënt, kunnen zich de volgende adviezen ter harte nemen.

Ten eerste: studeren! Dit hoofdstuk bijvoorbeeld tot in detail doorwerken, implicaties vertalen naar het eigen persoonlijk leven en naar eigen voorbeelden uit de praktijk. In de praktijk kan men bijvoorbeeld beginnen met het passief analyseren van de inhoud van het denken van de patiënt door gewoon te luisteren naar wat de patiënt zegt tijdens gesprekken en te kijken waar moetismen, waardeoordelen, redenatiefouten enzovoort liggen. Een volgende stap kan zijn dat men actief analyseert door het gedachtegoed van de patiënt via doorvragen nader te verkennen. Als de fysiotherapeut de basisfilosofie goed in eigen leven kan toepassen en de gangbare denkfouten bij de patiënt kan achterhalen zal alleen daardoor al de communicatie meer 'rationeel' worden. Het voorkomt op zijn minst dat de fysiotherapeut samen met de patiënt gaat catastroferen over bepaalde levensgebeurtenissen. Zelfhulpliteratuur op het gebied van REBT vormt een goede ingang voor verdere verdieping.

De fysiotherapeut moet zich ook realiseren dat successen soms indrukwekkend zijn, maar vaak ook bescheiden. Overigens: de indruk bestaat dat bescheiden effecten in denken, voelen en doen soms voldoende zijn om herstel op gang te brengen.

[A] activerende gebeurtenis
[wat vond, vindt, of zal er plaatsvinden?]

hevige, stekende pijnen op de borst bij inspanning, die gepaard gaan met trillen, verlamd gevoel in beide armen en diverse vegetatieve verschijnselen, vaak eindigend met flauwvallen

[iB] beschouwing	[D] disputatie
[wat is de kijk van de patiënt?]	*[Is het waar, logisch en empirisch gezien, wat je denkt? Helpt het je verder?]*
– *beschrijvende beschouwing*	– *rationele uitdaging van de beschrijvende beschouwing*
[wat de patiënt meent dat er plaatsvindt]	Is het waar dat een spier klem kan komen te zitten tussen
identiteit:	borstkas en hart? (De fysiotherapeut geeft corrigerende uitleg).
Ik heb een hartprobleem.	Is het waar dat bij hartklachten beide armen verlamd raken
oorzaak:	en je dan flauwvalt, terwijl je op ECG enzovoort niets ziet?
Na de val van de steiger is er een	Is het waar dat de pijn van het hart komt? Als de spier pijn
borstspier verschoven en klem komen te zitten	doet, waar zit de pijn dan: binnen in de borstkas bij het hart of
tussen hart en borstkas.	buiten de borstkas net onder de huid?
Als ik me inspan gaat het hart harder kloppen	Na sterke provocatie van pijn door de fysiotherapeut door lichte
en bonkt zo tegen de pijnlijke spier aan, zeiden	palpatie van de m. pectoralis met vegetatief reageren als
ze op de EHBO. Bovendien: mijn hart is niet	bijkomend verschijnsel: is het logisch dat je nu helemaal onwel
goed, dat heb ik van mijn vaders kant, en	wordt terwijl ik maar met een paar gram op de spier drukte, of
hoewel volgens meerdere specialisten, echo's	speelt er misschien nog iets anders? (De patiënt weet geen
en ECG mijn hart gezond is, twijfel ik daar	antwoord, waarna de fysiotherapeut uitleg geeft over de rol van
sterk aan want ik voel de pijn en voel me vaak	catastrofaal denken, aandacht rond de eerste sensaties en
doodziek.	over het aanjagen van de vegetatieve arousal daardoor).
tijdlijn:	
Dat gaat waarschijnlijk niet meer over,	Denk je echt dat we binnenkort in de krant lezen 'jongeman
ik heb het nu al vier jaar!	overleden aan hartkwaal nadat drie specialisten na grondig
consequenties:	medisch onderzoek het hart gezond verklaarden'? De patiënt
Ik ben 21 jaar en kan nu al niet	lacht. 'Hoe groot acht je die kans?' vraagt de fysiotherapeut.
meer functioneren, misschien ga ik er	
binnenkort onverwacht aan dood.	– *rationele uitdaging van de evaluerende beschouwing*
controle:	Is de pijn echt zo vreselijk en niet te hebben, of is die eigenlijk
Ik heb van alles geprobeerd maar	meer ongemakkelijk, en ben je er bang voor?
niemand kan mij tot nu toe helpen,	
ook specialisten niet.	De fysiotherapeut vat herhaaldelijk de misvattingen in de
	ziektecognities samen en biedt alternatieve zienswijzen aan.
evaluerende beschouwing	
[wat de patiënt ervan vindt]	**[rB] rationeel alternatief**
Die pijn is verschríkkelijk, dat trillen en	*[wat kun je beter denken?]*
flauwvallen trouwens ook. Ik zou níet moeten	
zweten en géén pijn moeten hebben. Ik mág	De borstspier is extreem gevoelig, hij verkeert in een kramp-
niet dood gaan aan een hartinfarct, dat is	toestand. Misschien is dat ooit door de val ontstaan, maar
verschríkkelijk.	waarschijnlijk houd ik hem door de pijn en angst nu zelf

Ik kan de pijn en het flauwvallen niet meer verdragen. Ik kan niets meer aan, kan niets meer hebben. Wat stel ik nog voor?	gespannen. De fysiotherapeut liet me dit ook ervaren. Ik hoef niet bang te zijn voor de pijn omdat dat niet wezenlijk anders is dan erge kuitpijn hebben: lastig maar geen ramp. Ik ga mezelf trainen in het rustig tolereren van pijnprikkels die de fysiotherapeut door massage van de borstspier geeft. Ik zal door de pijn zeker gaan 'zweten', dat 'hoort zo', maar ik blijf daar rustig onder, zodat het niet méér wordt dan nodig is.
[Ce] emoties – angst, nerveus oplettend – moedeloos, gedeprimeerd	[Ee] gewenst emotioneel effect rustig de pijn en de vegetatieve verschijnselen van de pijn ondergaan
[Cg] gedrag – nerveus rondkijken en praten, niet kunnen ontspannen – vermijden van alle inspanningen	[Eg] gewenst gedragsmatig effect – provocatie toestaan en zelf opzoeken in de vorm van rekken en rustige spierversterkende oefeningen – andere fysieke inspanningen opzoeken

Tabel 5-9 Uitgewerkt formulier voor rationele zelfanalyse (RZA).

Literatuur

(1) Ellis A. The basic clinical theory of Rational-Emotive Therapy. In: Ellis A, Grieger RM, editors. Handbook of Rational-Emotive Therapy. New York: Springer, 1977:3-34.
(2) Ellis A. Fundamentals of Rational-Emotive Therapy for the 1990s. In: Dryden W, Hill L, editors. Innovations in Rational-Emotive Therapy. London: Sage Publications, 1993:1-32.
(3) Ellis A, Harper RA. Gevoel en verstand. Amsterdam: Swets & Zeitlinger, 1991.
(4) Ellis A, Backx W. Moeten maakt gek. Baarn: Anthos, 1991.
(5) Meichenbaum D. Cognitive behavior therapy. In: Baum A, Newman S, Weinman J, West R, McManus C, editors. Cambridge handbook of psychology, health and medicine. Cambridge: Cambridge University Press, 1997:200-203.
(6) Burken P van. Het hyperventilatiesyndroom: een vergelijkend effectonderzoek van twee behandelstrategieën. Nederlands Tijdschrift voor Fysiotherapie 1996;106:94-104.
(7) Engels GI, Garnefski N, Diekstra RFW. Efficacy of Rational-Emotive Therapy: a quantitative analysis. Journal of Consulting and Clinical Psychology 1993;61:1083-1090.
(8) Waddell G, Main CJ. Beliefs about back pain. In: Waddell G, editor. The Back Pain revolution. London: Churchill Livingstone, 1998:187-202.
(9) Waddell G, Main CJ. Illness behavior. In: Waddell G, editor. The Back Pain revolution. London: Churchill Livingstone, 1998:155-172.
(10) Watzlawick P, Weakland JH, Fisch R. Het kan anders: over het onderkennen en oplossen van menselijke problemen. Deventer: Van Logum Slaterus, 1974.
(11) Dryden W, Yankura J. The Rational-Emotive counseling sequence. In: Dryden W, Yankura J, editors. Counseling individuals: a Rational-Emotive handbook. London: Whurr Publishers, 1993:149-188.
(12) Walen SR, DiGiuseppe R, Dryden W. A practitioner's guide to Rational-Emotive Therapy. 2 ed. New York: Oxford University Press, 1992.

(13) Ellis A, Bernard ME. What is Rational-Emotive Therapy (RET)? In: Ellis A, Bernard ME, editors. Clinical applications of Rational-Emotive Therapy. New York: Plenum, 1985.
(14) Smith CA, Lazarus RS. Appraisal components, core relational themes, and the emotions. Cognition and Emotion 1993;7:295-323.
(15) Shaver P, Schwartz J, Kirson D, 'Conner C. Emotion knowledge: further exploration of a prototype approach. Journal of Personality and Social Psychology 1987;52:1061-1086.
(16) Burken P van. Emoties binnen een fysiotherapeutische setting. FysioPraxis 2002;3:34-37.
(17) Burken P van. 'Bang zijn' binnen een fysiotherapeutische setting. FysioPraxis 2002;5:20-22,44.
(18) Burken P van. 'Boos zijn' binnen een fysiotherapeutische setting. FysioPraxis 2002;7:35-38.
(19) Burken P van. Bedroefdheid binnen een fysiotherapeutische setting. FysioPraxis 2002;7: 17-20.
(20) Grieger RM. From a linear to a contextual model of the ABC's of RET. Journal of Rational Emotive Therapy 1985;3:79-99.
(21) Maultsby MC. Emotional reeducation. In: Ellis A, Grieger RM, editors. Handbook of Rational-Emotive Therapy. New York: Springer, 1977:231-247.
(22) Leventhal H, Benyamini Y, Brownlee S, Diefenbach M, Leventhal EA, Patrick-Miller L et al. Illness representations: theoretical foundations. In: Keith J., Petrie KJ, Weinman JA, editors. Perceptions of health & illness. Amsterdam.: Harwood academic publishers, 1997:19-45.
(23) Leventhal H, Idler EL, Leventhal EA. The impact of chronic illness on the self system. In: Contrada RJ, Ashmore RD, editors. Self, social identity and physical health. Oxford University Press, 1999:185-208.
(24) Maes S, Leventhal H, de Rider DTD. Coping with chronic diseases. In: Zeidner M, Endler NS, editors. Handbook of coping. New York: John Wiley, 1996:221-251.
(25) Horne R. Treatment perceptions and self-regulation. In: Cameron LD, Leventhal H, editors. The self-regulation of health and illness behavior. London: Routledge, 2003:138-153.
(26) Weinman J. De cognitieve strategie: focusing on patients' beliefs about illness and treatment as a basis for enhancing self-regulation and self-management. NPI congres: de gedragsgeoriënteerde aanpak, ter bevordering van zelfredzaamheid Woensdag 18 juni 2003. Amersfoort: NPI, 2003:35-40.
(27) DiGiuseppe R. Thinking what to feel. In: Dryden W, Trower P, editors. Developments in Rational-Emotive Therapy. Milton Keynes: Open University Press, 1988.
(28) Salovey P, Hsee CK, Mayer JD. Emotional intelligence and the self-regulation of affect. In: Wegner WD, Pennebaker JW, editors. Handbook of mental control. Englewood Cliffs, NJ: Prentice-Hall, 1993:258-277.
(29) Markus HR, Kitayama S. The cultural construction of the self and emotion: implications for social behavior. In: Markus HR, Kitayama S, editors. Emotion, culture: Empirical studies of mutual influence. Washington DC: American Psychological Association, 1994:89-130.
(30) Macaskill ND. Educating clients about Rational Emotive Therapy. In: Dryden W, Trower P, editors. Cognitive Psychotherapy: Stasis and change. London: Cassell, 1989:87-98.
(31) Wessler RL. Varieties of cognitions in the cognitively oriented psychotherapies. Rational Living 1982;17:3-10.
(32) Dryden W. Compromises in Rational-Emotive Therapy. In: Dryden W, editor. Current issues in Rational-Emotive Therapy. Beckenham: Croom Helm, 1987.

(33) DiGiuseppe R. Comprehensive cognitive disputing in RET. In: Bernard ME, editor. Using Rational-Emotive Therapy effectively: a practitioner's guide. New York: Plenum Press, 1991:173-195.
(34) Dweck CS, Leggett EL. A social-cognitive approach to motivation and personality. Psychological Review 1988;95:256-273.
(35) Ellis A. The biological basis of human irrationality. Journal of Individual Psychology 1976;32:145-168.
(36) McCrae RR, Costa P, Ostendorf F, Angleitner A, Hrebícková M, Avia MD et al. Nature over nurture: temperament, personality, and life span development. Journal of Personality and Social Psychology 2000;78:173-186.
(37) Shafir E, LeBouf RA. Rationality. Annual Review of psychology 2002;53(1):491-517.
(38) DiGiuseppe R. A rational-emotive model of assesment. In: Bernard ME, editor. Using Rational-Emotive Therapy effectively: a practitioner's guide. New York: Plenum Press, 1991:151-172.
(39) Dryden W. The use of chaining in rational-emotive therapy. Journal of Rational-Emotive and Cognitive Behavior Therapy 1989;7:59-66.
(40) Leventhal H, Brissette I, Leventhal EA. The common-sense model of self-regulation of health and illness. In: Cameron LD, Leventhal H, editors. The self-regulation of health and illness behavior. London: Routledge, 2003:42-65.
(41) Ellis A. The issue of force and energy in behavioral change. Journal of Contemporary Psychotherapy 1979;10:83-97.
(42) Cladder H, Meeuwisse B. RET en hypnose. In: Kwee MGT, editor. Denken en doen in psychotherapie. Den Haag: East-West Publications., 1990:219-240.
(43) Ellis A. Failures in Rational Emotive Therapy. In: Foa EB, Emmelkamp PMG, editors. Failures in behavioral therapy. New York: Willey, 1983: 59-171.
(44) Beck AT. Cognitive therapy and the emotional disorders. New York: International Universities Press, 1976.
(45) Beck TA. Cognitive approaches to stress. In: Lehrer PM, Woolfolk RL, editors. New York: The Guilford Press, 1993:333-372.
(46) Walen SR, DiGiuseppe R, Dryden W. Comprehensive Rational-Emotive Therapy. A practitioner's guide to Rational-Emotive Therapy. New York: Oxford University Press, 1992:276-300.
(47) Philips HC, Rachman S. The psychological management of chronic pain: a treatment manual. 2 ed. New York: Springer Publishing Company, 1996.
(48) Harrell TH, Beiman I, LaPointe K. Didactic persuasion techniques in cognitive restructuring. Rational Living 1980;15(1):3-8.
(49) Fun as psychotherapy. Symposium on humor, play, and absurdity in psychotherapy, American Psychological Association Annual Meeting, Washington, D.C. September 3:1976.
(50) Maultsby MC. Rational-Emotive Imagery. In: Ellis A, Grieger RM, editors. Handbook of Rational-Emotive Therapy. New York: Springer, 1977:225-230.
(51) Bargh JA, Chartrand TL. The unbearable automaticity of being. American Psychologist 1999;54:462-479.
(52) Festinger L, Carlsmith JM. Cognitive consequences of forced compliance. Journal of Abnormal and Social Psychology 1959;58:203-210.

(53) Quellette J, Wood W. Habit and intention in everyday life; the multiple processes by which past behavior predicts future behavior. Psychological Bulletin 1998;124:54-74.
(54) Ryan RM, Deci EL. Self-determination theory and the facilitation of intrinsic motivation, social development, and well-being. American Psychologist 2000;55:68-78.

De zelfregulatie en het zelfmanagement van de patiënt bevorderen: probleemoplossings-vaardigheden

6-1 Inleiding

In dit hoofdstuk wordt het bevorderen van de zelfregulatie bij de patiënt verder uitgewerkt. Daarbij wordt gekozen voor een algemeen cybernetisch procesmodel dat bestaat uit beschrijven van de gewenste situatie, waarnemen van de huidige situatie, analyseren van het verschil, uitvoeren van correctieve acties, en evalueren van het gehele proces. Daarbinnen wordt het common sense model (CSM) van Leventhal toegelicht als een soortgelijk model maar met het accent op de inhoud van de ziekteopvattingen en het ziektegedrag. In dit hoofdstuk staat probleem-oplossen centraal als element in de zelfregulatie. Immers, als een ongewenste huidige toestand niet vanzelf overgaat in een gewenste toestand kan men spreken van een probleem. Probleemoplossingsvaardigheden moeten dan ingezet worden in de zelfregulatielus. Omdat bij chronisch zieken vooruitkijken extra belangrijk is wordt ook aandacht geschonken aan proactieve copingvaardigheden, dat wil zeggen probleemvoorkómende vaardigheden.

Zelfregulatie kan zich afspelen rond het gezondheidsprobleem, de bejegening van de patiënt door gezondheidswerkers en op probleemsituaties buiten het gezondheidsdomein. Deze laatste categorie is ook van belang: chronisch zieken dragen immers niet alleen de last van de ziekte en zijn gevolgen, maar ook de last van andere levensstressoren[1]. Deze twee gebieden beïnvloeden elkaar. Langdurig overschrijden van de belastbaarheid op het ene gebied ondermijnt de belastbaarheid op het andere.

In dit hoofdstuk wordt vooral het bevorderen van de zelfregulatie bij chronisch zieken toegelicht.

6-2 Definitie, plaats en belang van zelfregulatie in de fysiotherapie

Toename in aantal chronisch zieken
In de gezondheidszorg, ook in de fysiotherapie, is een trend zichtbaar om chronisch zieken te begeleiden[2]. Patiënten met acute rugklachten of acute enkelletsels zijn in

vele praktijken een zeldzaamheid geworden. Ondanks deze ontwikkelingen laat onderzoek zien dat fysiotherapeuten in het algemeen nog onvoldoende voorbereid zijn op het begeleiden van chronisch zieken[3].

De persoon centraal stellen
Het begeleiden van chronisch zieken vraagt een andere benadering en andere vaardigheden dan het begeleiden van patiënten met acute klachten. Bij acute klachten domineert het stoornisniveau, bijvoorbeeld de pijn en de zwelling. De fysiotherapeut verschijnt hier vooral als 'monteur' of directief adviseur. Bij chronisch zieken staat de 'persoon' meer centraal, een persoon die zich geplaatst ziet voor de *opgaven tot aanpassing* die zijn chronische ziekte met zich meebrengt[4]. Deze liggen op het vlak van stoornissen zoals omgaan met pijn en vermoeidheid, beperkingen in persoonlijk functioneren, ADL en HDL, en problemen met het handhaven of bereiken van de gewenste sociaal-maatschappelijke participatie. Men kan bij dit laatste ook denken aan discriminatie bij sollicitaties, achterstelling in inkomen, en sociale isolatie door onbereikbaarheid en/of ontoegankelijkheid van openbare gebouwen[5; 6]. De fysiotherapeut verschijnt hier als begeleider die de persoon met zijn chronische ziekte bijstaat in het managen van zijn leven met een ziekte. De fysiotherapeut moet daartoe over voldoende beroepsoverstijgende kennis en vaardigheden beschikken om zijn beroepsspecifieke kennis en vaardigheden ten aanzien van het bewegend functioneren in te kunnen zetten vanuit een totaalvisie op de patiënt.

Chronisch zieken en 'blijven doen'
De wisselende omstandigheden en lange tijdlijn van de chronische aandoening doen een blijvend appèl op zelfaanpassing van de chronisch zieken, op zelf 'blijven doen'. Dit 'zelf doen' van de patiënt kenmerkt zich door de volgende factoren[7].
- *Intentionaliteit (willen)*: een patiënt handelt vanuit een bepaalde intentie. Een vanuit het 'zelf' (vrij en zelf verantwoordelijk) ontstane bedoeling gegrond op persoonlijke waarden;
- *vooruitdenken*: zelfsturing betekent vooruitzien en vooruit plannen om adaptief gedrag mogelijk te maken;
- *zelfbeïnvloeding*: zichzelf in 'denken, voelen en doen' bijsturen;
- *zelfreflectie*: evalueren van het eigen functioneren op metaniveau in termen van motieven, waarden, gedrag en gedachteprocessen; immers, het is mogelijk dat bepaalde doelen bijgesteld of losgelaten moeten worden omdat ze niet haalbaar blijken.

Het gaat bij het 'zelf blijven doen' dus om 'zelf blijven managen'. Het 'zelf' en 'zelfregulatie/zelfmanagement' zijn twee belangrijke sturende concepten voor het begeleiden van chronisch zieken door fysiotherapeuten/paramedici. Deze zelfregulatie wordt enorm bevorderd als men de chronisch zieke helpt een expert te worden (in attitude, kennis en vaardigheden) ten aanzien van zijn ziekte en de gevolgen daarvan[8].

Zelfmanagementtaken voor chronisch zieken
De aanpassingsopgaven waar de persoon met een chronische ziekte zich voor geplaatst ziet zijn deels gerelateerd aan de ziekte en deels aan andere levensgebeurtenissen.

Gerelateerd aan de ziekte
Lorig en collega's onderscheiden de volgende clusters in zelfmanagementtaken[9]:
- *medisch/gedragsmatig management*, bijvoorbeeld oefeningen doen, omgaan met pijn en vermoeidheid, en het al dan niet gebruiken van hulpmiddelen;
- *rolmanagement (participatie)*, of het onderhouden, veranderen of creëren van nieuwe betekenisvolle levensrollen/identiteiten: 'ik kan geen voetballer meer zijn, maar wat kan en ben ik wél?'
- *emotiemanagement*, of het omgaan met angst, zorgen, irritaties, teleurstellingen die van invloed zijn op of een gevolg zijn van de chronische ziekte; uit onderzoek blijkt dat met chronisch ziek-zijn samenhangende psychische en psychiatrische problemen bij een aanzienlijk deel van de chronisch zieken voorkomen.[10]

Andere levensomstandigheden
Ook het 'zelfmanagen' van niet aan de ziekte gerelateerde levensgebeurtenissen moet een plaats krijgen, omdat die mede een beslag leggen op de bronnen van 'coping', en omdat deze bijkomende levensproblematiek de beleving van de last van het chronisch ziek-zijn beïnvloedt[11].

6-3 Een cybernetisch procesmodel van zelfregulatie

Carver en Scheier vertalen een eenvoudig cybernetisch model van zelfregulatie naar het domein van fysiek en psychologisch welzijn[12-14]. In figuur 6-1 is het model meer gedetailleerd uitgewerkt[15]. Het is een generiek model van zelfregulatie. Het kan de fysiotherapeut helpen inzicht te krijgen in algemene elementen en processen van zelfregulatie. Deze kennis kan weer vertaald worden in leerdoelen op het niveau van kennis, vaardigheden en attitudes die de chronisch zieke moet bezitten voor adequate zelfregulatie.

6-3-1 Doelen stellen

Voor de impact van de aard van de doelen die de patiënt kiest en de wijze waarop hij ze formuleert wordt de lezer verwezen naar hoofdstuk 4, paragraaf 4. Ten aanzien van chronisch zieken en zelfregulatie willen we daar één aspect uit benadrukken. Op abstract niveau zal het uiteindelijke doel doorgaans het verhogen van welbevinden zijn. Welbevinden kan worden bevorderd door het huidige gemak ('pleasure') te verhogen en/of het ongemak ('displeasure') te vermijden. Wat (on)gemak inhoudt is in belangrijke mate persoonlijk bepaald. Behoudens deze 'hedonistische benadering' van welbevinden, blijkt welbevinden ook sterk geassocieerd te zijn met autonomie, competentie en je verbonden voelen met anderen[16]. Bij deze 'eudaimo-

Figuur 6-1 Elementair cybernetisch model van zelfregulatie[12].

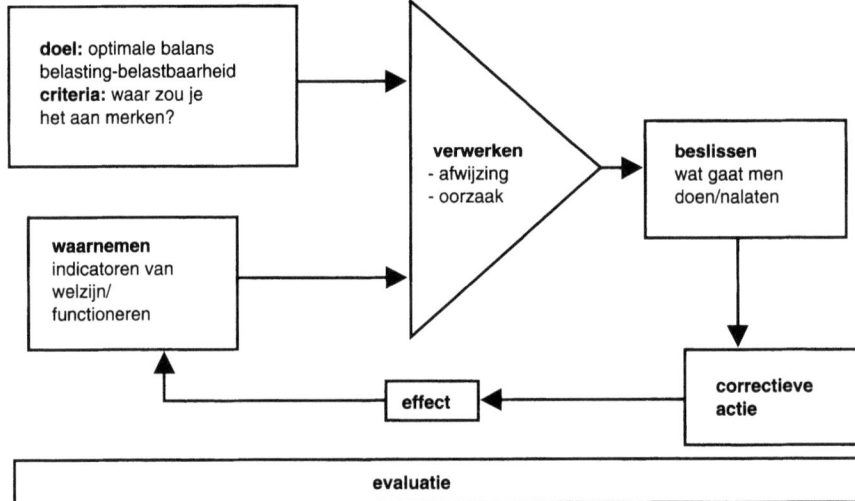

nische benadering' van welbevinden staat het verminderen van ongemak niet centraal, maar het zo volledig mogelijk functioneren vanuit de eigenheid van de persoon, zelfs al zijn de omstandigheden ongemakkelijk. Het mag duidelijk zijn dat deze benadering de chronisch zieken meer ruimte geeft om levensgeluk te ervaren.

Vanuit deze perspectieven kunnen in samenspraak met de chronisch zieke vele verschillende doelen geformuleerd worden. Doelen kan men beschrijven in *waarden* waar men belang aan hecht (de gewenste toestand). De eerder genoemde elementen ongemak, autonomie, competentie, en verbondenheid zijn voorbeelden van waarden. Andere voorbeelden zijn gezondheid, geld, macht of zelfwaarde. Voor elke waarde die men nastreeft kan men de persoonlijke *criteria/normen* bepalen waarmee getoetst kan worden of het doel bereikt is of juist niet. 'Autonomie' kan een belangrijke waarde voor de patiënt zijn, met als een van de criteria 'alleen boodschappen kunnen doen in het dichtstbijzijnde winkelcentrum'. 'Heldere rust' kan een emotionele waarde zijn, met als criterium dat 'gejaagd voelen', 'trillen' en 'moeilijk kunnen nadenken' niet sterker oplopen dan 'mild' bij een subjectief oordeel[17].

Het kiezen van doelen wordt sterk beïnvloed door het wereldbeeld, het zelfbeeld, de ziekterepresentatie en ook de mentale representaties van de behandeling die de chronisch zieke en de fysiotherapeut hebben. Op de ziekteopvattingen komen we straks terug. De evaluatiecategorieën die Albert Ellis beschrijft mogen nu als voorbeeld dienen[18]. Als de chronisch zieke meent dat hij pijnvrij *moet* worden (moetisme), omdat hij pijn werkelijk *verschrikkelijk* vindt (catastroferen), hij zichzelf ziet als iemand die daar absoluut *niet tegen kan* (lage frustratietolerantie) en meent dat het leven met pijn *niets waard* is, hij zichzelf zo niets waard vindt en/of de hulpverleners niets waard vindt (waardeoordelen), dan kan men begrijpen dat hij niet-haalbare doelen stelt, bijvoorbeeld het volledig vrij worden van pijn of beperkingen[19; 20].

Bovengeschikte en ondergeschikte doelen
Doelen zijn vaak hiërarchisch georganiseerd. Op hoog niveau kan bijvoorbeeld welbevinden staan. Een niveau daaronder bijvoorbeeld subdoelen in termen van medisch management, rolmanagement en/of emotiemanagement. Op nog lagere niveaus de uitwerking daarvan weer in subdoelen. Ook deze subdoelen vormen op hun beurt elk weer een zelfregulatielus (figuur 6-2). In hoofdstuk vier zagen we dat hoog niveau doelen flexibel bereikbaar zijn via verschillende wegen, maar als nadeel hebben dat ze minder concreet zijn. In die zin moeten doelen op verschillende niveaus geformuleerd worden wil men de kans op zelfregulatie verhogen: hoge abstracte doelen geven mogelijkheden tot het flexibel bereiken van de doelen, terwijl concrete subdoelen nodig zijn om de motivatie gaande en de richting helder te houden.

Figuur 6-2 Een hiërarchie van zelfregulatielussen.

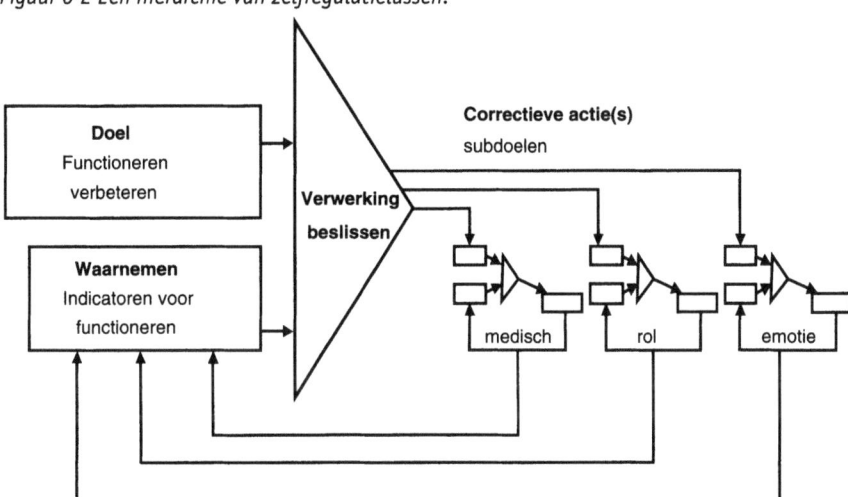

6-3-2 Waarnemen ('monitoring')

Voor zelfregulatie/zelfmanagement is zelfwaarneming van belang: 'wat is de huidige toestand?' Dat betekent dat de chronisch zieke een aantal voor het doel relevante zaken in de gaten moet houden. Hij moet leren waar hij op moet letten om te kunnen bijsturen. Als de chronisch zieke als doel heeft de fysieke belastbaarheid te onderhouden of zelfs uit te breiden, dan kunnen de geleverde fysieke belasting, pijn (intensiteit, duur, uitstraling en nachtelijke pijn), gewrichtszwelling en lokale temperatuurverhoging enkele van de variabelen zijn die de chronisch zieke moet leren observeren. Behalve weten waar hij op moet letten moet de chronisch zieke ook criteria kennen voor 'pluis en niet-pluis'. Een voorbeeld voor een niet-pluis signaal kan zijn: een toename op de VAS boven de 30 en/of het opnieuw optreden van nachtelijke pijn. Een logboek kan van dienst zijn in dit proces. Soms kunnen vragenlijsten als monitor dienen. Meestal echter moet de fysiotherapeut de chronisch zieke observeren aanleren zonder gebruik van (meet)instrumenten, bijvoorbeeld symptoomwaarneming of lichaamsbewustwording bij spanningsregulatie[21]. Het in een grafiek uitzetten van de waarnemingen (bijvoorbeeld loopafstand) kan zeer informatief zijn en zo zelfregulatie bevorderen. De fysiotherapeut moet er wel op bedacht zijn dat sommige chronisch zieken slechter gaan functioneren als ze te veel geconfronteerd worden met hun ziek-zijn[22].

6-3-3 Verwerken

De verwerking van de waargenomen huidige toestand bestaat uit twee stappen: vaststellen van voor- of achteruitgang ten opzichte van de gewenste toestand (doel) en analyseren van de oorzaak bij afwijking hiervan.

Voor- of achteruitgang vaststellen

De chronisch zieke moet leren de waargenomen huidige toestand bewust te vergelijken met de gewenste toestand. 'Ben ik goed bezig'?' 'Ga ik op mijn doel af, ben ik er al of wijk ik juist af?'. Dit zijn de vragen die beantwoord moeten worden. De geformuleerde criteria bieden uitkomst in deze analyse. Belangrijk is wel welke tijdspanne de chronisch zieke hanteert bij het vergelijken. Als hij de evaluatieperiode te kort maakt, mist hij misschien de fluctuaties in het verloop en daardoor een reële progressie (vergelijk t1 en t2 in figuur 6-3). Dus kan de fysiotherapeut voorstellen: 'laten we het programma vier weken draaien en pas dan weer kijken hoe u scoort'.

Figuur 6-3 Een te korte evaluatieperiode kan het zicht op vooruitgang belemmeren.

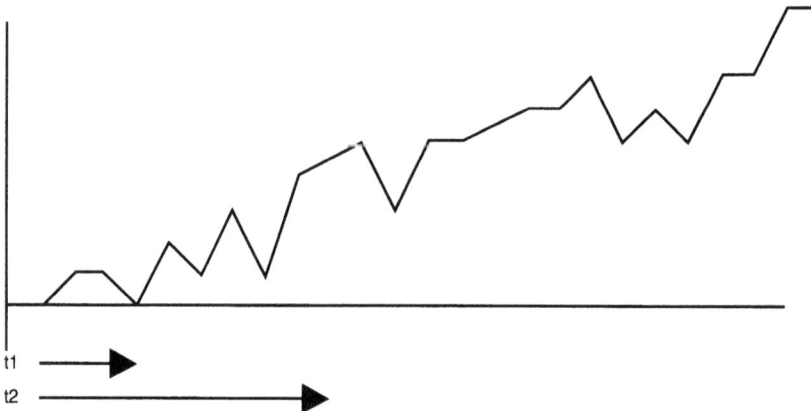

De emotie die de patiënt ervaart als uitkomst van deze vergelijking is afhankelijk van het type doel dat hij nastreeft[14]. Heeft hij tot doel de afstand te reduceren tot een bepaald onderwerp of juist te vergroten? Als de patiënt de afstand tot het doel wil reduceren, zoals bevorderen van autonomie, dan zal hij blijdschap ervaren als dit lukt en teleurstelling als dit mislukt. Bij het nastreven van vermijdingsdoelen, zoals pijn voorkomen, ervaart men geheel andere emoties. Als het lukt is men opgelucht of tevreden, als het dreigt te mislukken ontstaat angst (figuur 6-4).

Figuur 6-4 Toenadering of vermijding en effect op emoties[14].

	discrepantie	
	reducerend systeem	vergrotend systeem
+ lukt wel	blijdschap ↕	opluchting, tevredenheid ↕
− lukt niet	bedroefd, teleurgesteld, depressie	angst

Oorzaak analyseren

Bij het overschrijden van de criteria (bijvoorbeeld 's nachts wakker worden van de pijn) kan men stellen dat daarmee tegelijkertijd een probleem is gedefinieerd. Feitelijk is het proces van zelfregulatie dan ook op te vatten als een proces van probleem-oplossen. 'Problem solving' is daarom een volgend proces dat de chronisch zieke moet initiëren en dus geleerd moet hebben[23]. 'Waarom heb ik nu weer 's nachts pijn en voelt mijn knie weer warm aan?' De fysiotherapeut kan de chronisch zieke begeleiden naar betere 'problem solving'-vaardigheden. In de tweede helft van dit hoofdstuk wordt dit uitgebreid besproken.

De representaties die de zieke over zichzelf, de wereld en meer specifiek (zijn) ziekte heeft gemaakt bepalen in hoge mate de oorzaken die hij voor het probleem kan bedenken. Het gaat bij ziekterepresentaties om attributies, interpretaties en voorstellingen die de zieke in verband met zijn ziekte heeft gemaakt in termen van ziekte-identiteit, tijdlijn (verloop in de tijd), waargenomen oorzaken, consequenties van de ziekte en beheersbaarheid[24]. De chronisch zieke moet hier mogelijk in gecorrigeerd worden. Immers, als hij meent dat de oorzaak alleen maar fysiek is, zal hij bijvoorbeeld niets ondernemen om spanning te reguleren. Soms is uitleg voldoende, soms moet hij zelfcorrigerende ervaringen opdoen, bijvoorbeeld via succestraining de persoonlijke effectiviteit- en uitkomstverwachtingen verhogen, door te ondervinden dat er op bepaalde gebieden van het chronisch ziek-zijn wel degelijk invloed mogelijk is. De chronisch zieke inwijden in een breed biopsychosociaal aanpassingsmodel toegepast op *zijn* ziek-zijn is noodzakelijk om te kunnen komen tot adequate zelfregulatie en zelfmanagement[17].

6-3-4 Beslissen

Ook beslissen is onderdeel van zelfregulatie en daarmee van 'problem solving'. Als de chronisch zieke de oorzaken weet kan hij gaan brainstormen over de mogelijke oplossingen ('coping procedures'). In plaats van zelf kant-en-klare oplossingen aan te bieden, kan de fysiotherapeut dan het aanpassingsvermogen van de chronisch zieke vergroten door hem aan te moedigen zelf oplossingen te bedenken of met hem mee te denken. Daarna worden de oplossingen gewogen en valt er een beslissing.

Evenals bij het element 'verwerking' geldt ook nu dat de representaties die de chronisch zieke er op nahoudt wat betreft zijn ziekte en de mogelijke copingprocedures, in sterke mate bepalen welke potentiële oplossingen hij kan bedenken[24].

We zien bij 'beslissen' het ASE-model weer verschijnen. Immers, elke strategie die men bedenkt om een probleem op te lossen is onvermijdelijk verbonden aan 'doen en blijven doen'.

6-3-5 Correctieve actie(s)

De chronisch zieke voert de beslissing daadwerkelijk uit. Misschien zelfs meerdere dingen tegelijk die elk op zich weer een zelfregulatielus vormen. De kans dat hij een beslissing daadwerkelijk omzet in een actie wordt aanzienlijk groter als hij precies omschreven plannen heeft over wanneer, waar, en hoe tot actie over te gaan[25; 26]. We komen daar in paragraaf 6-8-4 op terug.

6-3-6 Evaluatie

Op metaniveau wordt dit hele zelfregulatieproces ook bewaakt: 'neem ik de juiste stappen, moet ik mijn doelen bijstellen, me herbezinnen op mijn persoonlijke waarden?' Vooral de conclusies over de persoonlijke effectiviteit ('kan ik het?') in verband met zelfregulatie zijn erg belangrijk voor het al dan niet voortzetten van het zelfregulatieproces. Als uit deze evaluatie blijkt dat de doelen te hoog gesteld waren moeten ze naar beneden bijgesteld of losgelaten worden. Dit is voor chronisch zieken een belangrijke stap. Immers, vele doelen die men aanvankelijk had zijn weggevallen of dreigen door toenemende verslechtering in de toekomst weg te vallen. Het loslaten van doelen waardoor een opgezette zelfregulatielus wordt beëindigd (actief opgeven) kan dus even adaptief zijn als het volhardend zijn in het nastreven van doelen![14]

6-4 De persoonlijkheid van de patiënt en het vermogen tot zelfregulatie

In hoofdstuk 1 werd het CAPS-persoonlijkheidsmodel van Michel en Shoda geïntroduceerd[27]. Dit model gaat ervan uit dat er een netwerk van cognitief-affectieve units in de persoon bestaat dat op basis van erfelijkheid en ervaringen voor ieder individu verschilt wat betreft invulling en gewicht:
– subjectieve waarneming van situatie, ander en zelf;
– verwachtingen en opvattingen;
– gevoelens en emoties;
– waarden en doelen;
– competenties en zelfregulatie.

In deze units zijn met enige creativiteit parallellen met elementen uit het zelfregulatiemodel te vinden. Contrada geeft een overzicht van de impact van persoonlijkheidskenmerken op zelfregulatie rond gezondheid en ziek-zijn. Hij gebruikt daarbij CAPS-units als functioneel ordenend principe[28].

Verschillen in subjectieve waarneming van situatie, ander en zelf
Sommige patiënten hebben vanuit hun aard meer *aandacht voor bedreigende stimuli* waaronder lichamelijke symptomen dan andere. Zo zijn er ook mensen die *repressie als kenmerkende copingstijl* hebben: ze geven geen angst of bezorgdheid in verbale zin aan, maar tonen die via autonome maten wel. Sommige patiënten richten zich sterk op de dreigende stimulus, zoeken anticiperend de omgeving af: men noemt ze *vigilant*. Andere zijn *vermijders* en steken hun kop in het zand. Deze twee uitersten hebben gevolgen voor de mate waarin zij ziekte- of behandelinformatie zoeken. Patiënten verschillen ook in de wijze hoe ze het 'zelf' betrekken in de waarneming. Patiënten met een *pessimistische verklaringsstijl* zeggen bijvoorbeeld 'ik was de oorzaak, het zal altijd zo blijven, en alles ondermijnen' en dergelijke. De toekomst wordt daarmee zwartgallig. Deze verklaringsstijl is gerelateerd aan ongezond gedrag en pathofysiologische processen[29; 30]. Weer andere patiënten hebben een sterk *disfunctioneel zelf- of ideaalbeeld*[31]. De emotionele impact die het uitvoeren van ongezond gedrag, het hebben van fysieke symptomen, of het krijgen van een diagnose heeft, hangt ervan af of er daardoor een negatief beleefde discrepantie ontstaat tussen hoe de patiënt zichzelf ziet en hoe hij meent dat hij zou moeten zijn (zie ook hoofdstuk 4, paragraaf 3.2).

Verschillen in verwachtingen en opvattingen
Patiënten verschillen in de mate waarin ze gebeurtenissen aan zichzelf toeschrijven, aan omstandigheden of aan toeval: de locus of control. Doorgaans is een *interne locus of control* gunstig voor gezondheidsgedrag. De patiënt ziet daarbij zichzelf als oorzaak voor gebeurtenissen, zoals het optreden van herstel, en vertoont daardoor doorgaans een grotere inzet. De *persoonlijke effectiviteitsverwachting* is een ander kenmerk van de patiënt die het uitvoeren en het volhouden van het voorgenomen gezondheidsgedrag bevordert[32]. *Optimisme* is het houdingskenmerk om positieve uitkomsten in het leven te verwachten[33]. Dit is vooral gerelateerd aan gedragsmatige wegen naar positieve gezondheidsuitkomsten. Het is geassocieerd met actief doelen nastreven.

Verschillen in gevoelens en emoties
Patiënten verschillen in de mate waarin ze doorgaans positief of negatief affect ervaren. Patiënten die geneigd zijn meer negatief affect te ervaren, ervaren doorgaans ook meer lichamelijke symptomen[34]. Ook het ervaren van welzijn kan men min of meer als een persoonlijkheidskenmerk zien, omdat dit als basisniveau tamelijk stabiel is.

Verschillen in doelen
Onderzoek laat zien dat hypochondrische patiënten meer *gezondheid gerelateerde doelen* nastreven en dat ze deze doelen belangrijker vinden dan gezonde mensen. Overmatige aandacht voor gezondheidszaken geeft op zichzelf vaak al wat meer angst of onrust. De levensvreugde boet echter ook in omdat door dit accent op gezondheid tekorten op andere levensgebieden kunnen ontstaan die in normale

toestand ook bijdragen aan het welzijn. De patiënt richt zich met zijn overmatige aandacht voor gezondheid op een te smal spoor.

Sommige patiënten neigen ertoe doelen te formuleren vanuit een vermijdingsperspectief. Het overmatig nastreven van *vermijdingsdoelen* is in tegenstelling tot toenaderingsdoelen geassocieerd met fysieke symptomen[35]. Zie ook hoofdstuk 4. Patiënten verschillen ook in de mate waarin en de wijze waarop ze *zelfpresentatiedoelen* natreven: gedrag kan als vehikel tot zelfpresentatie dienen, ook al is de uitkomst ongezond (zonnebank, roken, niet sporten!)[36].

Verschillen in competenties en zelfregulatie
Een hoog niveau van *sociale intelligentie* voorkomt interpersoonlijke stress, bevordert het aangaan van steunende relaties en het vermogen anderen om hulp te vragen bij de stressoren die men tegenkomt. Deze vaardigheden kan de patiënt ook inzetten bij hulpverleners. Hij is daardoor beter in staat chronische gezondheidsproblemen te voorkomen of zich daaraan aan te passen. Ook *emotionele intelligentie* heeft effect op de interactie en daardoor op gezondheid. Emotionele intelligentie zorgt er ook voor dat de patiënt met de eigen emoties om kan gaan, wat weer de omgang met ziekte verbetert[37]. Hoewel het nauwelijks is onderzocht kan men erover speculeren dat sommige patiënten beter zijn in het ervaren en op juiste wijze duiden van lichamelijke symptomen en beter in het beheersen van autonome processen dan andere. Men kan dit zien als een vorm van *somatische of viscerale intelligentie*. Methoden die lichaamsbewustwording bevorderen kunnen mogelijk ook deze intelligentie bevorderen.

Verschillen in responstendenties
Patiënten die hoog scoren op neurotisisme neigen meer negatief affect te ervaren en daardoor ook meer lichamelijke klachten. Zo ook zijn sommige patiënten geneigd meer probleemgerichte coping te tonen en andere meer emotiegerichte coping.

6-5 Zelfregulatie aanleren

6-5-1 Om welke inhoud gaat het?

Zelfregulatie van de patiënt ten aanzien van een bepaald aspect rond zijn chronisch ziek-zijn bevorderen betekent vaak een duurzame verandering induceren. In het door het KNGF gehanteerde stappenplan voor gedragsverandering gaat het dan om de stap 'blijven doen'[38]. In de stappenreeks openstaan, begrijpen, willen, kunnen, doen en blijven doen kan men 'doen en blijven doen' vervangen door de eerder beschreven zelfregulatielus. Wanneer we het stappenplan van gedragsverandering op deze wijze in relatie brengen met de elementen van de zelfregulatielus ontstaat er een inspirerende matrix (figuur 6-5) die tot uiterst zinvolle vragen kan leiden die leerdoelen voor de patiënt kunnen vormen[39]. Enkele willekeurige vragen uit de matrix:
- Staat de chronisch zieke 'open' voor het idee een logboek bij te houden (waarnemen)?
- 'Begrijpt' hij waarom brainstormen belangrijk is (beslissen)?

- 'Wil' hij zelf het probleem analyseren (verwerken)?
- 'Kan' hij zich zelf evalueren (evalueren)?

Figuur 6-5 De zelfregulatielus geïntegreerd in het stappenplan levert een scala van aandachtspunten op voor de fysiotherapeut[39].

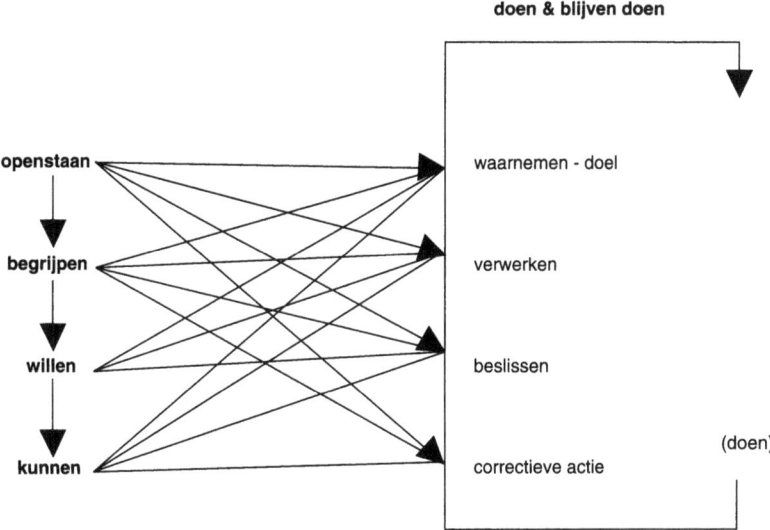

Een voorbeeld: communicatie met hulpverlener(s) optimaliseren
Het volgende voorbeeld is psychologisch van aard maar gerelateerd aan de fysiotherapie. In het zelf managen van de ziekte hoort het managen van communicatie met de directe omgeving en hulpverleners ook tot de taken[9]. Immers, adequate informatie geven en verkrijgen is een voorwaarde voor adequate sturing. Toch blijft 40% van de punten die de patiënt had willen bespreken onbesproken tijden het consult met de arts[40].

Als de patiënt merkt dat de communicatie niet optimaal is voor een goed zorgproces en merkt dat zijn eigen vaardigheden in communiceren rondom zijn ziekzijn verbeterd kunnen worden dan kan dit een doel worden:
- *informatie leren geven*: de onderwerpen noemen die hij wil bespreken, de psychosociale aspecten van zijn ziekte benoemen, zaken uit de familiegeschiedenis vertellen in verband met het gezondheidsprobleem, symptomen melden, verhelderen wat de klacht verergert of verlicht en dergelijke;
- *informatie leren vragen*: bijvoorbeeld over diagnose, behandeling en prognose;
- *informatie leren verifiëren*: bijvoorbeeld om verduidelijking vragen, punten herhalen en samenvattingen geven of vragen.

Het blijkt dat een hand-out van veertien pagina's waarin de patiënt kan lezen hoe dat moet een belangrijk effect heeft op de kwaliteit van het consult, zich bij de patiënt uitend in een hogere therapietrouw ten aanzien van gezondheidsadviezen van de hulpverlener[41]. Gelukkig kan het ook eenvoudiger: soms heeft een aanmoediging van de hulpverlener dat hij het waardeert als de patiënt vragen stelt, of de aanmoediging voor het consult drie vragen te bedenken, al een positief effect op de kwaliteit van de communicatie[42]. Dit positieve effect ontstaat doordat de patiënt leert zijn impliciete ziekte- en behandelingsrepresentaties en zijn zorgen en angsten bespreekbaar te maken, zodat de hulpverlener erop kan inspelen in aansluitende of corrigerende zin[43].

Voor een deel wordt het onvermogen om adequaat met hulpverleners te communiceren veroorzaakt door gebrek aan kennis of vaardigheden: de patiënt besefte het belang niet van zijn aandeel in de uitwisseling of wist niet hoe hij iets het beste kon vragen. Voor een deel heeft het ook te maken met irrationele opvattingen van de patiënt: sommige kankerpatiënten bijvoorbeeld stellen geen vragen aan de hulpverlener omdat ze menen dat dat niet hoort, ze het toch niet zullen begrijpen, ze de hoopvolle brave patiënt willen blijven, of menen dat anderen er erger aan toe zijn en het daarom ongepast is iets voor zichzelf te vragen[44]. Terminale patiënten en hun omgeving praten vaak niet over oude conflicten of het aanstaande sterven, omdat men meent dat de ander dit niet aan kan[45]. Chronisch zieken die zich gestigmatiseerd voelen durven hun beperkingen niet te tonen uit angst voor afwijzing en door lage zelfwaarde[46]. Tabel 6-1 laat een poging zien van de patiënt om via de zelfregulatielus de communicatie tussen hem en zijn arts te verbeteren.

elementen van zelfregulatie	inhoudelijke uitwerking
doel Wat wil ik bereiken?	Dat ik met de arts bespreek wat ik me thuis voorgenomen heb. Concreet betekent dit: ik wil weten of …, weten waarom…, aangeven dat ik me bezorgd voel om…, advies hebben over…
waarneming/monitoring Waar let ik op om te beoordelen of het goed of slecht gaat?	Ik heb van tevoren een checklist gemaakt met bespreekpunten en turf na het gesprek af of ik alles besproken heb. Ik vind het goed gaan als alles aan de orde is geweest, of als de punten die zijn blijven liggen opgemerkt zijn en naar een volgende afspraak worden overgeheveld.
verwerking *(vergelijking en analyse)* Gaat het de goede richting op of niet? Waarom wel of niet?	Ik heb meer punten besproken dan de vorige keer, maar zie ook dat ik aan twee punten niet toegekomen ben en die ook niet genoemd heb. Mogelijke redenen liggen in dit geval bij mij en de arts. Ik durfde de arts niet in de rede te vallen toen hij maar bleef herhalen wat voor mij al duidelijk was. Daardoor verspilde ik tijd. Ik durfde dat niet omdat ik meende dat hij me dan onbeleefd of onaardig zou vinden. Ik hecht daar ten onrechte overmatig veel belang aan. Alsof dat belangrijker is dan het krijgen van antwoord op mijn vragen en zorgen. Dit is een terugkomend probleem in de communicatie.
beslissen en uitvoeren	Ik neem mij voor de arts de volgende keer aan het begin van het

Wat zal ik doen en hoe?	gesprek te informeren over mijn schaamte om hem dingen te vragen of hem te onderbreken. En ik vraag hem of hij daar rekening mee wil houden en op gezette tijden mij de ruimte wil geven. Ik op mijn beurt zal de irrationele opvattingen bij mezelf aanpakken, nu en drie dagen voor het volgende consult. Ik lees de communicatiefolder door en zorg dat ik daaruit de hoofdthema's kan opnoemen en toelichten met een persoonlijk voorbeeld. Ik neem mij weer voor alle punten te bespreken, maar als dat niet lukt zal ik aan het eind van het consult kort opnoemen wat is blijven liggen en om een afspraak voor een vervolggesprek vragen.
evaluatie van proces Is doel goed gekozen? enz.	Ik heb dit proces nu een tijd gevolgd en zie dat ik mijn doelen wat te hoog gesteld heb. Ik wil weliswaar bereiken dat ik bespreek wat ik wil bespreken, maar merk ook dat ik altijd te veel wil bespreken, me snel onnodig veel zorgen maak. Ik wil daarom een nieuw doel stellen: ik wil bereiken dat de vragen rondom overmatige bezorgdheid die zich maar blijven herhalen met 75% verminderen. (Dit wordt onderwerp van een nieuwe regulatielus.)

Tabel 6-1 Zelfmanagementformulering 'communicatie met arts verbeteren'.

6-5-2 Hoe te coachen?

In eerdere hoofdstukken kwam al de vraag naar voren in welke mate men moet sturen in het leerproces. Een onderscheid dat we tegenkwamen is directief versus non-directief. Beide benaderingen hebben een plaats, zoals eerder gesteld. Het model van Hersey kan hier inzicht geven[47]. Hersey onderscheidt twee hoofddimensies bij coaching:
- taakgericht (structuur geven);
- relatiegericht (sociaal-emotionele steun geven).

Door deze twee dimensies met elkaar te combineren ontstaan er vier leiderschapsstijlen (figuur 6-6).

Coachingstijlen volgens Hersey
De coachingstijlen zijn als volgt kort te typeren[48]:

Telling: er wordt in één richting gecommuniceerd, van leider naar volger. Het accent ligt op de taak. De fysiotherapeut bepaalt de rollen en zegt wat er gedaan moet worden, wanneer, hoe en door wie. Voorbeeld: 'u moet de volgende oefeningen drie keer per dag uitvoeren. Kijk, zo moet u het doen!'

Selling: nog steeds heeft de fysiotherapeut de grootste inbreng. Maar nu wordt er ook een accent gelegd op sociaal-emotionele dimensie. Hij probeert de patiënt over te halen. Voorbeeld: de fysiotherapeut somt de vele voordelen op van ontspanningsoefeningen en/of sportieve activiteiten in het dagelijks leven. Om meer overtuigingskracht te krijgen sluit hij aan bij de behoeften die er (impliciet) leven bij de patiënt.

Figuur 6-6 Het coachingmodel van Hersey[47].

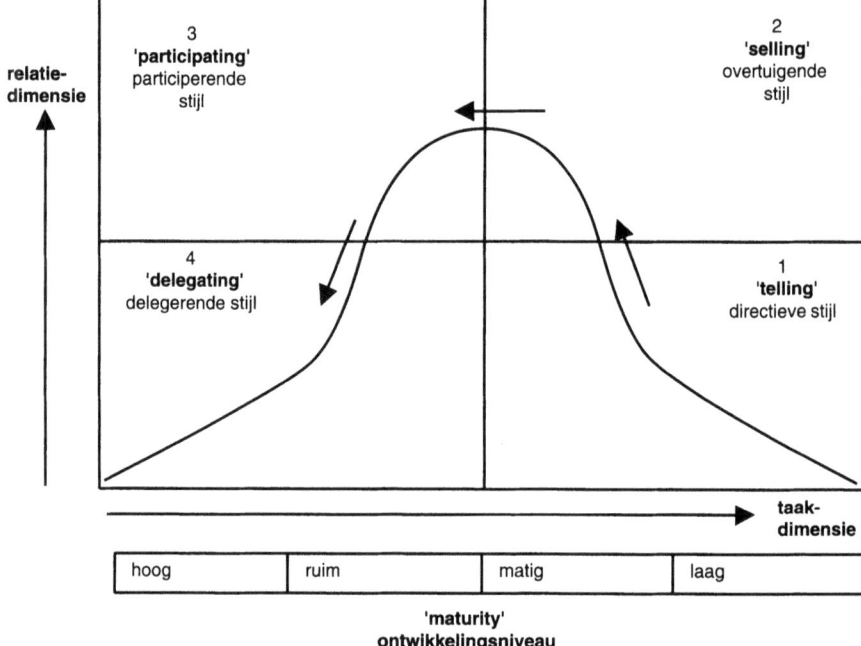

Participating: fysiotherapeut en patiënt zijn beiden actief betrokken bij het nemen van een beslissing. Er is communicatie in twee richtingen. Men wisselt ideeën, wensen, kennis, en oplossingen uit. De patiënt kan participeren omdat hij over voldoende vaardigheden en kennis beschikt. Voorbeeld: de fysiotherapeut stelt voor om *samen* te kijken wat nu precies het gezondheidsprobleem is en op welke wijzen het opgelost kan worden.

Delegating: de patiënt wordt vrijgelaten om binnen bepaalde kaders het probleem zelf op te lossen. Dit kan omdat hij de kennis en vaardigheden heeft, maar ook de motivatie bezit om zelfverantwoordelijk en zelfsturend te zijn. Voorbeeld: de fysiotherapeut vraagt niet meer naar problemen in het dagelijks functioneren van de patiënt. Hij spreekt met de patiënt af dat hij zelf moet aangeven wanneer zich iets voordoet waar hij wel hulp bij nodig heeft. De patiënt managet zichzelf: 'zelfmanagement'.

Het ontwikkelingsniveau van de patiënt
Rijpheid wordt in dit model gedefinieerd als relatieve onafhankelijkheid, het vermogen om verantwoordelijkheid te nemen, en de mate van prestatiemotivatie van een persoon.

Factoren als kennis, vaardigheden, ervaring, bereidheid verantwoording te dragen, zelfsturend te zijn en te willen presteren spelen hier dus een rol. Vaak wordt deze rijpheid beïnvloedt door scholingsniveau en door de hoeveelheid ervaring. Het gaat bij rijpheid om de psychologische leeftijd (volwassenheid) en niet om de chronologische leeftijd. De stijl van coaching past zich dus aan bij het ontwikkelingsniveau van de persoon. Het model sluit naadloos aan bij het in hoofdstuk vier besproken zelfdeterminatiemodel van motivatie waarin de patiënt wat motivatie betreft geplaatst kan worden op een schaal van extrinsiek gemotiveerd naar intrinsiek gemotiveerd[49]. Bovendien past hier het begrip 'constructieve frictie' van Vermunt. De coachingstijl moet de ontwikkeling prikkelen door net iets minder sturend te zijn dan het ontwikkelingsniveau van de patiënt.[50]

6-6 De impact van ziekteopvattingen bij zelfregulatie en zelfmanagement

Het is voldoende aangetoond dat mensen van hun klachten een ziekterepresentatie maken die impact heeft op hun omgang met en aanpassing aan de ziekte. Het common sense model van Leventhal laat zien dat stimuli (in het lichaam of vanuit de omgeving opgepakt) aanleiding kunnen geven tot het vormen van een representatie van het gevaar, in onze context een ziekterepresentatie. Deze bestaat, zoals we al zagen, uit vijf elementen, te weten: identiteit, tijdlijn, oorzaak, gevolgen en beïnvloedbaarheid. Dit beeld wordt zowel abstract in 'woorden' (digitaal) neergelegd als concreet in beelden, geuren, geluiden, sensaties enzovoort. Vanuit de representatie ontstaan actieplannen die, eenmaal uitgevoerd, beoordeeld worden op effectiviteit (appraisal). De uitkomst daarvan heeft weer invloed op de oorspronkelijke ziekterepresentatie of representatie van copingprocedures die bevestigd of bijgesteld moeten worden. In die zin is ook hier een elementaire zelfregulatielus te herkennen. Tegelijkertijd vindt een soortgelijk proces plaats via een emotionele route. In die zin kan men de bovenste route gelijkstellen aan probleemgerichte coping en de onderste route aan emotiegerichte coping (figuur 6-7). Uit het model blijkt ook dat ziektecognities de emoties van de patiënt beïnvloeden en emoties de ziektecognities van de patiënt[51].

Figuur 6-7 Het common sense model van Leventhal[51].

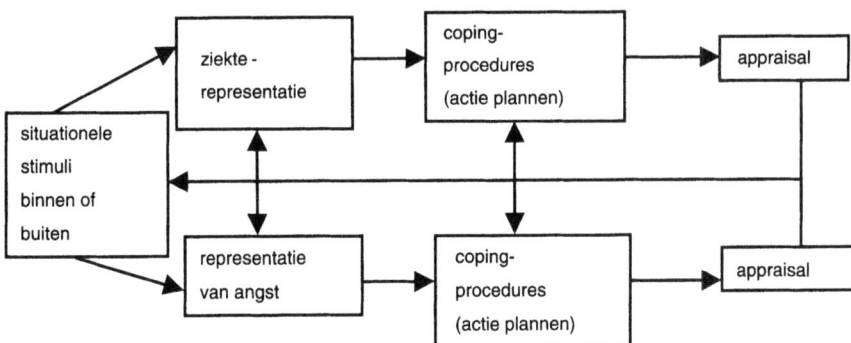

Hier volgt een aantal opvattingen van patiënten met verschillende aandoeningen en met een verschillend effect op de beleving van de ziekte, de ervaren beperkingen en de therapietrouw. De meeste voorbeelden die hier volgen komen uit het overzicht van Kaptein en collega's[52].

Als een patiënt zijn *astma* als een acute (kortstondige of tijdelijke) aandoening beschouwt maakt hij meer gebruik van verlichtende medicatie en minder van adequate medicatie. Als de patiënt astma als een chronische en controleerbare conditie beschouwt is dit juist geassocieerd met adequaat medicatiegebruik (tijdlijn). De accuraatheid van patiënts kennis over zijn astma (COPD, chronic obstructive pulmonary diseases) correleert positief met adaptief functioneren. Negatieve opvattingen over de behandeling en de consequenties van COPD correleert negatief met de wandelafstand (12-minutentest). Vaak is er een kennisgat op de vijf elementen van CSM bij *hersenletsel*. Dit kan dan een aangrijpingspunt zijn voor educatie. *Hartpatiënten* doen eerder mee aan hartrevalidatie als ze een hoge perceptie van controle hebben en de aandoening toeschrijven aan leefstijl. Beperkingen in activiteiten en participatie correleert bij *chronisch aspecifieke rugklachten* sterk met de ziekteopvatting dat de rug beschadigd is en verder beschadigd zal raken bij lichamelijke inspanning[53]. Patiënten met *posttraumatische dystrofie* (PD) en hun klachten meer dan nodig toeschrijven aan PD, ernstige gevolgen ervaren/verwachten van PD, een negatieve kijk hebben op het verloop van PD en menen dat genezing vooral afhankelijk is van anderen, hanteren doorgaans eerder emotiegerichte coping dan probleemgerichte coping. Bovendien rapporteren ze een lagere kwaliteit van leven dan patiënten met posttraumatische dystrofie die juist tegenovergestelde ziekteopvattingen hebben[54]. Probleemgerichte coping is doorgaans gunstiger voor chronisch zieken dan emotiegerichte coping, zoals passieve berusting of opgeven[55].

Medisch onverklaarde klachten zijn klachten waar men geen afdoende pathofysiologische verklaring voor kan vinden. Het betreft klachten als het chronische vermoeidheidssyndroom, fibromyalgie, spastische-darmsyndroom, spierspanningshoofdpijn, functionele pijn op de borst, hyperventilatiesyndroom, premenstrueel syndroom, enzovoort. De ziekteopvattingen spelen bij elke ziekte een rol in de beleving en aanpassing aan de ziekte, maar bij functionele syndromen is dit nog sterker het geval[56]. Mensen met functionele somatische klachten verschillen in ziekteopvattingen van mensen met medisch verklaarde klachten (tabel 6-2). Vooral de ziekte-identiteit ('ik heb een whiplash'), de bias van het zoeken van een biologische oorzaak van de symptomen ('ik heb een virus'), en de ernst van vermeende gevolgen ('ik kan niets meer aan, het komt nooit meer goed') correleren met beperkingen in activiteiten en participatieproblemen. De emotionele representaties in de vorm van ziekteangst spelen ook een belangrijke rol: men is bang voor de pijn, bang het erger te maken, bang letterlijk een 'flatus' te slaan. Het vermijdingsgedrag dat uit deze angst voortkomt ('fear avoidance') staat centraal bij functionele somatische syndromen en verergert het probleem juist[56].

6-7 Probleemoplossingsvaardigheden trainen

Het hier beschreven raamwerk richt zich op het bevorderen van het probleemoplossingsvermogen van de patiënt binnen een fysiotherapeutische setting. Gezien de moderne opvattingen over ziekte en gezondheid en de medeverantwoordelijkheid hierin van de patiënt als autonoom individu is dit thema gerechtvaardigd.

element	inhoud bij functionele somatische syndromen ten opzichte van medisch verklaarde klachten zoals RA en diabetes
ziekte-identiteit	Het label voor de klachten wordt laat gevonden of gegeven, maar geeft dan opluchting. De symmetrieregel zorgt dat na het labelen ook normale sensaties als symptoom geduid worden. Er is hypersensitiviteit voor sensaties en een geneigdheid de symptomen als somatisch te duiden in plaats van psychologisch.
oorzaak	Na het labelen zoekt men passende oorzaken. Er is een neiging tot biologische misattributies, vaak in de vorm van een vage/subtiele aanduiding als 'aantasting van het immuunsysteem of het zenuwstelsel'.
tijdlijn	De klachten worden als chronisch beleefd of als cyclisch. In het laatste geval meent men vaak dat herhaalde overbelasting (lichamelijk of psychisch) de oorzaak is van het cyclische verloop.
gevolgen	Men ervaart de symptomen als veel ernstiger dan de prestaties feitelijk laten zien (bijv. cognitieve stoornis), de gevolgen schat men ook in als meer beperkend en participatieproblemen opleverend: 'ik zou na overbelasting een week plat moeten...'
'cure/control'	Men heeft waarschijnlijk dezelfde controleverwachting, maar inhoudelijk veel extremer en meer rigide biologisch. Bovendien hebben deze patiënten ook echt onjuiste verwachtingen zoals activiteit (moeten) vermijden en rust nemen, en ze verwachten heil van een scala aan alternatieve middelen die aangeboden worden en aansluiten bij de vermeende ziekteoorzaak.

Tabel 6-2 De ziekterepresentatie bij functionele somatische syndromen[56].

Het raamwerk steunt volledig op het al eerder genoemde werk van D'Zurila en Nezu, de grondleggers van de Problem Solving Therapy[23], uit 1999. De methode ontstond begin jaren zeventig van de vorige eeuw. Net zoals de REBT is ook deze methode niet wezenlijk veranderd indien men hem vergelijkt met eerdere formuleringen[57]. Wat wel veranderd is is dat de effectiviteit ondertussen voor een breed scala van problemen en populaties is aangetoond en dat het aanvankelijke aspecifieke ontwerp nu inhoudelijk toegesneden wordt op specifieke populaties of (gezondheids)problemen. Als een dergelijke gedetailleerde inhoudelijke uitwerking ook plaats zou vinden voor verschillende gezondheidsproblemen in de fysiotherapie zou de professionaliteit van het fysiotherapeutisch handelen sterk bevorderd worden. Voor scholingsinstituten en ook de beroepsorganisaties ligt hier een taak.

De fysiotherapeut kan de hier beschreven methode wederom expliciet toepassen. Daarbij krijgt de patiënt een hand-out (bijvoorbeeld een samenvatting van dit hoofdstuk) en treedt de fysiotherapeut op als coach bij specifieke problemen van de patiënt. Het gedachtegoed is echter ook meer impliciet te hanteren: met deze methode in het achterhoofd kan de fysiotherapeut zijn benadering van en communicatie met de patiënt aanpassen. Door vragen te stellen in plaats van direct oplossingen te geven leert de patiënt hoe hij zijn problemen systematischer kan aanpakken. Het gaat om problemen die direct of indirect te maken hebben met zijn gezondheid of de gevolgen daarvan, en om alledaagse stressoren die als algemene herstelbelemmerende factor werken.

In het dagelijks leven worden we constant geconfronteerd met allerlei kleinere en grotere problemen. Dit geldt al voor gezonde mensen, dus zeker voor mensen met een gezondheidsprobleem. Deze alledaagse problemen kunnen een bron van stress vormen, en zo het lichamelijke en psychische welbevinden verminderen. Om deze dagelijkse problemen het hoofd te bieden zijn er zoals al gezegd twee groepen strategieën:
- proberen de negatieve emoties die daarbij ontstaan (irritatie, frustratie, angst en spanning) te verminderen;
- proberen het probleem zelf op te lossen.

Beide strategieën hebben een plaats in zelfregulatie. De eerste strategie is besproken in hoofdstuk 5; in dit hoofdstuk beperken we ons tot het bevorderen van probleemoplossingsvaardigheden.

6-7-1 Voordelen voor lichamelijk en psychisch welbevinden

Uit het uitgebreide literatuuroverzicht van D'Zurila en Nezu[23] blijkt dat mensen die slecht zijn in het oplossen van dagelijkse problemen meer stress en diverse psychische of lichamelijke klachten hebben, minder therapietrouw vertonen en zich slechter aan een gezondheidsprobleem aanpassen, maar ook slechter een partner die chronisch ziek is kunnen verzorgen waardoor het herstel van die partner vertraagd of belemmerd wordt[58]. Ook patiënten met chronische a-specifieke lage rugpijn kunnen baat hebben bij een multimodale aanpak waarin het bevorderen van de probleemoplossingsvaardigheden een plaats heeft[59; 60]. Chronisch zieken kan aangeleerd worden te *anticiperen* op problemen die hun gezondheidsprobleem met zich meebrengt, zodat de ontregelingen minder groot worden[61].

Afbakening van het speelveld
In de fysiotherapie beperken we ons hoofdzakelijk tot het omgaan met de gezondheidsproblematiek:
- problemen met lichamelijke functies zoals pijn, vermoeidheid, stijfheid (stoornissen);
- problemen met het uitvoeren van alledaagse activiteiten zoals traplopen, bukken, tillen, aankleden (beperkingen in activiteiten);
- problemen met sociale en maatschappelijke participatie zoals kennissen niet meer kunnen bezoeken en het oorspronkelijke beroep niet meer kunnen uitoefenen (participatie).

Ook *negatieve gevoelens* over het gezondheidsprobleem kunnen aandacht vragen.
Omdat ook *alledaagse problemen* die niet direct uit het gezondheidsprobleem voortkomen een algemene herstelbelemmerende factor kunnen vormen en de

buffer tegen stress bij chronisch zieken verminderd is vraagt dit ook aandacht van de fysiotherapeut[1]. De fysiotherapeut beperkt zich daarbij tot relatief kleine levensproblematiek[62]. Ernstiger levensproblematiek zoals scheiding, misbruik, geweld, alcoholproblemen en dergelijke kan de patiënt beter aan de huisarts voorleggen, zodat hij in samenspraak met deze naar een passende oplossing kan zoeken. Mogelijkheden zijn: toch zelfstandig verdergaan, een aantal gesprekken van de huisarts met de patiënt, of hulp inroepen van maatschappelijk werk, psycholoog of psychiater. Soms kan medicatie nodig zijn om de patiënt in lichamelijke en/of psychologische zin er weer bovenop te helpen.

6-7-2 Overzicht van de vijf taken bij probleem-oplossen

Aan probleem-oplossen zijn twee relatief onafhankelijke groepen processen te onderscheiden (tabel 6-3). De eerste groep heeft betrekking op de kijk die de patiënt doorgaans op problemen heeft. D'Zurila en Nezu noemen dit de *probleemoriëntatie*: ziet de patiënt problemen doorgaans als een uitdaging of als een bedreiging? Deze algemene probleemoriëntatie bepaalt of de patiënt het probleem positief benadert of negatief (het probleem uit de weg gaat).

De tweede groep processen bestaat uit het *feitelijke oplossen van het probleem*. Het gaat hier om de volgende vier taken
- probleem verhelderen;
- alternatieve oplossingen bedenken;
- beslissing nemen;
- oplossingen toepassen en op effect beoordelen.

De eerste drie taken verschillen wezenlijk van de laatste taak. Sommige patiënten zijn erg goed in het bedenken van oplossingen, maar slecht in het uitvoeren daarvan, of andersom.

De patiënt moet niet alleen kennis over de methode verwerven ('begrijpen') maar moet er ook vaardig in worden ('kunnen'). En dat betekent oefenen: expliciet via huiswerkopdrachten van de fysiotherapeut of impliciet via vragen voorleggen aan de patiënt en hem aanzetten tot zelf denken. Het spreekt voor zich dat de methode van D'Zurila en Nezu specifiek ingevuld moet worden voor het probleemgebied waarvoor de patiënt een oplossing zoekt: dieet, voeding, sport, CVA, astma, chronische pijn, slaapprobleem, stress, enzovoort.

De hersenen ontlasten
Om hem te helpen tijdens het probleem-oplossen kan de patiënt de raad krijgen bij alle stappen de 3V's te hanteren: Vereenvoudigen, Vastleggen en Verbeelden. *Vereenvoudigen* door concreet te blijven, het probleem in stukjes te hakken, en zich alleen te concentreren op relevante informatie. *Vastleggen* door dingen op te schrijven, schema's te maken en relaties te leggen. *Verbeelden* om beter te onthouden, vooruit te 'kijken' en in de verbeelding uit te proberen.

taak	deeltaken
1 positieve probleemoriëntatie	probleem signaleren
	probleem aan oorzaak toeschrijven
	ernst inschatten
	beïnvloedbaarheid waarnemen
	bereidheid tonen om tijd/inspanning te besteden
2 probleem verhelderen	relevante en feitelijke informatie verzamelen
	probleem begrijpen
	realistische probleemoplossingsdoelen stellen
	probleem heroverwegen
3 alternatieve oplossingen bedenken	principe van kwantiteit
	principe van oordeel uitstellen
	principe van variëteit
4 beslissingen nemen	anticiperen op uitkomsten van oplossingen
	oplossingsuitkomsten evalueren (beoordelen en vergelijken) van
	oplossingsplan maken
5 oplossingen toepassen en beoordelen op effect	uitvoeren van een oplossingsplan
	zelfobservaties
	zelfevaluaties
	zelfbekrachtiging
	fouten eruit halen en stappen horhalen

Tabel 6-3 Probleemoplossings(deel)taken.

6-8 Uitwerking van de probleemoplossingstaken

In het nu volgende worden de vijf probleemoplossingstaken stuk voor stuk uitgewerkt.

6-8-1 Een positieve probleemoriëntatie

De probleemoriëntatie is de grondhouding die de patiënt doorgaans ten opzichte van problemen heeft. Deze positieve of juist negatieve opstelling bepaalt in sterke mate de manier waarop hij met problemen omgaat en de emoties die hij daarbij beleeft. Een *positieve* of constructieve probleemoriëntatie geeft positieve emoties en toenaderingstendenties, verhoogt de kans op probleemoplossend gedrag, houdt de aandacht gericht op constructieve probleemoplossende activiteiten, maximaliseert inspanningen en doorzetten, en tolerantie voor frustratie en onzekerheid. Een *negatieve* probleemoriëntatie heeft een tegengesteld effect. De belangrijkste vijf probleemoriëntatievariabelen zijn:
- probleemsignalering;
- toeschrijving van probleem aan oorzaak;
- inschatting van de ernst van het probleem;

- waargenomen beïnvloedbaarheid van het probleem;
- bereidheid om tijd en inspanning te besteden aan het probleem.

Deze vijf elementen van de probleemoriëntatie vertonen veel gelijkenis met de vijf elementen van de ziekterepresentatie in het CSM-model van Leventhal, alleen gaat het nu om een probleemrepresentatie op een hoger of meer algemeen niveau.

Problemen signaleren
Problemen kunnen pas aangepakt worden als ze gesignaleerd worden. Patiënten met een positieve probleemoriëntatie kunnen en durven problemen tegemoet te zien waardoor ze niet uitgroeien. Patiënten kunnen leren rottige gevoelens of disfunctionele gedragingen te gaan zien als een signaal voor een probleem, om zich vervolgens met het probleem bezig te gaan houden in plaats van met het gevoel. Als de patiënt de neiging heeft tot impulsief reageren op problemen kan hij zich aanleren een stap op de plaats te maken door inwendig uit te spreken 'stop-en-denk!'. Hij kan een probleemchecklist nalopen om te kijken wat er mogelijk speelt (tabel 6-4).

lichamelijke klachten of symptomen?	ervaring met discriminatie of achterstelling?
psychische klachten of symptomen (verdriet, angst, depressie)?	financiële problemen?
	problemen met hulpmiddelen?
problemen met het uitvoeren en aannemen van dagelijkse bewegingen en houdingen (traplopen, hurken, zitten)?	probleem met artsen of hulpverleners?
	problemen met instanties?
	problemen met medicatie?
problemen met rol thuis?	problemen met leefregime (oefeningen, dieet)?
problemen met huishouden of verzorging?	slaapproblemen?
problemen met rol op het werk?	seksuele problemen?
problemen met werkuitvoering?	gebrek aan steun?
problemen met rol in de maatschappij?	problemen met mantelzorgers?
problemen met toegankelijkheid van de maatschappij?	problemen met sociale contacten?
vervoersproblemen?	

Tabel 6-4 Probleemchecklist chronische gezondheidsproblematiek.

Toeschrijving van het probleem aan de oorzaak
Een positieve of constructieve probleemattributie is (een deel van) de oorzaak (terecht) toeschrijven aan *veranderbare* omgevings- of persoonlijksfactoren en niet aan onveranderlijke[30]. Men ziet problemen als normaal en onvermijdbaar in het leven. Er is hoop[63]. Een patiënt met een dergelijke probleemattributie is geneigd problemen met open vizier tegemoet te treden.

Inschatting van de ernst van het probleem
Ziet de patiënt problemen doorgaans als een uitdaging of als een dreiging? Dit is een elementair onderscheid dat de coping sterk beïnvloedt[64]. Problemen als uitda-

ging zien verhoogt de stressbestendigheid[65]. Iemand met een positieve probleemoriëntatie weet uit ervaring dat hij door problemen kan groeien. Daar is ook in wetenschappelijke zin evidentie voor[66; 67; 68].

Waargenomen beïnvloedbaarheid van het probleem
Het gaat hier om de opvatting dat problemen doorgaans oplosbaar zijn en dat de oplossingen ook te bedenken en te realiseren zijn en dat er anders in ieder geval met het probleem te leven valt. We zien dat optimisme, hoop en persoonlijke effectiviteitsverwachting hierbij centraal staan[33; 63; 69]. Een zekere mate van positieve illusie is hier gunstig, ook al is dat ten aanzien van het gezondheidsprobleem niet geheel reëel[70]. Te ver hierin doorschieten is natuurlijk wel disfunctioneel[71].

Bereidheid om tijd en inspanning te besteden aan het probleem
Het betreft hier de accurate inschatting van de tijd en inspanning die nodig zijn om het probleem op te lossen en bovendien om de bereidheid deze tijd en inspanningen te leveren.

6-8-2 Probleem verhelderen

Een probleem helder voor ogen hebben vergemakkelijkt het bedenken van oplossingen, het nemen van beslissingen en het evalueren van het effect: een goed beschreven probleem is half opgelost. Voor deze probleemverheldering zijn vier acties nodig:
- relevante en feitelijke informatie verzamelen;
- het probleem begrijpen;
- realistische (probleemoplossings)doelen stellen;
- het probleem heroverwegen.

Relevante en feitelijke informatie verzamelen
De patiënt moet zorgen dat hij het probleem helder, eenvoudig en objectief kan beschrijven zonder subjectieve invulling of vertekening door denkfouten. Het gaat hier om het beschrijven van de activerende gebeurtenis in termen van REBT. De cameracontrole kan hier weer als toets voor objectiviteit gehanteerd worden. Ook wat hij zelf of anderen van de situatie vindt moet de patiënt proberen te objectiveren. In REBT heet dit de evaluatieve cognities.

Om het probleem te beschrijven heeft de patiënt antwoord nodig op de volgende zes vragen ('de 6 W's'):
1 Wie is er bij betrokken?
2 Wat gebeurde er (niet)?
3 Waar gebeurde het?
4 Wanneer gebeurde het?
5 Waarom gebeurde het? (de – vermoedelijke – oorzaken)
6 Wat is je reactie geweest? (in denken, voelen en doen)

Gebruik van mentale simulatie (Verbeelding)
In verbeelding de probleemsituatie nog eens doorlopen kan het vinden van ant-

woorden op de 6W's enorm bevorderen[72]. De patiënt kan zich verbeelden dat hij weer in de situatie verkeert en zich afvragen wat hij denkt, voelt of doet. De objectiviteit wordt vergroot als hij meer afstand neemt tot dat beeld[73]. Dat kan door zich te verbeelden dat hij een waarnemer is die naar zichzelf kijkt in een film of op televisie. Vanuit die waarnemerspositie kan hij zich dan afvragen wat hij zelf of anderen denkt, voelt of doet. Een andere strategie is dat de patiënt zich verbeeldt dat hij een journalist is of een detective. Ook toekomstige problemen kunnen zo ontdekt en objectief beschreven worden[74; 61].

Het probleem begrijpen
Het moet helder worden wat ongewenst is in de huidige toestand, wat de gewenste toestand is en wat maakt dat het probleem een probleem is (obstakels). De gewenste veranderingen kunnen in de omgeving liggen of in de patiënt zelf:

ongewenste huidige toestand →	gewenste huidige toestand →	obstakels
Ik voel me bijna altijd moe	Ik wil me vaker vitaal en energiek voelen	Ik ben te moe om er iets tegen te doen
Ik heb constant pijn	Ik wil vaker pijnvrij zijn	Ik weet niet hoe ik dat moet bereiken
Ik voel me vaak gespannen	Ik wil me vaker kalm, rustig en helder voelen	Ik geloof niet dat dat me ooit lukt. Het is mijn aard
Een paar keer per week word ik kortademig en raak ik in paniek	Ik wil vaker en langer prettig ongemerkt kunnen doorademen en bij ademproblemen kalm blijven	Ik weet wel hoe dat moet, maar ik kom niet aan oefenen toe

Realistische oplossingsdoelen stellen
Doelen geven richting aan het bedenken van alternatieve oplossingen en vormen de meetlat waartegen het effect van de oplossingen wordt beoordeeld. De doelen kunnen weer liggen bij het verminderen van het probleem zelf ('ik wil mijn lichamelijke conditie verbeteren' of 'ik wil ander werk') of van de bijkomende emoties ('ik wil me ondanks mijn lichamelijke functiebeperkingen toch doorgaans opgewekt voelen en doen wat ik belangrijk vind'). Beide zijn doorgaans nodig. De doelen moeten *specifiek en concreet* beschreven worden, ze moeten *realistisch en haalbaar* zijn, en geformuleerd worden in *'wat'- en 'hoe'-vragen*. (Zie hoofdstuk 4 voor meer informatie over doelen.)

Het juiste probleem aanpakken
De patiënt moet aangespoord worden zich af te vragen waarom dit probleem een probleem is: 'Waarom wil ik van mijn pijn af?'. Antwoord: 'Zodat ik weer onder mensen kan komen'. Daardoor kan hij er achter komen dat pijn weliswaar een probleem is, maar dat de verminderde sociale contacten misschien een breder en meer

wezenlijk probleem voor hem vormen. Door nu de verminderde sociale contacten in de probleembeschrijving centraal te stellen komen er andere oplossingen in zicht.

te beperkte probleemdefinitie.... waarom? →	*verbrede probleemdefinitie*
Iemand met een drukke baan richt zich op het volgende probleem: 'hoe kan ik de tijd vinden om elke dag vijf kilometer te joggen?'	'Hoe kan ik mijn fysieke conditie verbeteren?'
Iemand vraagt zich af hoe hij na zijn pensioen nog zinvol zijn talenten kan inzetten op zijn werk	'Hoe kan ik mijn talenten nog zinvol inzetten?'
Iemand met pijn stelt zich de vraag hoe hij de pijn kan verminderen	'Hoe kan ik mijn leven aantrekkelijker maken?'
Een chronisch zieke vraagt zich af hoe hij zijn probleem met zelfstandig vervoer kan overwinnen	Bij nader onderzoek gaat het feitelijk om: 'hoe kan ik zelfstandig mijn externe zaken regelen (boodschappen, de arts, de gemeente enzovoort bezoeken) en mijn sociale contacten onderhouden?'
Een hyperventilatiepatiënt wil van zijn nare lichamelijke gevoelens af omdat ze hem bang maken en belemmeren in zijn functioneren	'Hoe kan ik me prettiger voelen en beter functioneren ook al heb ik paniekgevoelens?'

Omgaan met complexe problemen

Het voorgaande ging over het verbreden van de probleemdefinitie. Soms moet een complex- en breed probleem echter eerst in kleine deelproblemen worden uitgesplitst.

complexe (brede) probleemdefinitie	*opgedeeld in hanteerbare subproblemen*
Hoe kan ik mijn chronische ziekte dragelijker maken?	Hoe kan ik mijn sociale contacten in kwantiteit maar vooral ook in kwaliteit verhogen?
	Hoe kan ik me ertoe zetten meer tijd te gaan besteden aan interessante boeiende dingen (musea, lezen, muziek)?
	Hoe kan ik meer maatschappelijk betrokken raken?
	Welke sport vind ik leuk en is fysiek op te brengen?
	Hoe kan ik zorgen dat ik niet oververmoeid raak?
	Hoe kan ik zorgen dat de pijn binnen acceptabele grenzen blijft?
	Hoe kan ik zorgen dat ik mijn oefeningen en medicatieregime trouw blijf uitvoeren?
	Hoe kan ik zorgen dat mijn stemming niet te veel naar beneden gaat?
	Hoe kan ik zorgen dat mijn contacten met anderen fris blijven?
	Hoe kan ik zorgen dat ik goede, betrouwbare, vriendelijke hulpverleners om me heen verzamel?

Dus als de patiënt zich aanvankelijk op een (te) specifiek probleem richt kan hij zich aanleren met 'waarom-vragen' op een meer centraal probleem te komen. Als dit centrale probleem te complex blijkt kan dit weer uitgesplitst worden in specifieke behapbare deelproblemen.

Heroverwegen van het belang van het probleem
Mogelijk is door deze probleemverheldering het probleem minder bedreigend geworden omdat nu de onbekendheid, de vaagheid ervan af is. De patiënt moet nu opnieuw afwegen of het nog de moeite loont het probleem op te lossen (korte- en langetermijnkosten en -baten voor hemzelf en anderen tegen elkaar afwegen): wat staat op het spel? Een positieve probleemoriëntatie is hier weer van belang.

6-8-3 Alternatieve oplossingen bedenken

Brainstormen
Gewoonten en *conventies* ('zo hoort het') ondermijnen de creativiteit. Ze voelen vaak 'goed' terwijl nieuwe oplossingen of ongewone oplossingen nog 'vreemd' aanvoelen. Om 'gewoonten en conventies' te vermijden moet de patiënt leren *drie basisprincipes* van het brainstormen toe te passen bij het bedenken van alternatieve oplossingen:
1. kwantiteit;
2. beoordeling uitstellen;
3. variëteit.

Kwantiteit
De patiënt wordt aangemoedigd zo veel mogelijk (wilde) ideeën voor eventuele oplossingen te bedenken zodat door de hoeveelheid de kans vergroot wordt dat er een goede oplossing tussen zit. Bij stagnatie gewoon even pauzeren en nog eens proberen.

Beoordeling uitstellen
Op de kwaliteit wordt nog niet gelet omdat zo'n 'beoordeling' het creatieve voor de vuist weg associëren belemmert. Oordelen over de geopperde oplossingen vindt daarom pas plaats in de afwegings- en beslissingsfase.

Variëteit
Aan de hand van de eerste lijst oplossingen wordt de patiënt aangemoedigd de variëteit in oplossingen te verhogen. Hij kan daartoe de oplossingen die hij gegenereerd heeft in categorieën gaan ordenen en kijken welke categorie aangevuld kan worden met extra oplossingen. Bovendien kan hij proberen nieuwe categorieën oplossingen te bedenken. Wellicht kunnen ook bepaalde categorieën oplossingen gecombineerd worden tot nieuwe oplossingen.

Aanvullende opmerkingen
De patiënt wordt aangemoedigd oplossings*strategieën* die tamelijk vaag of breed geformuleerd zijn uit te werken in meer specifieke oplossings*tactieken*. Dat kan door het stellen van de vraag: 'hoe dan?'. Een gedetailleerde uitwerking volgt in de beslissingsfase.

De patiënt moet leren eerst zelf oplossingen te bedenken. Pas als hij niets (meer) kan bedenken kan hij anderen om advies vragen (expert, boek, het internet, enzovoort). Door daarbij goed naar de voor en nadelen te vragen verkrijgt de patiënt informatie om zelf de keuze te maken voor een bepaalde oplossing.

6-8-4 Beslissing nemen

Bij deze taak worden de bedachte oplossingen onderling vergeleken en wordt een selectie van de beste gemaakt, om ze vervolgens in een oplossingsplan op te nemen:
- anticiperen op uitkomsten van oplossingen;
- oplossingsuitkomsten evalueren (beoordelen en vergelijken);
- een oplossingsplan maken.

Anticiperen op uitkomsten van oplossingen
Het beslissingsproces wordt vergemakkelijkt door eerst de oplossingen die te veel kosten, of risico's meebrengen, of niet haalbaar zijn te schrappen. Daarna kan per oplossing opgeschreven worden wat de verwachte voor- en nadelen zullen zijn, op lange en korte termijn, persoonlijk of voor anderen. Daarbij kan een checklist gebruikt worden en de verbeelding kan als steun worden ingezet.

Checklist domeinen waar de voor- en nadelen kunnen plaatsvinden.

persoonlijke effecten	sociale effecten
probleem opgelost	persoonlijk en/of sociaal welzijn van anderen
emotioneel welzijn	rechten van anderen
tijd en inspanningen	interpersoonlijke relatio
fysiek welzijn	persoonlijke en/of sociale prestatie-evaluatie
psychologisch welzijn (zelfwaarde, zelfvertrouwen)	(reputatie, status, prestige)
economisch welzijn (werkzekerheid)	
zelfgroei (kennis, prestaties)	
andere persoonlijke doelen, waarden, en betrokkenheid	

Oplossingsuitkomsten evalueren/beoordelen
De patiënt moet voor zichzelf bepalen waarop en hoe hij de oplossing gaat beoordelen. Dit kan in één algemeen oordeel gebeuren dat alle gevolgen van één oplossing bij elkaar neemt, maar kan ook gesplitst worden in bijvoorbeeld vier voor hem belangrijke criteria.
- probleem opgelost? (hoe waarschijnlijk is het dat de oplossing het probleem oplost?)
- emotioneel welzijn (hoe goed/slecht zal ik me gaan voelen?)
- fysiek functioneren (kan ik bereiken wat ik wil bereiken?)
- tijd/inspanning (hoeveel tijd en inspanningen zal het vragen?)

Deze criteria kan de patiënt eventueel ook nog in gewicht verschillend laten meewegen (1-3x).

Hij kan de oplossingen eenvoudig beoordelen in termen van + = bevredigend en − = onbevredigend, of meer uitgesplitst in de termen slecht, redelijk, goed en zeer goed. Deze procedures zijn doorgaans voldoende.

Bij zeer belangrijke problemen met grote gevolgen is een nog fijner onderscheid tussen de oplossingsalternatieven nodig, bijvoorbeeld op een tienpuntsschaal die loopt van extreem onbevredigend (−5) tot extreem bevredigend (+5).

Na het beoordelen van de verschillende oplossingen en gevolgen kan men indien nodig de gemiddelden berekenen en kijken welke oplossingen het hoogst scoren. Ook kan de patiënt een minimumscore bedenken waaronder oplossingen afvallen.

In tabel 6-5 staan een eenvoudige uitwerking en een complexe uitwerking voor dezelfde groep oplossingen voor een probleem. In dit geval betreft het een chronisch zieke met een slaapprobleem[75]. Kanttekening bij deze methode is dat gedetailleerd en bewust een rationele keuze maken niet altijd leidt tot de beste oplossing. In hoofdstuk 4 zagen we dat soms een meer globale intuïtieve manier van kiezen beter werkt: 'die oplossing voelt goed voor mij'[76].

eenvoudig oordeel	alternatieve oplossingen voor 'beter slapen'	complex oordeel (A)	(B)	(C)	berekend totaal
+	alleen naar bed gaan als ik slaperig ben	+1	+1	+1	+3
+	niet werken, lezen of tv kijken in bed, alleen slapen en seks	+2	−2	+1	+1
−	elke ochtend op dezelfde tijd opstaan, hoe weinig ik ook geslapen heb	+3	−2	−1	0
−	geen koffie vlak voor bedtijd	+1	−2	−1	−2
−	niet roken vlak voor bedtijd	+3	−2	−1	0
+	negatieve opvattingen over slaapprobleem relativeren: niet catastroferen	+2	+3	−2	+3
−	meer bewegen overdag	0	−1	−2	−3

Tabel 6-5 Beoordeling op basis van een eenvoudige afweging (links) en een complexe afweging (rechts) op de criteria (A) probleem opgelost?, (B) emotioneel welzijn, en (C) tijd en inspanning.

Oplossingsplan maken

Voordat een oplossingplan uitgewerkt wordt moet de patiënt zich eerst afvragen of het zinvol is om door te gaan: is het probleem oplosbaar? Heb ik eerst nog meer informatie nodig voor ik kan beslissen? Welke oplossing of combinatie van oplossingen kies ik?

Soms is een *eenvoudig plan* bestaande uit één oplossing voldoende. Soms zijn *complexere plannen* nodig bestaande uit meerdere oplossingen die parallel of als een keten aan elkaar geschakeld worden. De keten kan beslispunten bevatten in de vorm van 'als…dan'-overwegingen.

Als de patiënt het grove raamwerk van het oplossingsplan klaar heeft kan hij de details gaan vastleggen door zich af te vragen *wanneer, waar en hoe* hij het plan zal uitvoeren. Dit worden 'implementation intentions' genoemd[25]. Daardoor is de kans veel groter dat het voornemen ook uitgevoerd wordt. Door deze koppeling van acties aan situationele kenmerken kunnen deze kenmerken als ze zich voordoen helpen om min of meer automatisch het voornemen in gang te zetten.

Mentale *verbeelding* helpt ook in deze fase. Door de uitvoering van de oplossing in de verbeelding uit te spelen verhoogt men de kans op daadwerkelijke uitvoering. Daarbij is dromen over de gewenste uitkomst minder effectief dan gedetailleerd verbeelden van de weg ernaartoe[72]. De patiënt kan zich bijvoorbeeld verbeelden dat hij zijn trainingspak aantrekt en zichzelf ziet lopen langs het kanaal. Of hij kan zich verbeelden hoe hij de ongunstige ergonomische situatie van zijn werkplek met zijn baas bespreekt: hoe hij een afspraak maakt, zich voorbereidt op het gesprek enzovoort. Of de patiënt kan zich in details het actieplan verbeelden: hoe hij concreet om zal gaan met een astma-aanval.

6-8-5 Oplossing toepassen en beoordelen op effect

Tot nu toe is de oplossing alleen in gedachten of als spel uitgewerkt, maar nog niet in de werkelijkheid uitgeprobeerd. Er zijn vijf componenten in dit proces: een oplossingsplan uitvoeren, zelfobservaties, zelfevaluaties, zelfbeloning, en eventueel fouten oplossen en opnieuw beginnen. Feitelijk is dit een variant van het zelfregulatiemodel van Carver en Scheier dat aan het begin van dit hoofdstuk besproken werd:
- oplossingsplan uitvoeren;
- zelfobservaties;
- zelfevaluatie;
- zelfbekrachtiging;
- fouten eruit halen en stappen herhalen.

In deze paragraaf wordt daarom alleen zelfobservatie of zelfmonitoring verder uitgewerkt.

Zelfobservaties
Als men een oplossingsplan uitvoert moet een aantal keuzen gemaakt worden ten aanzien van het zelf monitoren van de vorderingen: inhoud, dimensies, de verzamelmethode en de wijze van vastleggen[77]. De *inhoud* van het gedrag dat geobserveerd gaat worden hangt natuurlijk af van het probleem dat de patiënt toont en moet zeer specifiek en precies gedefinieerd worden. De *dimensie in het kwantificeren* van het gedrag bestaat doorgaans uit:
- *frequentietellingen*; deze zijn gemakkelijk te leren en zijn zinvol bij gedrag met lage tot medium frequentie met een duidelijk begin en eind: 'hoe vaak heeft de patiënt de oefening uitgevoerd?'
- *duur*; duur speelt als dit aspect belangrijker is dan frequentie: 'hoe lang kan de patiënt een trager en meer volledig adempatroon in lig volhouden?'
- *intensiteit*; 'hoe groot waren de ervaren beperkingen, hoe sterk de ziekteopvattingen?'

De *verzamelmethode* moet bepaald worden. Hoeft de patiënt alleen het optreden van het doelgedrag aan het eind van de dag op te tekenen, eventueel aangevuld met vragen over denken, voelen, doen en omstandigheden? Of moet hij dit elk uur doen gedurende vijf minuten, of moet de patiënt het doelgedrag optekenen als hij een signaal krijgt, uit palmtop, horloge, via beeper of wat dan ook? Het *vastleggen* kan eenvoudig en doeltreffend gebeuren met potlood en papier, bijvoorbeeld op een klein kartonnen kaartje voor frequentietellingen of wat uitgebreider in een logboek (figuur 6-8).

Figuur 6-8 Logboek lichamelijke training[78].

Naam: _____

Datum van start van de behandeling: _____

Minimaal doel is toewerken naar 20-30 minuten sportieve inspanning per dag.

Noteer het aantal minuten dat je per dag wandelt, fietst of zwemt in de weekkolom. Noteer alleen de oefentijd en niet bijvoorbeeld het winkelen.

Dag	start	2	3	4	5	6	7	8	9	10	11	12	13
Maandag													
Dinsdag													
Woensdag													
Donderdag													
Vrijdag													
Zaterdag													
Zondag													
Totaal													

Week

Nog een slag uitgebreider wordt het als de patiënt aan de hand van vragen of onderwerpen zijn reactie in denken, voelen en/of doen beschrijft, en bijvoorbeeld relevante omgevingsomstandigheden. De patronen die patiënt en fysiotherapeut daarin kunnen ontdekken laten het formuleren van mogelijke oorzaak- en gevolgrelaties toe, maar zijn moeilijk te kwantificeren. Een andere mogelijkheid is dat men een soort checklist inbouwt waarop men kan aankruisen. Het gebruik van apparatuur is ook mogelijk, bijvoorbeeld kleine tellertjes die men in kan drukken. Of de patiënt kan elke keer één muntje overhevelen van de ene zak naar de andere. Tijd opnemen kan met een stopwatch, bijvoorbeeld in het polshorloge. Met de palmtop kan meer: men kan er vragenlijsten in zetten, een signaal laten afgaan, automatisch tijd en datum optekenen. Tegenwoordig wordt er ook ambulant onderzoek gedaan naar bijvoorbeeld fysiologische variabelen (bloeddruk, hartfrequentie, en hypocapnie bij PD[11] enzovoort). Deze technieken zijn kwetsbaar en duur.

Zelfobservatie als onderzoeks- of als beïnvloedingsinstrument?
Zelfobservaties kan men doen uit overwegingen van onderzoek. Het gaat dan om de waarnemingsfunctie in de zelfregulatielus. Accuratesse is daarbij belangrijk. Zelfobservatie kan echter ook reactieve effecten hebben, in de zin dat door het observeren het ongewenste gedrag kan afnemen of het gewenste gedrag kan toenemen. In die zin maakt zelfobservatie deel uit van de correctieve actie in de zelfregulatielus. Uit de literatuur zijn de volgende gegevens bekend over factoren die de accuratesse van zelfobservatie bevorderen of juist de gedragsbeïnvloeding ondersteunen[79].

De *accuratesse* wordt sterk bevorderd als de patiënt weet dat de fysiotherapeut expliciet de opgetekende data controleert, bijvoorbeeld door één keer per week de data te bekijken of een progressietest af te nemen. Het optekenen van gedrag, het 'doen' uit de responsreeks 'denken, voelen en doen', is het meest accuraat. Ook trainen verhoogt de accuratesse, onder meer door goede voorbeelden te geven van het bedoelde observatiegedrag en oefenen in het optekenen. Therapietrouw ten aanzien van het optekenen wordt bevorderd door nadrukkelijk om commitment te vragen, complimenten te geven voor accuratesse, negatieve gevolgen van niet-optekenen te laten ervaren, en reminders over het belang van zelfobservatie op het datavel te schrijven. Waarschijnlijk worden instrumenten die in het dagelijks leven als storend worden ervaren minder accuraat gebruikt. Één doelgedraging observeren gebeurt meer accuraat dan twee, twee meer accuraat dan drie! Als men toch een tweede invoert, dan bij voorkeur geleidelijk. Positief gedrag wordt meer accuraat opgetekend dan negatief gedrag. Dat komt doordat geconfronteerd worden met negatief gedrag de zelfwaarde onder druk zet en zo vermijding uitlokt. De accuratesse wordt ook bevorderd door zo snel mogelijk na het optreden van het doelgedrag de aantekening te maken.

Het *gedragsbeïnvloedingseffect* van zelfobservatie treedt vooral op als de patiënt gemotiveerd is het doelgedrag te veranderen. Negatief gewaardeerd gedrag neigt door zelfobservatie tot afnemen, positief gedrag tot toenemen. Deze reactieve effecten zijn sterker als de patiënt elk verschijnen van het doelgedrag optekent dan wanneer hij maar om de drie keer hoeft op te tekenen. Het effect neemt af als de patiënt meer dan één respons moet optekenen. Het reactieve effect is groter als men de patiënt het gedrag laat optekenen vóórdat het doelgedrag optreedt. Dus vóór het snoepen of vóór het opsteken van een sigaret. Door heldere doelen, criteria, feedback in de vorm van grafieken en door beloning kan het reactieve effect toenemen.

Mogelijk hebben optekenmethoden die storend zijn in het dagelijks leven juist een groter beïnvloedingseffect.

6-9 Rol van emoties bij zelfregulatie of problem solving

In het CSM zit mooi zowel de cognitieve route om met de 'objectieve' gezondheidsdreiging om te gaan als de emotionele route om met de angstgevoelens om te gaan: probleemgerichte en emotiegerichte processen[24]. Beide spelen zowel op abstract als concreet niveau. De cognitieve en emotionele processen beïnvloeden elkaar over en weer. Ziekteopvattingen geven aanleiding tot angst, angst beïnvloedt de ziekteopvattingen[80] (zie figuur 6-7). Angst kan de zelfregulatie als volgt ondermijnen[80].

Angst zorgt er doorgaans voor dat men meer gefocust raakt op symptomen en er minder los van kan komen, waardoor piekeren versterkt wordt. Ook bepaalde sensaties, waaronder pijn, kunnen door angst versterkt worden. Angst maakt angstige herinneringen los, waardoor men nog banger wordt, ook met betrekking tot ziekte. Angst versterkt de concrete verwerking en zwakt de abstracte af. Daardoor hebben omgevings- en fysieke cues meer impact op angst en ongerustheid die niet gemakkelijk door abstracte, verbale geruststelling is te reduceren. Angst ondermijnt het rationele denken dat nodig is voor probleemgerichte coping[23]. Het versterkt de voorkeur voor kortetermijnoplossingen. Angst ondermijnt het volhouden omdat het 'hete' emotiesysteem gaat overheersen over het 'koele' cognitieve systeem[81]. Dit laatste kan men proberen te reduceren door meer 'koele' aspecten in de situatie te benadrukken: men kan de patiënt afleiden of op 'nuchtere' sensorische eigenschappen leren focussen in plaats op angstige belevingsaspecten.

6-10 Falende zelfregulatie

Het centrale element in zelfregulatie is het starten, stoppen of bijsturen van een proces. Vaak gaat het om hogere processen die lagere moeten overstemmen. Jezelf een halt toeroepen is daarbij essentieel. Vaak gaat het om een conflict tussen twee responsen. Dan is wilskracht nodig om de meest adaptieve toch door te laten gaan: een patiënt moet wilskracht opbrengen om het trainingsprogramma vol te houden en niet thuis te blijven als een vriend niet mee kan naar de training. Globaal zijn er twee groepen oorzaken voor het falen van zelfregulatie: onvoldoende zelfsturing en verkeerd gerichte zelfsturing[82].

Onvoldoende zelfsturing
Onvoldoende zelfsturing kan zich voordoen als de patiënt *conflicterende doelen* heeft: hij wil een betere conditie krijgen maar zich niet inspannen. Ook onvoldoende of *verkeerde zelfobservatie* ondermijnt de zelfsturing. Soms is er *onvoldoende wilskracht*. Wilskracht kan beperkt zijn vanuit aanleg maar ook uitputbaar door vermoeidheid, emoties, stress en ziekte[83]. Door *psychologische inertie* is het gedrag dat gestart is vaak moeilijk te stoppen. Voorkomen is daarom beter. Als men meent dat *één misstap* al

mislukking inhoudt ontstaat het 'what the hell'-effect en geeft de patiënt het op. *Verslappen van de aandacht* is een belangrijke oorzaak voor falende zelfsturing. Voorkomen in de verleiding te komen en de langetermijndoelen voor ogen houden is daarom belangrijk. Het falen van de zelfsturing neigt zich te versterken: *sneeuwbaleffect*. Door *berusting* laat men 'het stuur' uit de hand lopen. Men zou kunnen ingrijpen maar heeft er geen zin in, waarschijnlijk door een lage frustratietolerantie.

Verkeerd uitgevoerde zelfsturing
Verkeerd uitgevoerde zelfsturing kan zich voordoen door een gebrek aan kennis. De patiënt heeft wellicht onjuiste ideeën over zijn gezondheidsprobleem of over zichzelf, waardoor hij verkeerd gaat sturen: hij past toe wat ooit hielp bij een bepaald probleem op een ánder probleem, waar het echter niet bij past (*overgeneralisatie*): rust helpt bij acute maar niet bij chronische pijn. Of hij probeert iets te herstellen waar niets meer aan te doen valt, en zoekt geen oplossingen in de richting van compensatie. Men zegt ja tegen dingen die men niet aankan. De in onze cultuur geldende opvatting 'de aanhouder wint' kan adaptief maar ook destructief zijn: bijvoorbeeld als een te hoog gegrepen doel wordt nagestreefd, zoals volledig pijnvrij zijn. Mensen richten zich vaak (te sterk) op de huidige wens zich goed te voelen in plaats van de oorzaak van het zich níet goed voelen aan te pakken (een pilletje versus conditietraining).

6-11 Tot besluit

6-11-1 Nadelen van toewijzen van controle aan de patiënt en mismatch

Er is een aantal kanttekeningen te plaatsen bij het streven naar maximale zelfregulatie.

Niet iedere patiënt wil voor elk probleem in gelijke mate betrokken worden bij beslissingen rond behandeling. Bij lichamelijke klachten heeft men mogelijk de voorkeur voor een directieve benadering door de hulpverlener, bij psychologische (deel)problematiek meer een gedeelde, een 'participatie'benadering. Ouderen boven de 61 hebben doorgaans voorkeur voor een directieve benadering, evenals mensen uit lagere sociale milieus. De variatie is echter groot, dus het blijft maatwerk[84].

De patiënt kan te weinig copingbronnen hebben, en vrijheid of verantwoording in zelfsturing als te belastend ervaren. Dit is bij ernstig chronisch zieken het geval[85].

Er kan een mismatch ontstaan tussen de controlebehoefte van de patiënt en de regelmogelijkheden in de omgeving: de controlebehoefte kan groter, maar ook kleiner zijn dan de regelmogelijkheden die gegeven worden[71]! Beide soorten mismatch kunnen de zelfregulatie ondermijnen.

Vrijheid kan een tirannie worden. Doordat men te veel zaken moet gaan sturen, te veel moet beslissen, wordt er een enorm beslag gelegd op de verwerkingscapaciteit en wordt men feitelijk onvrij[86].

'On blaming the victim'
De redenering dat als iets voor een bepaalde patiënt mogelijk of wenselijk is (zoals adequaat zelfmanagement door de chronisch zieke), hij dit dan ook zou *moeten* uitvoeren (moetisme) is niet juist. Evenmin de redenering dat, als hij dat niet doet en

zo zijn 'lijden' vergroot en hulpverleners (en de maatschappij) ongemak bezorgd, hem dat dan zeer kwalijk te nemen is (waardeoordelen).

Natuurlijk zijn er 'supercopers' zoals Renoir die na het krijgen van ernstige reumatische pijnen en deformaties nog driehonderd schilderijen maakte[87]. Maar mensen verschillen enorm in copingpotentieel. Alleen al het hebben van pijn en ongemak roept gegeneraliseerd negatieve stemmingen en negatieve herinneringen op en maakt coping zo extra moeilijk[88]. En ego-bronnen zijn uitputbaar[89]. Enkele andere factoren die de zelfregulatie ondermijnen zijn vroegtijdige verstoring van de persoonlijke ontwikkeling[90], beperkte emotionele intelligentie om andere emoties te mobiliseren of de bestaande te reguleren[37; 80], beperkte intelligentie voor het oplossen van praktische problemen, of omdat het nu eenmaal een kenmerk van mensen is naast rationeel ook irrationeel te denken en zich irrationeel te gedragen[91; 92]. Met het verheerlijken van zelfregulatie verheft men dit tot ideaalbeeld waar menig chronisch zieke niet aan kan voldoen. Teleurstelling, depressie en angst liggen dan op de loer[31].

6-11-2 Concrete invulling van zelfregulatieprogramma's in de fysiotherapie

Dit hoofdstuk is algemeen van opzet, met korte meer ziektespecifieke voorbeelden. Dat betekent dat de fysiotherapeut hier geen uitgewerkt programma vindt voor bijvoorbeeld patiënten met artrose, chronische aspecifieke rugpijn, COPD, neurologische problematiek enzovoort. Aan de hand van professionele kennis ondersteund door voorbeelden van programma's die al klaar zijn is een programma vrij gemakkelijk in elkaar zetten. Minimaal kan dat leiden tot een checklist waarop de relevante elementen ten aanzien van het specifieke gezondheidsprobleem per element uitgewerkt staan. Zo'n checklist zal zowel de fysiotherapeut als de patiënt tot steun zijn. De fysiotherapeut die zich serieus voorneemt de kennis uit dit hoofdstuk (en dit boek) in praktijk te brengen zal zeer gebaat zijn bij een toepassing van de beschreven zelfregulatieprincipes op zichzelf.

Aandachtspunten voor zelfmanagement van astma[93]

De patiënt moet[93]:
accepteren dat astma een chronische maar behandelbare aandoening is;
accuraat astma en zijn behandeling kunnen beschrijven;
actief participeren in het onder controle houden en managen van zijn astma;
factoren identificeren die zijn astma verslechteren;
strategieën kunnen beschrijven om herstelbelemmerende factoren te vermijden of te verminderen;
de signalen en symptomen kennen van verslechtering van astma*;
een vastgesteld geschreven behandelplan volgen;
correcte technieken gebruiken voor medicatie (inclusief inhalant);
adequate acties ondernemen om symptomen te voorkomen, en zo nodig te behandelen in verschillende situaties;
op adequate wijze gebruik maken van medische bronnen voor acute en chronische zorg;

> symptomen monitoren en objectieve criteria voor astmabeheersing;
> barrières identificeren van therapietrouw aan het behandelplan;
> specifieke problemen onderzoeken die een impact hebben op de individuele mate van ziek zijn.

> * Waarschuwingstekens voor astma-exacerbatie[93]
> toegenomen ademnood;
> nachtelijke astma;
> toegenomen gebruik van kort werkende sympathomimetica;
> toename in inspanningsgeïnduceerde astma;
> afname van piekstroomwaarde.

Literatuur

(1) Maes S, Leventhal H, de Rider DTD. Coping with chronic diseases, Handbook of coping. In: Zeidner M, Endler NS. New York, John Wiley, 1996, 221-51.

(2) Maas PJ van der. Epidemiologische en demografische trends, Chronisch zieken en gezondheidszorg. In: Van den Bos GAM, Danner SA, De Haan RJ, Schadé E. Baarn, Elsevier gezondheidszorg, 2000, 31-44.

(3) Heerkens, Y. F., Rijken, P. M., Dekker, J., Wams, H. A. W., and Oostendorp, R. A. B. Inventarisatie van paramedische zorg voor chronisch zieken. 1997. Amersfoort/Utrecht, NPi/NIVEL. Ref Type: Report.

(4) Pool A, Lambregts J. Verpleegkundige zorgverlening aan chronisch zieken. In: Pool A, Lambregts J, red. Utrecht, LEMMA, 1999, 87-106.

(5) Mast J. De gevolgen voor het dagelijks leven, Verpleegkundige zorgverlening aan chronisch zieken. In: Pool A, Lambregts J, red. Utrecht, LEMMA, 1999, 74-82.

(6) van Wijnen A. Volwaardig burgerschap, een haalbaar ideaal, Verpleegkundige zorgverlening aan chronisch zieken. In: Pool A, Lambregts J. Utrecht, LEMMA, 1999, 87-106.

(7) Bandura A. Social cognitive theory: An agentic perspective. Annual Review of psychology 2001; 52:1-26.

(8) Department of Health. The Expert Patient: a new approach to chronic disease management for the 21st century. London, Department of Health, 2001. Ref Type: Report.

(9) Lorig, K. and Holman, H. Self-management education: context, definition, and outcomes and mechanisms. Chronic Disease Self-Management Conference. 2000. Sydney: Australia. Ref Type: Report.

(10) Poppelaars CAM, Hengeveld MW, Kaptein AA. Psychische en psychiatrische problemen bij chronisch somatisch zieken: aanbevelingen voor toekomstig onderzoek en implicaties voor de zorgverlening. Nederlands Tijdschrift voor Geneeskunde 1996; 140:415-8.

(11) Garssen B, Buikhuisen M, Hornsveld H, Klaver C, van Dooren L. Amulatory measurement of transcutaneous Pco_2. Journal of Psychophysiology 1994; 8:231-40.

(12) Carver SC, Scheier MF. Control Theory: A useful conceptual framework for personality-social, clinical and health psychology. Psychological Bulletin 1982; 92:111-35.

(13) Carver CS, Scheier MF. Origins and function of positive and negative affect: A control-process view. Psychological Review 1990; 97:19-35.

(14) Scheier MF, Carver CS. Goals and confidence as self regulatory elements underlying health and illness behavior, The self-regulation of health and illness behavior. In: Cameron LD, Leventhal H. London, Routledge, 2003, 17-41.

(15) Creer TL, Holroyd KA. Self-management, Cambridge handbook of psychology, health and medicine. In: Baum A, Newman S, Weinman J, West R, McManus C. Cambridge, Cambridge University Press, 1997, 255-8.

(16) Ryan RM, Deci EL. On happiness and human potentials: A review of research on hedonic and eudaimonic well-being. Annual Review of psychology 2001; 52:141-66.

(17) Burken P van. Zelfregulatie en het gezondheidsadviesproces, Gezondheidspsychologie voor de fysiotherapeut. In: Burken P van, Swank J. Houten, Bohn Stafleu Van Loghum, 2000, 65-81.

(18) Ellis A. The basic clinical theory of Rational-Emotive Therapy, Handbook of Rational-Emotive Therapy. In: Ellis A, Grieger RM. New York, Springer, 1977, 3-34.

(19) Rothschild BH. RET and chronic pain, Innovations in Rational-Emotive Therapy. In: Dryden W, Hill L. London, Sage Publications, 1993, 91-115.

(20) Calabro LE. Living with disability: a rational approach. Journal of Rational-Emotive and Cognitive-Behavior Therapy 1990; 8:2.

(21) Dixhoorn JV. Körperwahrnehmung und Selbstregulation, Die zukunft der medizin. Neue wege der gesundheit? In: Kaiser G, Siegrist J, Rosenfeld E, Wetzel-Vandai K. Frankfurt, Campus Verlag, 1996, 209-24.

(22) Devins GM, Binik YM: Facilitating coping with chronic illness. Coping with chronic diseases, Handbook of coping. In: Zeidner M, Endler NS. New York, John Wiley, 1996, 640-96.

(23) D'Zurilla TJ, Nezu AM. Problem Solving Therapy: a social competence approach to clinical intervention, 2 Edition. New York, Springer Publishing Company, 1999.

(24) Leventhal H, Benyamini Y, Brownlee S, Diefenbach M, Leventhal EA, Patrick-Miller L, Robitaille C. Illness representations: theoretical foundations, Perceptions of health & illness. In: Keith J, Petrie KJ, Weinman JA. Amsterdam., Harwood academic publishers, 1997, 19-45.

(25) Gollwitzer PM. Implementation intentions: strong effects of simple plans. American Psychologist 1999; 54:493-503.

(26) Abraham C, Sheeran P, Johnston M. From health beliefs to selfregulation: theoretical advances in the psychology of action control. Psychology and health 1998; 13:569-91.

(27) Mischel W, Shoda Y. A cognitive-affective system theory of personality: reconceptualizing situations, dispositions, dynamics, and invariance in personality structure. Psychological Review 1995; 102:246-68.

(28) Contrada RJ, Elliot JC. Personality and self-regulation in health and disease: toward an integrative perspective, The self-regulation of health and illness behavior. In: Cameron LD, Leventhal H. London, Routledge, 2003, 66-94.

(29) Peterson C, Selgman MEP, Vaillant GE. Pessimistic explanatory style is a risk factor for physical illness: a thirty-five-year longitudinal study. Journal of Personality and Social Psychology 1988; 55:23-7.

(30) Peterson C. The future of optimism. American Psychologist 2000; 55:44-55.

(31) Higgins ET. Self-Discrepancy: A theory relating self and affect. Psychological Review 1987; 94:319-40.

(32) Bandura A. Health promotion from the perspective of social cognitive theory. Psychology and health 1998; 13:623-49.
(33) Carver CS, Scheier MF. Optimism, Handbook of positive psychology. In: Snyder CR, Lopez SJ. New York, Oxford University Press, 2002, 231-43.
(34) Watson D, Pennebaker JW. Health complaints, stress, and distress: exploring the central role of negative affectivity. Psychol.Rev. 1989; 96:234-54.
(35) Elliot AJ, Sheldon KM. Avoidance personal goals and the personality-illness relationship. Journal of Personality and Social Psychology 1998; 75:1282-99.
(36) Leary MR, Tchividjian L, Raxberger B. Self-presentation can be hazardous to your health: impression management and health risk. Health Psychology 1994; 13:461-70.
(37) Salovey P, Hsee CK, Mayer JD. Emotional intelligence and the self-regulation of affect, Handbook of mental control. In: Wegner WD, Pennebaker JW. Englewood Cliffs, NJ, Prentice-Hall, 1993, 258-77.
(38) Burgt M van der, Verhulst F. Doen en blijven doen: patiëntenvoorlichting in de paramedische praktijk, 2 Edition. Houten, Bohn Stafleu Van Loghum, 1998.
(39) Burken P van. Zelf-regulatie als centraal concept binnen de fysiotherapie. Issue 2002; 3:5-9.
(40) Barry CA, Bradley CP, Britten N, Stevenson FA, Barber N. Patients' unvoiced agendas in general practice consultations: qualitative study. BMJ 2000; 320:1246-50.
(41) Cegala D, Marinelli T, Post D. The effects of patient communication skills training on compliance. Arch Fam Med 2000; 6:57-64.
(42) Thompson SC, Nanni C, Schwankovsky L. Patient-oriented interventions to improve communication in a medical office visit. Health Psychol. 1990; 9:390-404.
(43) Horne R. Treatment perceptions and self-regulation, The self-regulation of health and illness behavior. In: Cameron LD, Leventhal H. London, Routledge, 2003, 138-53.
(44) Leydon GM, G.M.Boulton M, Jones A, Mossman J, McPherson K. Faith, hope, and charity: an in-depth interview study of cancer patients' information needs and information-seeking behavior. WJM 2000; 173:26-31.
(45) Thompson TL. Communication and dying: The end of the life-span, Life-span communication: normative processes. In: Nussbaum JF. Hillsdale, N.J., Lawrence Erlbaum, 1989, 339-59.
(46) Saylor C. Stigma, Chronic Illness. Impact and interventions. In: Lubkin IM. London, Jones and Barlett Publishers, 1995, 99-116.
(47) Hersey P, Blanchard KH. Life cycle theory of leadership. Training and Development Journal 1969;23(5), 26-34.
(48) Schermerhorn JR. Situational Leadership: conversation with Paul Hersey. 2001. Ohio University, Center for leadership studies.
(49) Ryan RM, Deci EL. Self-determination theory and the facilitation of intrinsic motivation, social development, and well-being. American Psychologist 2000; 55:68-78.
(50) Vermunt J, Lowyck J. Leeractiviteiten en procesgericht onderwijs, Onderwijskunde hoger onderwijs: handboek voor docenten. In: ten Dam G, van Hout H, Terlouw C, Willems J. Assen, Van Gorcum, 2000, 30-55.
(51) Leventhal H, Brissette I, Leventhal EA. The common-sense model of self-regulation of health and illness, The self-regulation of health and illness behavior. In: Cameron LD, Leventhal H. London, Routledge, 2003, 42-65.
(52) Kaptein AA, Scharloo M, Helder DI, Kleijn WC, van Korlaar IM, Woertman M. Representations of chronic illnesses, The self-regulation of health and illness behavior. In: Cameron LD, Leventhal H. London, Routledge, 2003, 97-118.

(53) Waddell G, Main CJ. Beliefs about back pain, The Back Pain revolution. In: Waddell G. London, Churchill Livingstone, 1998, 187-202.

(54) Hendriks HJM, Olffen Sv, Vingerhoets AJJM. De invloed van ziekteprecepties en coping op de kwaliteit van leven bij posttraumatische dystrofiepatiënten. Gedrag en Gezondheid 2000; 28:259-71.

(55) Livneh H. Psychosocial adaptation to cancer: the role of coping strategies. Journal of Rehabilitation 2000; 66(2), 40-49.

(56) Moss-Morris R, Wrapson W. Representational beliefs about functional somatic syndromes, The self-regulation of health and illness behavior. In: Cameron LD, Leventhal H. London, Routledge, 2003, 119-37.

(57) Goldfried MR, Goldfried AP. Cognitive change methods, Helping people change. In: Kanfer FH, Goldstein AP. New York, Pergamon Press, 1975, 89-116.

(58) Elliott TR, Shewchuk RM, Richards JS. Caregiver social problem-solving abilities and family member adjustment to recent-onset physical disability. Rehabilitation Psychology 1999; 104-23.

(59) Hout Avd, Kole-Snijders AMJ, Geurts S, Vlaeyen JWS. Probleemoplossings-Vaardigheidstraining bij a-specifieke lage rugklachten. Gedrag en Gezondheid 2001; 29:269-78.

(60) Hout AHCv, Kole-Snijders AMJ. Cognitieve behandelingen, Gedragsgeoriënteerde behandelingsstrategieën bij rugpijn. In: Vlaeyen JWS, Heuts PHTG. Houten, Bohn Stafleu Van Loghum, 2000, 83-103.

(61) Collard V, Schreurs K, de Rider DTD, van Elderen T. Het bevorderen van self-management door proactive coping: een kortdurende interventie voor patiënten met chronische aandoeningen. Gedrag en Gezondheid 2001; 29:188-96.

(62) Burken P van. De biologie van stress, Gezondheidspsychologie voor de fysiotherapeut. In: Burken P van, Swank J. Houten, Bohn Stafleu Van Loghum, 2000, 20-33.

(63) Snyder CR, Rand KL, Sigmon DR. Hope Theory: a member of the positive psychology family, Handbook of positive psychology. In: Snyder CR, Lopez SJ. New York, Oxford University Press, 2002, 257-76.

(64) Lazarus RS, Folkman S. Stress, appraisal, and coping. New York, Springer, 1984.

(65) Kobasa SCO, Maddi SR, Puccetti MC, Zola MA. Effectiveness of hardiness, exercise and social support as resources against illness. Journal of Psychosomatic Research 1985; 29:525-33.

(66) Dienstbier RA. Arousal and physiological toughness: implications for mental and physical health. Psychol.Rev. 1989; 96:84-100.

(67) Carver CS. Resilience and thriving: issues, models, and linkages. Journal of social issues 1998; 54:245-66.

(68) Elliott TR, Kurylo M, Rivera P. Positive growth following acquired physical disability, Handbook of positive psychology. In: Snyder CR, Lopez SJ. New York, Oxford University Press, 2002, 687-99.

(69) Bandura A: Self-Efficacy. Toward a unifying theory of behavior change. Psychological Review 1977; 84:191-215.

(70) Taylor SE, Kemeny ME, Reed GM, Bower JE, Gruenewald TL. Psychological resources, positive illusions, and health. American Psychologist 2000; 55:99-109.

(71) Shapiro DH, Schwartz CE, Astin JA. Controlling ourselves, controlling our world: psychology's role in understanding positive and negative consequences of seeking and gaining control. American Psychologist 1996; 51:1213-30.

(72) Taylor SE, Pham LB, Rivkin ID, Armor DA. Harnessing the imagination: mental simulatie, self-regulation, and coping. American Psychologist 1998; 53:429-39.

(73) Derks L, Hollander J. Essenties van NLP: Sleutels tot persoonlijke verandering. Utrecht, Servire, 1996.
(74) Aspinwall LG, Taylor SE. A stitch in time: self-regulation and proactive coping. Psychological Bulletin 1997; 121:417-36.
(75) Mimeault V, Morin CM. Self-help treatment for insomnia: bibliotherapy with and without professional guidance. Journal of Consulting and Clinical Psychology 1999; 67:511-9.
(76) Wilson TD, Schooler JW. Thinking too much: introspection can reduce the quality of preferences and decisions. Journal of Personality and Social Psychology 1991; 60:181-92.
(77) Foster SL, Laverty-Finch C, Gizzo DP, Osantowski J. Practical issues in self-observation. Psychological Assesment 1999; 11:426-38.
(78) Philips HC, Rachman S. The psychological management of chronic pain: a treatment manual, 2 Edition. New York, Springer Publishing Company, 1996.
(79) Korotisch WJ, Nelson-Gray RO. An overview of self-monitoring research in assesment and treatment. Psychological Assesment 1999; 11:415-25.
(80) Cameron LD. Anxiety, cognition, and responses to health threats, The self-regulation of health and illness behavior. In: Cameron LD, Leventhal H. London, Routledge, 2003, 157-83.
(81) Metcalfe J, Mischel W. A hot/cool-system analysis of delay of gratification: dynamics of willpower. Psychological Review 1999; 106:3-19.
(82) Baumeister RF, Heatherton TF, Tice DM. Losing control: how and why people fail at self-regulation. London, Academic Press, 1994.
(83) Baumeister RF, Bratslavsky E, Muraven M, Tice DM. Ego Depletion: is the active self a limited resource? Journal of Personality and Social Psychology 1998; 317-38.
(84) McKinstry B. Do patients wish to be involved in decision making in the consultation? A cross sectional survey with video vignettes. BMJ 2000; 321:867-71.
(85) Eitel P, Hatchett L, Friend R, Griffin KW, Wadhwa NK. Burden of selfcare in seriously ill patients: impact on adjustment. Health Psychology 1995; 14:457-63.
(86) Schwartz B. Self-Determination: The tyranny of freedom. American Psychologist 2000; 55:79-88.
(87) Boonen A, Rest J, Dequeker J, Linden S van der. How Renoir coped with rheumatoid arthritis. British Medical Journal 1997; 315:1704-8.
(88) Berkowitz L. On the formation and regulation of anger and aggression: A cognitive-neoassociationistic analysis. American Psychologist 1990; 45:494-503.
(89) Muraven M, Baumeister RF. Self-regulation and depletion of limited resources: does self-control resemble a muscle? Psychological Bulletin 2000; 126:247-59.
(90) Maunder RG, Hunter JJ. Attachment and Psychosomatic Medicine: Developmental Contributions to Stress and Disease. Psychosomatic Medicine 2001; 63:556-67.
(91) Ellis A. The biological basis of human irrationality. Journal of Individual Psychology 1976; 32:145-68.
92) Shafir E, LeBouf RA. Rationality. Annual Review of psychology 2002; 53:491-517.
(93) Lahdensuo A. Guided self management of asthma-how to do it. British Medical Journal 1999; 319:759-60.

Register

3V's 187
6W's 191

A/C-matrix 137
aandacht 72
aangenaamheid 6
aard van het bewijs 156
ABC-model 130, 142
absolutismen 145
abstractie, niveaus van 159
accurate empathie 69
actiefase 90
acting out 16
activerende gebeurtenis 130, 135
actuele situationele cognitie 148
adaptatie 65
afleiding 55
afweermechanismen 11
 –, rijpe 13
 –, neurotische 14
 –, onrijpe 16
angst 199
anticiperen op uitkomsten 194
ASE-model 88, 94, 176
aspiraties 65
attributietheorie 115
autonomie 100
autonoom versus gecontroleerd 102

beïnvloedingsinstrument 198
beroepsoverstijgende kennis 170
berusting 200

beschouwingen 130
 –, irrationele 143
 –, typen 143
beschrijvingen 144
beslissen 175
betekenis vinden 78
betekenisvolle bezigheden 68
betrekkingsblindheid 36
betrekkingsniveau 34
bevestiging 35
bewust versus onbewust 148
Big Five 4, 149
blaming the victim 200
blijdschap 67
brainstormen 193

cameracontrole (*camera check*) 136, 190
CAPS (cognitief/affectief persoonlijkheidssysteem) 2, 3, 9, 176
catastroferen 146
centraal belang 123
centraliteit 160
coachen
 –, relatiegericht 181
 –, taakgericht 181
coachingstijlen volgens Hersey 181
cognitief/affectief persoonlijkheidssysteem (CAPS) 2, 3, 9, 176
cognitief-emotieve dissonantie 162
cognitief-gedragsmatige benaderingen 129

cognitieve
- , dissonantietheorie 111
- , herstructurering 131
- , ziekterepresentatie 123
cold cognitions 144
common sense model 169, 183
common sense model of illness belief 138
communicatie
- , analoge 38
- , digitale 38
- , diskwalificeren van 33
- , interpunctie van 36
- , met hulpverleners 179
- , stoornissen in 32
- , verwerping van 33
communicatiedoel 88
competentie 100
complementaire interacties 39
congruentie 39
consciëntieusheid 7
constructieve frictie 93
contemplatie 81
coping 65
- , emotiegerichte 126
- , probleemgerichte 126
copinguitspraken 160
correctieve actie 176
cultuurconflict 11
cybernetisch model van zelfregulatie 171
cybernetisch procesmodel 169

dankbaarheid 81
deductieve interpretatie 152
denk-doe-patroon 67
denkfouten
- , in conclusies trekken 156
- , in informatie verzamelen 155
dimensie
- , concreet-metafoor 46
- , congruent-paradoxaal 45
- , direct-indirect 45
directief adviseur 170

directieve therapie 43
disputatiestijlen 158
- , doceerstijl 158
- , retorische 158
- , socratische 158
disputatiestrategieën 155
disputeren 131, 153
- , als onderzoek 152
- , empirisch 157
- , heuristisch 157
- , logisch 156
doelen 65
- , bovengeschikte 173
- , conflicten tussen 106
- , differentiatie tussen 106
- , functionele 98
- , ondergeschikte 173
- , proximale 72, 105
- , stellen van 171
doelspecificatie, niveau van 105

educatie 142
ego-bronnen 201
egosyntoon beleven 19
eigenwaarde 96, 101
emoties/gevoelens 108
- , gewenste 140
- , secundaire 141
- , verhelderen 134
emotiemanagement 171
emotieregulatie
- , antecedentgerichte 125
- , responsgerichte 125
emotieve technieken 160
emotioneel inzicht 153, 163
emotionele
- , *arousal* 77
- , consequenties 130
- , geremdheid 70
- , reacties 141
- , responstendentie 124
- , stabiliteit 7
empowerment theory 100

eudaimonische benadering 171
evaluaties 144
extraversie 6

filosofische verandering 143
flow 71
frequentietellingen 196
frustratietolerantie, lage 106, 146, 154

gedachteketens 152
gedachtelezen 137
gedragsmatige consequenties 130
gedragsmatige technieken 160
gedragsverandering 87
gelukkig zijn 63
generiek versus specifiek 146
geruststelling 41
geslachtsverschillen 66
gevoelsconflict 11
gewenste gedragingen 140
gewetensconflict 11
gewoonten 109
gezondheid 65
gezond-verstandoplossingen 41
goaltheorie van Locke 98
graded exposure 160
groeibevorderende factoren 80
groeien
    –, door tegenslag 79
    –, fysiek 79
    –, psychologisch 79

hechting 17
hedonistische benadering 171
hersenen ontlasten 187
herstelbevorderende factoren 61
homeostatisch proces 32
hoop 74
hot cognitions 145
humor 77
huwelijk 65

identity negotiation 96
implementation intentions 109, 195
impressiemanagement 97

in vivo desensitisatie 160
inductieve bewustwording 149
inductieve interpretatie 150
inference chaining 150
inhoudsniveau 34
inkomen 66
intellectualiseren 14
intellectueel inzicht 154, 162
intelligentie 66
    –, emotionele 178
    –, sociale 178
    –, somatische 178
    –, viscerale 178
intentieformatiefase 90
intentieverbinding 112
intentionaliteit 170
interne *locus of control* 177
interne zelfregulatie 81
interpretatieve gewoonten 148
interventiedoel 88
intrapsychische conflicten 10, 11
irrationeel denken 145
isoleren (van affect) 15

karakteristieke aanpassingen 3, 5
kernkwaliteiten 4

leeftijd 66
leergericht versus prestatiegericht 102
leerstijl
    –, betekenisgerichte 8
    –, ongerichte 8
    –, reproductiegerichte 8
    –, toepassingsgerichte 8
levensfilosofie 147
levensloop 63
levensposities 147
levenswijsheid 63
lichaamsbewustwording 116
logboek 197
loochening (ontkenning) 16

medisch model 61
medisch onverklaarde klachten 184

medisch/gedragsmatig management 171
meditatie 81
meer van hetzelfde 41
mentale
   –, herprogrammering 161
   –, representaties 10
   –, simulatie 51, 190
   –, verbeelding 196
metaforen 50, 51
minimaliseren 156
moetisme 146
motivatie
   –, extrinsieke 91
   –, interne 103
   –, intrinsieke 91, 92
motivational science 87
motivationele processen 87
motiveren 46
multiple goal perspective 104

negatief affect 177
negeren 36
nieuwsgierigheid 67
non-specifieke therapeutische factoren 45

objectiviteit, illusie van 114
onbewust 'willen' 108
onbewuste processen 10
onderdrukken (beheersen) 13
onderzoeksinstrument 198
ontwikkelingsniveau van patiënt 182
onvoorwaardelijke positieve gezindheid 69
oordelen 107
oorzaak analyseren 175
openstaan voor ervaringen 7
oplossingen, alternatieve 193
oplossingplan 195
oplossingsstrategieën 193
oplossingstactieken 193
oplossingsuitkomsten evalueren 194
optimisme 73, 177

overdracht 17, 97
   –, positieve 17
overdrijving 53
overgeneraliseren 156
overredingstechnieken 159

paradoxale benadering 53
paradoxen creëren 43
pathologisch spel 41
patiëntgecentreerd 140
personaliseren 156
persoonlijke effectiviteitsverwachting 75, 177
persoonlijke waarden 148
persoonlijkheid 64, 110
   –, afhankelijke 26
   –, antisociale 22
   –, borderline 23
   –, narcistische 25
   –, obsessieve/compulsieve 27
   –, ontwijkende 26
   –, paranoïde 20
   –, schizoïde 21
   –, schizotypische 22
   , theatrale 24
persoonlijkheidsprocessen 2
persoonlijkheidsstoornissen 19, 110
persoonlijkheidstrekken 2
pessimisten 73
pessimistische verklaringsstijl 177
pijn 51
positief etiketteren 48
positieve emoties 66
positieve formuleringen 50
positieve illusies 101
positieve psychologie 62
probleem
   –, begrijpen 191
   –, over het probleem 141
   –, verhelderen 190
probleemattributie 189
probleemchecklist 189
probleemdefinitie
   –, te beperkte 192

–, verbrede 192
probleemoplossen, vijf taken bij 187
probleemoplossingsvermogen 80
probleemoriëntatie 187
problem solving 175
    –, *therapy* 184
problemen
    –, alledaagse 186
    –, complexe 192
    –, signaleren 189
procesmotivatie 116
projectie 16
promotie- versus preventiefocus 104
psychodynamische benadering 9, 10
psycho-educatieve interventie 158
psychotherapie 62

rationele verbeeldingsoefeningen 154, 161
rationaliseren 15
rationaliteit 107
rationaliteitmodel 107
rationeel alternatief 157
rationeel denken 80, 145
rationele-zelfanalyseformulier 132, 133
realistische oplossingsdoelen 191
realiteitsconflict 11
REBT 129
reflectieverbinding 112
relatieconflict 11
relaxatie 68
religie 66
repressie 177
responsmodulerende factoren 124
responspreventie 161
rituelen 56
rollenspel 160
rolmanagement 171
rolwisseling 160
roos van Leary 34

schaamte-oefeningen 160
scholing 65
secundaire ziektewinst 43

selectieve abstractie 155
self-fulfilling prophecy 37
sneeuwbaleffect 200
sociale overreding 76
sociale vergelijking 64
specificiteit 102
starre complementariteit 40
stereotiepe gedachten 108
stop-en-denk 189
straf 161
stressvolle levensgebeurtenissen 137
sturing
    –, externe 92
    –, integratieve 92
    –, introjectieve 92
sublimatie 13
succesvolle prestaties 76
supercopers 201
symmetrische escalatie 40
symmetrische interactiepatronen 39
symptomen aanwenden 33
synergie 106
systeem-theoretische benadering 31

tegenoverdracht 17
temperamenten 5
tevredenheid 67
toekomst voorspellen 137
traumatische gebeurtenissen 71

uitkomst verwachtingen 75
uitkomstmotivatie 116
uitvergroten 156
universele behoeften 99
up-lifts 62
utopiesyndroom 42

verbeelden 191
verbeelding 50
verbondenheid 68, 100
verdringing 15
vermijdingsdoelen 178
verschrikkelijke vereenvoudiging 42
verschuiving 14

verwerken 174
verwerping 36
vigilant 177
voor- of achteruitgang vaststellen 174
vroegkinderlijke ontwikkeling 10

waarden 172
waardeoordelen 146
waarnemen (monitoring) 173
warm cognitions 145
werk 65
wijsheid 62
willekeurig concluderen 156
wilskracht 117

zelf, het 93
zelfacceptatie 69
zelfbeeld 93, 97
zelfdeterminatiemodel 182
zelfdeterminatietheorie 91, 92
zelfdiscrepanties 94
zelfmanagement 170
    –, -taken 171
zelfobservatie 196, 198
zelfomschrijving 40
zelf-onthulling 70
zelfpresentatiedoelen 178
zelfregistratie 105
zelfregulatie
    –, aanleren 178
    –, emoties bij 199
    –, falende 199
    –, ziekteopvattingen bij 183
zelfwaarde 68
ziekterepresentatie 139
zin laten afmaken 151

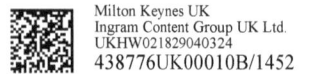
Milton Keynes UK
Ingram Content Group UK Ltd.
UKHW021829040324
438776UK00010B/1452